Nutrient Composition of Foods

Lori A. Smolin, Ph.D.

University of Connecticut

Mary B. Grosvenor, M.S., R.D.

Data provided by
Axxya Systems
Nutritionist Pro™ Knowledge

WILEY

John Wiley & Sons, INC.

Photo credits:
Walnuts   Kevin Dyer/iStockphoto
Cereal bowl   MorePixels/iStockphoto
Pear   CGissemann/iStockphoto
Tomato   ranplett/iStockphoto
Broccoli   Sarah Lee/iStockphoto
Pineapple   Paul Johnson/iStockphoto
Rice in bowl   Ruslan Grigolava/iStockphoto
Cover credits   spxChrome/iStockphoto (front cover); Mariusz Blach/iStockphoto (back cover and page 3)

This book was set in 10/12 New Baskerville by Prepare and printed and bound by Quad Graphics/Dubuque. The cover was printed by Quad Graphics/Dubuque.

ISBN: 978-1-118-23374-0

Printed in the United States of America

10 9 8 7 6 5 4 3 2 1

Nutrient Composition of Foods

COLUMN HEADINGS KEY

Qty—quantity	Fat—total fat	Zinc—zinc
Measure—gives the unit of measure, for example cup or slice	Sat—saturated fat	Vit A—Vitamin A
	Mono—monounsaturated fat	Vit D—Vitamin D
Wt—weight of the food	Poly—polyunsaturated fat	Vit E—Vitamin E
H_2O—water content	Trans—*trans* fat	Thiam—thiamin
Energy in kilocalories	Chol—cholesterol	Ribo—riboflavin
Protein—protein	Sodium—sodium	Niacin—niacin
Carb—total carbohydrate	Potas—potassium	Vit B_6—Vitamin B_6
Fiber—total fiber	Calc—calcium	Folate—folate
Total sugars—total monosaccharides and disaccharides present naturally and added to the food	Magn—magnesium	B_{12}—Vitamin B_{12}
	Iron—iron	Vit C—Vitamin C

Tips for Searching for Foods in This Booklet

All foods found in this book are arranged alphabetically with brand names capitalized to indicate the manufacturer of the product. The fast foods and some brand-name foods are listed by the brand name. If you're searching for information on a beef patty, you can search under B for beef. However, if you're searching for the nutrient information for a McDonald's hamburger, you would search under M for McDonald.

 To search for more foods or to find nutrient information that is not listed in this booklet, go to iProfile. www.wiley.com/college/iprofile

About the Data Supplied by Axxya Systems

This food composition table is a list of commonly consumed foods including both brand name and generic foods. This list is copyrighted by Axxya Systems, a developer of the Nutritionist ProT line of software products.

The data is compiled from various sources, including United States Department of Agriculture Standard Reference tables, Nutrition Facts labels, academic research, and other sources. Due to the nature of food composition data, missing values for certain nutrients may occur in some foods. In addition, food manufacturers may not list all the appropriate nutrients found in a particular product, or USDA standard reference may not have analyzed certain foods for a particular nutrient.

The composition tables have been reviewed and considerable effort has been made to report accurate data. Axxya Systems is always striving to enhance the database and welcome any comments or feedback.

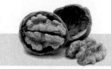
Nutrient Composition of Foods

Food Name	Qty	Measure	Wt (g)	H₂0 (g)	Energy (kcal)	Protein (g)	Carb (g)	Fiber (g)	Total Sugars (g)	Fat (g)	Sat (g)	Mono (g)	Poly (g)
Abalone, Mixed Species, Fried	3	Ounce	85	51	161	17	9	0.0		6	1.4	2.3	1.4
Alfalfa Sprouts	1	Cup	33	30	10	1	1	0.8	0	0	0.0	0.0	0.1
AMP ENERGY Drink	8	fl oz	240	209.5	110	0	29	0	29	0	0	0	0
Anchovy, Canned in Oil, Drained	4	Item	16	8	34	5	0	0.0	0	2	0.4	0.6	0.4
Apple	1	Item	138	118	72	0	19	3.3	14	0	0.0	0.0	0.1
Apple, Slices	1 1/4	Cup	137.5	118	72	0	19	3.3	14	0	0.0	0.0	0.1
Apricot	4	Item	140	121	67	2	16	2.8	13	1	0.0	0.2	0.1
Apricot Halves w/ Skin, Canned in Heavy Syrup	1/2	Cup	129	100	107	1	28	2.1	26	0	0.0	0.0	0.0
Apricot Halves w/ Skin, Canned in Juice	1	Cup	244	211	117	2	30	3.9	26	0	0.0	0.0	0.0
Apricot Halves w/ Skin, Canned in Light Syrup	1	Cup	253	209	159	1	42	4.0	38	0	0.0	0.1	0.0
Apricot Halves w/ Skin, Canned in Water	1/2	Cup	121.5	112	33	1	8	1.9	6	0	0.0	0.1	0.0
Apricot, Dried Halves, Sulfured	1/3	Cup	43	13	104	1	27	3.2	23	0	0.0	0.0	0.0
Armadillo, Cooked	3	Ounce	85	54	135	24	0	0.0	0	4	1.1	1.5	0.5
Artichoke Hearts, Boiled	1/2	Cup	84	71	42	3	9	4.5	1	0	0.0	0.0	0.1
Artichoke Hearts, Marinated	2	Item	32		50	0	2	0.0	0	5	1.0	3.0	9.0
Artichoke, Boiled, Drained	1	Item	120	101	60	4	13	6.5	1	0	0.0	0.0	0.1
Artichoke, Jerusalem	1	Cup	150	117	114	3	26	2.4	14	0	0.0	0.0	0.0
Arugula	4	Cup	80	73	20	2	3	1.3	2	1	0.1	0.0	0.3
Asparagus	2/3	Cup	89	83	18	2	3	1.9	2	0	0.0	0.0	0.1
Asparagus, Boiled, Drained	1/2	Cup	90	83	20	2	4	1.8	1	0	0.1	0.0	0.1
Asparagus, Canned, Drained	1/2	Cup	121	114	23	3	3	1.9	1	1	0.2	0.0	0.3
Avocado	1/5	Cup	29.2	21	47	1	2	2.0	0	4	0.6	2.9	0.5
Bacon Bits, Meatless	1	Tbsp	7	1	33	2	2	0.7	0	2	0.3	0.4	0.9
Bacon, Pork, Cured, Cooked	1	Slice	8	1	43	3	0	0.0	0	3	1.1	1.5	0.4
Bacon, Turkey Cooked	1	Ounce	28.35	9	108	8	1	0.0	0	8	2.4	3.1	1.9
Bagel Chips	1/2	Cup	30	1	128	3	22	1.8	1	3	0.5	0.9	1.5
Bagel, Cinnamon and Raisin, 3 1/2″	1	Item	71	23	194	7	39	1.6	4	1	0.2	0.1	0.5
Bagel, Oat Bran, 3 1/2″	1	Item	71	23	181	8	38	2.6	1	1	0.1	0.2	0.3
Bagel, Onion Enriched, 3 1/2″	1	Item	71	26	182	7	36	1.6	4	1	0.3	0.4	0.5
Bagel, Plain SARA LEE, 3″	1	Item	61		160	6	33	1.0	3	1	0.0		
Bagel, Sesame Seed Enriched, 3 1/2″	1	Item	71	26	182	7	36	1.6	4	1	0.3	0.4	0.5
Baked Alaska	1	Slice	103	50	254	5	37	0.5	29	10	4.4	3.4	1.3
Baking Soda	1	Tsp	4.6	0	0	0	0	0.0	0	0	0.0	0.0	0.0
Baklava	1	Piece	78	20	334	5	29	2.0	10	23	9.5	7.6	4.1
Bamboo Shoots	1/2	Cup	76	69	21	2	4	1.7	2	0	0.1	0.0	0.1
Banana	1	Item	118	88	105	1	27	3.1	14	0	0.1	0.0	0.1
Bar, Crisped Rice Bar w/ Chocolate Chips	1	Item	28.4	2	115	1	21	0.6	13	4	1.5	1.1	1.0
Bar, GLUCERNA Meal	1	Item	58		220	10	34	2.0	11	7	3.5	2.3	1.1
Bar, KASHI GOLEAN Malted Chocolate Chip Crisp	1	Item	78		290	13	49	6.0	35	6	4.0		
Bar, NATURE VALLEY Apple Cinnamon Trail Mix	1	Item	35		150	1	24	1.0	13	6	0.5		
Bar, NATURE VALLEY Banana Nut Crunchy Granola	2	Item	42		190	4	28	2.0	12	7	1.0		
Barley, Pearled, Dry	1/4	Cup	50	5	176	5	39	7.8	0	1	0.1	0.1	0.3
Barley, Pearled, Cooked	1/2	Cup	78.5	54	97	2	22	3.0	0	0	0.1	0.0	0.2
Barracuda Fillet, Baked	3	Ounce	85	52	179	20	0	0.0	0	10	2.7	3.8	2.6
Bass, Freshwater, Cooked	3	Ounce	85	59	124	21	0	0.0		4	0.9	1.6	1.2
Bass, Sea, Cooked, Dry Heat	3	Ounce	85	61	105	20	0	0.0		2	0.6	0.5	0.8
Bass, Striped, Cooked, Dry Heat	3	Ounce	85	62	105	19	0	0.0		3	0.6	0.7	0.9

Trans (g)	Chol (mg)	Sodium (mg)	Potas (mg)	Calc (mg)	Magn (mg)	Iron (mg)	Zinc (mg)	Vit A (RAE)	Vit D (µg)	Vit E (mg α)	Thiam (mg)	Ribo (mg)	Niacin (mg)	Vit B6 (mg)	Folate (DFE)	Vit B12 (µg)	Vit C (mg)
	80	503	242	31	48	3.2	0.8	2			0.19	0.11	1.6	0.13	17	0.59	2
	0	2	26	11	9	0.3	0.3	3		0.0	0.03	0.04	0.2	0.01	12	0.00	3
0	0	65	0	0	7	0	0	0	0	0	0.06	0.34	2	0.2	0	0.6	0
	14	587	87	37	11	0.7	0.4	2	1	0.5	0.01	0.06	3.2	0.03	2	0.14	0
	0	1	148	8	7	0.2	0.1	4		0.2	0.02	0.04	0.1	0.06	4	0.00	6
	0	1	147	8	7	0.2	0.1	4	0	0.2	0.02	0.04	0.1	0.06	4	0.00	6
	0	1	363	18	14	0.5	0.3	134		1.2	0.04	0.06	0.8	0.08	13	0.00	14
	0	5	181	12	9	0.4	0.1	80		0.8	0.03	0.03	0.5	0.07	3	0.00	4
	0	10	403	29	24	0.7	0.3	207		1.5	0.04	0.05	0.8	0.13	5	0.00	12
	0	10	349	28	20	1.0	0.3	167		1.5	0.04	0.05	0.8	0.14	5	0.00	7
	0	4	233	10	9	0.4	0.1	119		0.7	0.03	0.03	0.5	0.07	2	0.00	4
	0	4	504	24	14	1.2	0.2	78		1.9	0.01	0.03	1.1	0.06	4	0.00	0
	66	189	336	14	23	1.0	2.6	0		0.3	0.26	0.12	3.6	0.36	5	0.60	0
	0	80	297	38	50	1.1	0.4	8	0	0.2	0.05	0.06	0.8	0.09	43	0.00	8
	0	110	150	0		0.0		0	0		0.02	0.03	0.4				3
	0	114	425	54	72	1.5	0.6	11		0.2	0.08	0.08	1.2	0.13	61	0.00	12
	0	6	644	21	26	5.1	0.2	2		0.3	0.30	0.09	2.0	0.12	20	0.00	6
	0	22	295	128	38	1.2	0.4	95		0.3	0.04	0.07	0.2	0.06	78	0.00	12
	0	2	180	21	13	1.9	0.5	34		1.0	0.13	0.13	0.9	0.08	46	0.00	5
	0	13	202	21	13	0.8	0.5	45	0	1.4	0.15	0.13	1.0	0.07	134	0.00	7
	0	347	208	19	12	2.2	0.5	50		0.4	0.07	0.12	1.2	0.13	116	0.00	22
	0	2	142	4	8	0.2	0.2	2	0	0.6	0.02	0.04	0.5	0.08	17	0.00	3
	0	124	10	7	7	0.1	0.1	0		0.5	0.04	0.00	0.1	0.01	9	0.08	0
0.0	9	185	45	1	3	0.1	0.3	1		0.0	0.03	0.02	0.9	0.03	0	0.10	0
	28	648	112	3	8	0.6	0.9	0		0.3	0.02	0.07	1.0	0.09	3	0.10	0
	0	179	72	4	17	0.6	0.4		0	0.4	0.06	0.05	0.7	0.07	20	0.00	0
	0	229	105	13	20	2.7	0.8	15		0.2	0.27	0.20	2.2	0.04	124	0.00	0
	0	360	82	9	22	2.2	0.6	1		0.2	0.24	0.24	2.1	0.03	95	0.00	0
0.0	0	318	53	63	16	4.3	1.3	0		0.1	0.43	0.18	2.8	0.05	160	0.00	1
	0	320	60		1.4										0		
0.0	0	318	53	63	16	4.3	1.3	0		0.1	0.43	0.18	2.8	0.05	160	0.00	1
	59	139	148	83	11	0.8	0.5	107		0.5	0.09	0.26	0.6	0.04	23	0.31	0
0.0	0	1259	0	0	0	0.0	0.0	0		0.0	0.00	0.00	0.0	0.00	0	0.00	0
	35	253	134	30	32	1.6	0.6	112		1.8	0.20	0.15	1.5	0.09	38	0.03	1
	0	3	405	10	2	0.4	0.8	1		0.8	0.11	0.05	0.5	0.18	5	0.00	3
	0	1	422	6	32	0.3	0.2	4		0.1	0.04	0.09	0.8	0.43	24	0.00	10
	0	79	48	6	14	1.8	0.2				0.15	0.17	2.0	0.20	40	0.00	0
	3	180	140	350	100	3.6	4.5		4		0.53	0.61	7.0	0.70		1.50	30
	0	200	270	80		0.7											1
	0	120	70	0		0.4		0									0
	0	160	120	20		1.1		0									0
	0	5	140	15	40	1.3	1.1	1		0.0	0.10	0.06	2.3	0.13	12	0.00	0
	0	2	73	9	17	1.0	0.6			0.0	0.07	0.05	1.6	0.09	13	0.00	0
	47	360	407	23	28	1.2	0.7	37		1.2	0.11	0.42	8.3	0.30	3	3.72	3
	74	77	388	88	32	1.6	0.7	30			0.07	0.08	1.3	0.12	14	1.96	2
	45	74	279	11	45	0.3	0.4	54			0.11	0.13	1.6	0.39	5	0.26	0
	88	75	279	16	43	0.9	0.4	26			0.10	0.03	2.2	0.29	9	3.75	0

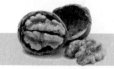

Nutrient Composition of Foods

Food Name	Qty	Measure	Wt (g)	H₂0 (g)	Energy (kcal)	Protein (g)	Carb (g)	Fiber (g)	Total Sugars (g)	Fat (g)	Sat (g)	Mono (g)	Poly (g)
Bean Sprouts, Mung	3/4	Cup	78	71	23	2	5	1.4	3	0	0.0	0.0	0.0
Bean, Yardlong, Boiled	1	Cup	104	91	49	3	10			0	0.0	0.0	0.0
Beans, Butter S&W Canned	1/2	Cup	126		80	6	19	5.0	2	0	0.0	0.0	0.0
Beans, Baked w/ Franks	1	Cup	259	180	368	17	40	17.9	17	17	6.1	7.3	2.2
Beans, Baked w/ Pork	1/2	Cup	126.5	93	119	7	24	5.1	7	1	0.3	0.6	0.2
Beans, Baked, Vegetarian	1/2	Cup	127	91	119	6	27	5.2	11	0	0.1	0.1	0.2
Beans, Barbeque, Ranch Style Chili	1	Cup	253	191	245	13	43	10.6	11	3	0.4	0.2	1.4
Beans, Black, Boiled	1/2	Cup	86	57	114	8	20	7.5	1	0	0.1	0.0	0.2
Beans, Boston Baked	1/2	Cup	126.5	81	196	8	28	4.9	8	6	2.3	2.9	0.8
Beans, Broadbeans or Fava	3/4	Cup	81.8	66	59	5	10	3.4		0	0.1	0.0	0.3
Beans, Garbanzo	1/2	Cup	82	49	134	7	22	6.2	4	2	0.2	0.5	0.9
Beans, Chickpeas	1/2	Cup	120	84	143	6	27	5.3	6	1	0.1	0.3	0.6
Beans, Cuban Style Black	1/2	Cup	135	96	153	8	25	5.8	3	2	0.5	1.1	0.4
Beans, Fava Cooked	1/2	Cup	85	60	93	6	17	4.6	2	0	0.1	0.1	0.1
Beans, Great Northern, Boiled	1/2	Cup	88.5	61	104	7	19	6.2	2	0	0.1	0.0	0.2
Beans, Green	3/4	Cup	82.5	74	26	2	6	2.8	1	0	0.0	0.0	0.0
Beans, Green Frozen	2/3	Cup	82	74	27	1	6	2.3	2	0	0.0	0.0	0.1
Beans, Green, Boiled, Drained	1	Cup	125	111	44	2	10	4.0	2	0	0.1	0.0	0.2
Beans, Green, Canned, Drained, No Salt	2/3	Cup	90	84	18	1	4	1.7	1	0	0.0	0.0	0.0
Beans, Kidney, All Types, Boiled w/ Salt	1/2	Cup	88.5	59	112	8	20	5.7	0	0	0.1	0.0	0.2
Beans, Lima	1/2	Cup	78	55	88	5	16	3.8	1	1	0.2	0.0	0.3
Beans, Lima, Boiled	1/2	Cup	85	62	88	5	16	4.9	1	0	0.1	0.0	0.1
Beans, Lima, Baby, Boiled	1/2	Cup	91	61	115	7	21	7.0	3	0	0.1	0.0	0.2
Beans, Lupin, Boiled	1/2	Cup	83	59	99	13	8	2.3	2	2	0.3	1.0	0.6
Beans, Mung, Boiled	1/2	Cup	101	73	106	7	19	7.7	2	0	0.1	0.1	0.1
Beans, Mung, Sprouted, Stir Fried	2/3	Cup	82	70	41	4	9	1.6	2	0	0.0	0.0	0.1
Beans, Navy, Boiled	1/2	Cup	91	58	127	7	24	9.6	0	1	0.1	0.1	0.3
Beans, Pinto, Boiled	1/2	Cup	85.5	54	122	8	22	7.7	0	1	0.1	0.1	0.2
Beans, Pinto, Boiled w/ Salt	1/2	Cup	85.5	54	122	8	22	7.7	0	1	0.1	0.1	0.2
Beans, Pinto, Dry	1/8	Cup	24	3	84	5	15	3.7	1	0	0.1	0.1	0.1
Beans, Red Kidney, Boiled	1/2	Cup	88.5	59	112	8	20	6.5	0	0	0.1	0.0	0.2
Beans, Red Kidney, Canned	1/2	Cup	128	99	109	7	20	8.2	0	0	0.1	0.0	0.2
Beans, Red Kidney, Dry	1/4	Cup	46	5	155	10	28	7.0	1	0	0.1	0.0	0.3
Beans, Refried, Canned	1/2	Cup	126.5	96	119	7	20	6.7	0	2	0.6	0.7	0.2
Beans, Shell, Canned	1	Cup	245	222	74	4	15	8.3	2	0	0.1	0.0	0.3
Beans, White, Boiled	1/2	Cup	89.5	56	124	9	22	5.6	0	0	0.1	0.0	0.1
Beans, Yardlong, Boiled	1/2	Cup	85.5	59	101	7	18	3.2		0	0.1	0.0	0.2
Beans, Yellow, Boiled	1/2	Cup	88.5	56	127	8	22	9.2	2	1	0.2	0.1	0.4
Bear, Simmered	3	Ounce	85	46	220	28	0	0.0	0	11	3.0	4.8	2.0
Beaver, Roasted	3	Ounce	85	49	180	30	0	0.0	0	6	1.8	1.6	1.1
Beef Bottom Round, Lean and Fat	3	Ounce	85	44	241	24	0	0.0	0	15	5.7	6.6	0.6
Beef Breakfast Strips, Cooked	2	Slice	22.6	6	101	7	0	0.0	0	8	3.2	3.8	0.4
Beef Brisket, Flat Half, Cooked	3	Ounce	85	39	309	21	0	0.0	0	24	9.4	10.6	0.9
Beef Chuck, Arm Pot Roast, Cooked	3	Ounce	85	40	296	23	0	0.0	0	22	8.6	9.4	0.8
Beef Chuck, Grilled	3	Ounce	85	56	154	22	0	0.0	0	7	2.3	2.4	0.3
Beef Eye of Round, Separable Lean, 1/4" Fat, Roasted	3	Ounce	85	55	143	25	0	0.0	0	4	1.5	1.8	0.1
Beef Flank, Separable Lean and Fat, Trimmed to 0" Fat	3	Ounce	85	55	160	24	0	0.0	0	7	2.9	2.8	0.3
Beef Loin, Bottom Sirloin Butt	4	Ounce	113.4	77	200	23	0	0.0	0	12	4.5	5.9	0.5
Beef Patty, Ground, Broiled	3	Ounce	85	47	240	21	0	0.0		17	6.6	7.3	0.6

Trans (g)	Chol (mg)	Sodium (mg)	Potas (mg)	Calc (mg)	Magn (mg)	Iron (mg)	Zinc (mg)	Vit A (RAE)	Vit D (µg)	Vit E (mg α)	Thiam (mg)	Ribo (mg)	Niacin (mg)	Vit B6 (mg)	Folate (DFE)	Vit B12 (µg)	Vit C (mg)
	0	5	116	10	16	0.7	0.3	1		0.1	0.07	0.10	0.6	0.07	48	0.00	10
	0	4	302	46	44	1.0	0.4	24			0.09	0.10	0.7	0.02	47	0.00	17
0.0	0	500	470	60		1.8		0	0							0.00	2
	16	1114	609	124	73	4.5	4.8	10		1.2	0.15	2.33	2.3	0.12	78	0.88	6
	9	553	373	71	43	4.1	6.9	5		0.1	0.07	0.06	0.6	0.08	19	0.00	4
	0	428	276	43	33	1.5	2.1	6		0.2	0.12	0.05	0.5	0.11	15	0.00	0
	0	1834	1139	78	114	4.7	5.1	3		0.5	0.10	0.38	0.9	0.68	66	0.03	4
	0	1	305	23	60	1.8	1.0				0.21	0.05	0.4	0.06	128	0.00	0
	6	574	534	89	65	3.1	1.1		0	0.1	0.11	0.05	0.3	0.14	62	0.01	1
	0	41	204	18	31	1.6	0.5	15			0.14	0.09	1.2	0.03	78	0.00	27
	0	6	239	40	39	2.4	1.3	1		0.3	0.10	0.05	0.4	0.11	141	0.00	1
	0	359	206	38	35	1.6	1.3	1			0.03	0.04	0.2	0.57	80	0.00	5
	1	558	441	54	54	2.0	1.2	3		0.3	0.22	0.06	0.6	0.11	81	0.01	7
	0	201	226	31	37	1.3	0.9	1	0	0.0	0.08	0.08	0.6	0.06	88	0.00	0
	0	2	346	60	44	1.9	0.8				0.14	0.05	0.6	0.10	90	0.00	1
	0	5	172	31	21	0.9	0.2	29		0.3	0.07	0.09	0.6	0.06	31	0.00	13
	0	2	154	35	18	0.7	0.2	20			0.08	0.08	0.4	0.03	12	0.00	11
	0	1	182	55	22	0.8	0.3	44		0.6	0.09	0.12	0.8	0.07	41	0.00	12
	0	2	98	23	12	0.8	0.3	20		0.3	0.01	0.05	0.2	0.03	29	0.00	4
	0	211	357	25	40	2.6	0.9	0		0.8	0.14	0.05	0.5	0.11	115	0.00	1
	0	6	364	27	45	2.4	0.6	12		0.6	0.17	0.08	1.1	0.16	27	0.00	18
	0	246	258	26	36	1.5	0.6	9		0.2	0.06	0.05	0.9	0.10	18	0.00	11
	0	3	365	26	48	2.2	0.9	0			0.15	0.05	0.6	0.07	137	0.00	0
	0	3	203	42	45	1.0	1.1				0.11	0.04	0.4	0.01	49	0.00	1
	0	2	269	27	48	1.4	0.8	1		0.2	0.17	0.06	0.6	0.07	161	0.00	1
	0	7	181	11	27	1.6	0.7	2			0.12	0.15	1.0	0.11	58	0.00	13
0.0	0	0	354	63	48	2.1	0.9	0		0.0	0.22	0.06	0.6	0.13	127		1
	0	1	373	39	43	1.8	0.8	0		0.8	0.17	0.05	0.3	0.20	147	0.00	1
	0	203	373	39	43	1.8	0.8	0		0.8	0.17	0.05	0.3	0.20	147	0.00	1
	0	3	336	27	42	1.2	0.6	0		0.1	0.17	0.05	0.3	0.11	127	0.00	2
	0	2	357	25	40	2.6	0.9	0		0.8	0.14	0.05	0.5	0.11	115	0.00	1
	0	436	329	31	36	1.6	0.7	0		0.8	0.13	0.11	0.6	0.03	65	0.00	1
	0	6	625	38	63	3.1	1.3	0		0.1	0.28	0.10	1.0	0.18	181	0.00	2
	10	378	338	44	42	2.1	1.5	0		0.0	0.03	0.02	0.4	0.18	14	0.00	8
	0	818	267	71	37	2.4	0.7	27		0.1	0.08	0.13	0.5	0.12	44	0.00	8
	0	5	502	81	56	3.3	1.2	0		0.9	0.11	0.04	0.1	0.08	72	0.00	0
	0	4	269	36	84	2.3	0.9	0			0.18	0.05	0.5	0.08	125	0.00	0
	0	4	288	55	65	2.2	0.9				0.17	0.09	0.6	0.11	72	0.00	2
	83	60	224	4	20	9.1	8.7	0		0.4	0.09	0.70	2.8	0.25	5	2.10	0
	100	50	343	19	25	8.5	1.9	0		0.4	0.04	0.26	1.9	0.40	9	7.06	3
	82	43	240	5	19	2.7	4.2	0	0	0.2	0.06	0.20	3.2	0.28	9	2.00	0
	27	509	93	2	6	0.7	1.4	0		0.1	0.02	0.06	1.5	0.07	2	0.78	0
	81	48	207	7	16	1.9	4.1	0	0		0.05	0.15	2.7	0.22	5	1.97	0
	84	50	207	9	16	2.6	5.7	0	0	0.2	0.06	0.20	2.7	0.24	8	2.48	0
0.2	65	51	307	4	21	2.2	4.5	0		0.1	0.07	0.19	4.3	0.50	7	4.02	0
	59	53	336	4	23	1.7	4.0	0	0	0.1	0.08	0.15	3.2	0.32	6	1.85	0
	38	48	288	17	20	1.5	4.2	0		0.3	0.06	0.11	6.3	0.49	8	1.39	0
	76	61	375	8	24	2.8	3.5	0		0.4	0.07	0.12	7.2	0.65		1.17	0
	80	65	250	9	17	1.8	4.6	0			0.04	0.17	4.5	0.22	8	2.10	0

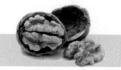

Nutrient Composition of Foods

Food Name	Qty	Measure	Wt (g)	H₂0 (g)	Energy (kcal)	Protein (g)	Carb (g)	Fiber (g)	Total Sugars (g)	Fat (g)	Sat (g)	Mono (g)	Poly (g)
Beef Patty, Ground, Lean	3	Ounce	85	47	231	21	0	0.0	0	16	6.2	6.9	0.6
Beef Plate, Skirt Steak	3	Ounce	85	49	217	20	0	0.0	0	15	6.0	7.2	0.6
Beef Rib, Broiled	3	Ounce	85	50	176	24	0	0.0	0	8	3.3	3.5	0.2
Beef Rib, Prime	3	Ounce	85	36	348	19	0	0.0		30	12.3	12.9	1.0
Beef Round Tip, Choice	3	Ounce	85	55	160	24	0	0.0	0	6	2.2	2.5	0.2
Beef Round, Eye of Round	3	Ounce	85	55	149	25	0	0.0	0	5	1.6	1.9	0.2
Beef Round, Bottom Round, Steak	1	Serving	85	56	141	24	0	0.0	0	4	1.5	1.7	0.2
Beef Short Loin, Porterhouse Steak	3	Ounce	85	45	254	20	0	0.0		19	7.2	8.3	0.7
Beef Short Loin, T-Bone Steak, Select	4	Ounce	113.4	63	301	28	0	0.0		20	7.8	8.6	0.7
Beef Short Loin, T-Bone Steak	3	Ounce	85	49	210	21	0	0.0	0	14	5.2	6.1	0.5
Beef Stroganoff w/ Noodles	1	Cup	256	190	343	20	23	1.5	2	19	7.4	5.7	4.4
Beef Tenderloin, Choice, Lean, Broiled	3	Ounce	85	50	189	24	0	0.0	0	10	3.6	3.6	0.4
Beef Tip Round, Roasted	3	Ounce	85	52	181	24	0	0.0		9	3.1	3.5	0.3
Beef Top Sirloin, Choice, Broiled	3	Ounce	85	54	159	25	0	0.0	0	6	2.2	2.3	0.2
Beef w/ Barbecue Sauce	1	Cup	263	174	458	56	8	0.8	5	21	7.9	9.0	1.1
Beef, Corned Hash, w/ Potato	100	Gram	100	70	164	9	9	1.1	0	10	4.3	5.3	0.3
Beef, Cured, Thin Sliced	2	Ounce	56	33	100	16	3	0.0	0	2	0.9	1.0	0.1
Beef, Ground, 70% Lean / 30% Fat, Crumbles, Cooked	3	Ounce	85	47	230	22	0	0.0	0	15	6.1	7.4	0.4
Beef, Ground, 75% Lean Meat / 25% Fat	3	Ounce	85	46	236	22	0	0.0	0	15	6.0	7.1	0.4
Beef, Ground, 85% Lean Meat / 15% Fat	3	Ounce	85	48	218	24	0	0.0	0	13	5.0	5.6	0.4
Beef, Ground, 90% Lean Meat / 10% Fat	3	Ounce	85	50	196	24	0	0.0	0	10	4.0	4.3	0.4
Beef, Ground, 95% Lean Meat / 5% Fat, Patty, Broiled	3	Ounce	85	56	145	22	0	0.0	0	6	2.5	2.3	0.3
Beef, Ground,& Pork, Stewed	1	Cup	222	161	329	38	3	0.7	1	17	6.4	7.8	1.0
Beer	12	Fl Oz	356.4	328	153	2	13	0.0	0	0	0.0	0.0	0.0
Beer, Light	12	Fl Oz	354	336	103	1	6	0.0	0	0	0.0	0.0	0.0
Beer, Non Alcoholic	12	Fl Oz	360	328	133	1	29	0.0	29	0	0.1	0.0	0.2
Beets	2/3	Cup	90	79	39	1	9	2.5	6	0	0.0	0.0	0.1
Beets, Harvard, Canned	1/2	Cup	123	99	90	1	22	3.1	8	0	0.0	0.0	0.0
Beets, Pickled, Canned	1/2	Cup	113.5	93	74	1	18	3.0		0	0.0	0.0	0.0
Beets, S&W, Whole Small	1/2	Cup	123		30	1	7	1.0	6	0	0.0	0.0	0.0
Biscuit, Buttermilk, Prepared	1	Item	60	17	212	4	27	0.9	1	10	2.6	4.2	2.5
Biscuit, Low Fat Refrigerator	2	Item	42	12	126	3	23	0.8	3	2	0.5	1.2	0.3
Biscuit, Refrigerator Dough, Baked	2	Item	54	15	188	4	26	0.9	4	8	2.0	4.4	1.1
Biscuit, Whole Wheat	2	Item	60	17	187	6	28	4.4	2	7	1.6	2.8	2.1
Biscuits, Mixed Grain	1	Item	44	17	116	3	21			2	0.6	1.3	0.4
Blackberries	1	Cup	144	127	62	2	14	7.6	7	1	0.0	0.1	0.4
Bloody Mary	5	Fl Oz	148.5	128	116	1	5	0.4	5	0	0.0	0.0	0.0
Blueberries	1	Cup	145	122	83	1	21	3.5	14	0	0.0	0.1	0.2
Blueberries, S&W Canned in Heavy Syrup	1/3	Cup	100		70	0	16	6.0	12	0	0.0	0.0	0.0
Blueberries, Sweetened, Frozen	1/2	Cup	115	89	93	0	25	2.5	23	0	0.0	0.0	0.1
Blueberries, Unsweetened, Frozen	1	Cup	155	134	79	1	19	4.2	13	1	0.1	0.1	0.4
Bologna, Chicken & Pork	1	Slice	28	14	94	3	1	0.0	0	9	2.8	3.7	1.2
Bologna, Low Fat Beef	1	Slice	28.4	18	58	3	1	0.0	0	4	1.5	1.8	0.1
Bologna, Pork, Turkey & Beef	2	Ounce	56.7	26	189	7	4	0.0	1	17	6.6	7.3	1.4

Trans (g)	Chol (mg)	Sodium (mg)	Potas (mg)	Calc (mg)	Magn (mg)	Iron (mg)	Zinc (mg)	Vit A (RAE)	Vit D (µg)	Vit E (mg α)	Thiam (mg)	Ribo (mg)	Niacin (mg)	Vit B6 (mg)	Folate (DFE)	Vit B12 (µg)	Vit C (mg)
	74	65	256	9	18	1.8	4.6	0			0.04	0.18	4.4	0.22	8	2.00	0
	50	78	322	9	20	2.2	4.7	0		0.1	0.10	0.16	3.6	0.41	6	3.55	0
	68	59	335	11	23	2.2	5.9	0	0		0.09	0.19	4.1	0.34	7	2.82	0
	72	54	254	9	16	1.8	4.5	0			0.06	0.14	2.8	0.22	6	2.15	0
	69	55	328	4	23	2.5	6.0	0		0.1	0.09	0.23	3.2	0.34	7	2.46	0
	60	33	205	5	17	2.2	4.4	0		0.3	0.05	0.16	4.9	0.35	9	1.50	0
0.1	64	51	313	4	22	2.7	4.8	0		0.1	0.07	0.21	6.8	0.56	7	3.75	0
	63	54	274	7	20	2.3	3.9	0			0.09	0.19	3.5	0.30	6	1.83	0
	65	75	388	9	28	3.3	5.4	0			0.11	0.25	4.8	0.40	8	2.47	0
	51	57	257	4	20	2.8	4.0	0		0.2	0.09	0.20	3.6	0.31	6	1.86	0
	74	817	392	69	36	3.3	3.6	69		1.3	0.22	0.31	3.8	0.21	69	1.82	1
	71	54	356	6	26	3.0	4.8	0	0		0.11	0.26	3.3	0.37	6	2.18	0
	69	55	328	4	23	2.5	6.0	0			0.08	0.23	3.2	0.34	7	2.46	0
	54	52	314	14	21	1.7	4.7	0		0.3	0.06	0.11	6.6	0.47	8	1.39	0
	160	631	913	37	60	6.4	12.7			0.3	0.16	0.40	8.1	0.61	18	6.76	4
	32	425	172	19	13	1.0	1.4	0		0.0	0.07	0.05	1.6	0.23	7	0.41	1
	23	816	243	6	11	1.5	2.3	0		0.0	0.05	0.11	3.0	0.19	6	1.46	0
0.7	75	82	279	35	17	2.1	5.1	0		0.4	0.04	0.16	4.1	0.36	11	2.56	0
1.0	76	79	301	29	19	2.2	5.2	0		0.4	0.04	0.16	4.5	0.36	10	2.50	0
0.9	77	76	346	19	21	2.5	5.6	0		0.4	0.04	0.16	5.4	0.36	9	2.37	0
0.6	76	74	368	14	23	2.6	5.8	0		0.4	0.04	0.16	5.8	0.36	7	2.30	0
0.1	65	55	296	6	19	2.4	5.5	0		0.3	0.04	0.15	5.1	0.35	6	2.10	0
	118	764	639	44	40	2.9	6.3	9		0.6	0.56	0.36	7.9	0.62	16	2.33	9
0.0	0	14	96	14	21	0.1	0.0	0		0.0	0.02	0.09	1.8	0.16	21	0.07	0
0.0	0	14	74	14	18	0.1	0.0	0		0.0	0.02	0.05	1.4	0.12	21	0.07	0
0.0	0	47	29	25	25	0.2	0.1		0	0.0	0.07	0.18	4.0	0.11	50	0.07	2
	0	71	295	15	21	0.7	0.3	2		0.0	0.03	0.04	0.3	0.06	99	0.00	4
	0	199	202	14	23	0.4	0.3	1			0.01	0.06	0.1	0.07	36	0.00	3
	0	300	168	12	17	0.5	0.3	1			0.01	0.05	0.3	0.06	31	0.00	3
0.0	0	230	0	0		0.7		0	0							0.00	0
	2	348	73	141	11	1.7	0.3				0.21	0.19	1.8	0.02	57	0.05	0
	0	609	78	8	7	1.3	0.2	0		0.0	0.18	0.10	1.4	0.01	58	0.00	0
	0	649	85	11	8	1.4	0.2	0		0.0	0.19	0.12	1.7	0.02	75	0.00	0
	2	542	186	145	53	1.6	1.2	13		0.3	0.14	0.12	2.1	0.12	12	0.10	0
	0	295	201	7	13	1.2	0.3	0			0.17	0.09	1.5	0.03	59	0.00	0
	0	1	233	42	29	0.9	0.8	16		1.7	0.03	0.04	0.9	0.04	36	0.00	30
	0	333	217	10	12	0.6	0.1		0		0.05	0.04	0.6	0.11		0.00	21
	0	1	112	9	9	0.4	0.2	4		0.8	0.05	0.06	0.6	0.08	9	0.00	14
0.0	0	0		20		1.1		0									2
	0	1	69	7	2	0.4	0.1	2		0.6	0.02	0.06	0.3	0.07	8	0.00	1
	0	2	84	12	8	0.3	0.1	3		0.7	0.05	0.06	0.8	0.09	11	0.00	4
0.1	24	347	45	55	4	0.3	0.3	4		0.2	0.02	0.04	1.0	0.05	4	0.14	4
	12	335	42	3	3	0.3	0.5	0		0.1	0.01	0.03	0.7	0.04	1	0.40	0
	43	598	126	18	8	0.7	1.3	0		0.0	0.09	0.09	1.9	0.22	2	0.61	6

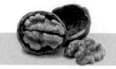

Nutrient Composition of Foods

Food Name	Qty	Measure	Wt (g)	H₂0 (g)	Energy (kcal)	Protein (g)	Carb (g)	Fiber (g)	Total Sugars (g)	Fat (g)	Sat (g)	Mono (g)	Poly (g)
Bologna, Turkey	2	Slice	56.7	37	119	6	3	0.3	2	9	2.5	3.9	2.2
Bouillabaisse	1	Cup	227	177	241	34	5	0.7	1	9	2.0	3.9	1.5
Boysenberries, Canned in Heavy Syrup	1	Cup	256	195	225	3	57	6.7		0	0.0	0.0	0.2
Boysenberries, Unsweetened, Frozen	1	Cup	132	113	66	1	16	7.0	9	0	0.0	0.0	0.2
Bratwurst, Beef and Pork	2 1/3	Ounce	66	37	196	8	1	0.0	0	17	4.0	5.3	1.0
Bread, Boston Brown, Canned	1	Slice	45	21	88	2	19	2.1	1	1	0.1	0.1	0.3
Bread, Cheese	1	Slice	26	9	71	2	13	0.6	1	1	0.5	0.3	0.3
Bread, Cinnamon	1	Slice	26	9	69	2	13	0.6	1	1	0.2	0.2	0.4
Bread, Cornbread	1	Piece	60	19	188	4	29	1.4		6	1.6	3.1	0.7
Bread, Cracked Wheat	2	Slice	50	18	130	4	25	2.8	2	2	0.5	1.0	0.3
Bread, Egg, Prepared	1	Slice	40	14	113	4	19	0.9	1	2	0.6	0.9	0.4
Bread, French	1	Slice	32	11	88	3	17	1.0	0	1	0.2	0.3	0.2
Bread, Indian Fry	1	Item	90	24	296	6	48	1.6		9	2.1	3.6	2.3
Bread, Irish Soda Prepared	1	Slice	60	18	174	4	34	1.6		3	0.7	1.2	0.9
Bread, Italian	1	Slice	30	11	81	3	15	0.8	0	1	0.3	0.2	0.4
Bread, Johnnycake	1	Piece	49	19	134	4	21	1.6	4	4	0.9	1.4	0.9
Bread, Mixed Grain	1	Slice	26	10	65	3	12	1.7	3	1	0.2	0.4	0.2
Bread, Oatmeal	1	Slice	27	10	73	2	13	1.1	2	1	0.2	0.4	0.5
Bread, Potato	1	Slice	26	9	69	2	13	0.6	1	1	0.2	0.2	0.4
Bread, Pumpernickel	1	Slice	32	12	80	3	15	2.1	0	1	0.1	0.3	0.4
Bread, Raisin	1	Slice	26	9	71	2	14	1.1		1	0.3	0.6	0.2
Bread, Rye	1	Slice	32	12	83	3	15	1.9	1	1	0.2	0.4	0.3
Bread, Sourdough	2	Slice	50	17	137	4	26	1.5	0	2	0.3	0.6	0.3
Bread, White	2	Slice	50	18	133	4	25	1.2	2	2	0.4	0.3	0.7
Bread, White Pita	1	Item	60	19	165	5	33	1.3		1	0.1	0.1	0.3
Bread, Whole Wheat	2	Slice	50	19	123	5	23	3.5	3	2	0.5	0.8	0.5
Bread, Whole Wheat Pita	1	Item	64	20	170	6	35	4.7	1	2	0.3	0.2	0.7
Breadsticks, Garlic	2	Item	6		26	1	4	0.1	0	1	0.2		0.0
Brioche	1	Piece	77	22	266	7	36	1.1	6	10	2.2	4.3	2.7
Broccoflower	1/4	Cup	80	72	25	2	5	3	2	0		0.0	0.0
Broccoli	1	Cup	91	81	31	3	6	2.4	2	0	0.0	0.0	0.0
Broccoli Rabe, Cooked	3	Ounce	85	78	28	3	3	2.4	1	0	0.0	0.0	0.1
Broccoli, Boiled w/ Salt, Drained	1/2	Cup	78	71	22	2	4	2.6	1	0	0.0	0.0	0.1
Broccoli, Chinese, Cooked	1	Cup	88	82	19	1	3	2.2	1	1	0.1	0.0	0.3
Broth Cube, Beef	1	Item	3.6	0	6	1	1	0.0	1	0	0.1	0.1	0.0
Broth Cube, Chicken	1	Item	4.8	0	10	1	1	0.0	0	0	0.1	0.1	0.1
Broth Cube, Chicken, Prepared	1	Cup	243	237	12	1	2			0	0.1	0.1	0.1
Broth or Bouillon, Beef	1	Cup	240	234	17	3	0	0.0	0	1	0.3	0.2	0.0
Broth or Bouillon, Chicken	1	Cup	244	236	22	1	1	0.0	1	1	0.3	0.4	0.4
Broth, Fish	1	Cup	244	237	41	6	0	0.0	0	2	0.5	0.6	0.3
Broth, Scotch	1	Cup	241	221	80	5	9	1.2	1	3	1.1	0.8	0.6
Brownie, Large, Ready to Eat, 2×2×2	1	Item	56	8	227	3	36	1.2	21	9	2.4	5.0	1.3
Brownie, Prepared, 2×2×2	2	Item	48	6	224	3	24	1.0	14	14	3.5	5.2	4.5
Brussels Sprouts	1	Cup	88	76	38	3	8	3.3	2	0	0.1	0.0	0.1
Brussels Sprouts, Boiled	1/2	Cup	78	69	28	2	6	2.0	1	0	0.1	0.0	0.2
Bulgur, Cooked	1/2	Cup	91	71	76	3	17	4.1	0	0	0.0	0.0	0.1
BURGER KING Bacon Cheeseburger	1	Item	141		390	22	31	1.0	5	20	9.0		
BURGER KING Bacon Double Cheeseburger	1	Item	196		570	35	32	2.0	6	34	17.0		
BURGER KING Biscuit w/ Egg	1	Item	132		390	11	37	0.5	4	22	5.0		
BURGER KING BK BIG FISH FILET Sandwich	1	Item	248		630	23	69	4.0	9	30	5.0		

Trans (g)	Chol (mg)	Sodium (mg)	Potas (mg)	Calc (mg)	Magn (mg)	Iron (mg)	Zinc (mg)	Vit A (RAE)	Vit D (µg)	Vit E (mg α)	Thiam (mg)	Ribo (mg)	Niacin (mg)	Vit B6 (mg)	Folate (DFE)	Vit B12 (µg)	Vit C (mg)
0.1	43	710	77	70	9	1.7	0.7	5		0.3	0.03	0.05	1.5	0.14	5	0.13	8
	91	565	738	84	73	3.9	1.9	79		1.8	0.24	0.18	5.0	0.38	27	10.37	10
	0	8	230	46	28	1.1	0.5	5			0.07	0.07	0.6	0.10	87	0.00	16
	0	1	183	36	21	1.1	0.3	4		1.1	0.07	0.05	1.0	0.07	83	0.00	4
	52	560	187	5	10	0.7	1.6	0	0		0.25	0.14	2.1	0.13	3	1.76	0
	0	284	143	32	28	0.9	0.2	11		0.1	0.01	0.05	0.5	0.04	6	0.00	0
	1	176	26	47	6	0.9	0.2	3		0.1	0.11	0.09	1.1	0.02	42	0.01	0
	0	177	26	39	6	1.0	0.2	0		0.1	0.12	0.09	1.1	0.02	44	0.00	0
	37	467	77	44	12	1.1	0.4	26			0.15	0.16	1.2	0.06	52	0.10	0
	0	269	89	22	26	1.4	0.6	0			0.18	0.12	1.8	0.15	38	0.01	0
	20	197	46	37	8	1.2	0.3	25		0.1	0.18	0.17	1.9	0.03	52	0.04	0
	0	195	36	24	9	0.8	0.3	0		0.1	0.17	0.11	1.5	0.01	74	0.00	0
	0	626	67	210	14	3.2	0.5	0			0.39	0.27	3.3	0.02	105	0.00	0
	11	239	160	49	14	1.6	0.3	29			0.18	0.16	1.4	0.05	44	0.03	0
	0	175	33	23	8	0.9	0.3	0		0.1	0.14	0.09	1.3	0.01	91	0.00	0
	35	432	105	51	14	1.1	0.4	16		0.1	0.17	0.19	1.1	0.08	84	0.13	0
	0	127	53	24	14	0.9	0.3	0		0.1	0.11	0.09	1.1	0.09	43	0.02	0
	0	162	38	18	10	0.7	0.3	1		0.1	0.11	0.06	0.8	0.02	23	0.01	0
	0	177	26	39	6	1.0	0.2	0		0.1	0.12	0.09	1.1	0.02	44	0.00	0
	0	215	67	22	17	0.9	0.5	0		0.1	0.10	0.10	1.0	0.04	43	0.00	0
	0	101	59	17	7	0.5	0.2	0			0.05	0.04	0.4	0.02	9	0.00	0
	0	211	53	23	13	0.9	0.4			0.1	0.14	0.11	1.2	0.02	48	0.00	0
	0	305	57	38	14	1.3	0.4	0		0.2	0.26	0.16	2.4	0.02	115	0.00	0
	0	341	50	76	12	1.9	0.4	0		0.1	0.23	0.17	2.2	0.04	86	0.00	0
	0	322	72	52	16	0.8	0.5	0			0.16	0.06	1.3	0.02	14	0.00	0
	0	264	126	36	43	1.7	1.0			0.2	0.18	0.10	1.9	0.09	25	0.01	0
	0	340	109	10	44	2.0	1.0	0		0.4	0.22	0.05	1.8	0.17	22	0.00	0
	0	56	11	2	0	0.3	0.1	0			0.04	0.02	0.4	0.00		0.00	0
	72	286	91	28	14	2.2	0.6	104		0.9	0.28	0.31	3.0	0.05	97	0.21	0
	0	18	240	26	16	0.6	0.5	6		0.0	0.06	0.08	0.6	0.18	46	0.00	70
	0	30	288	43	19	0.7	0.4	28		0.7	0.07	0.11	0.6	0.16	57	0.00	81
	48	292	100	23		1.1	0.5	193		2.2	0.14	0.12	1.7	0.19			31
	0	204	229	31	16	0.5	0.4	76		1.1	0.05	0.10	0.4	0.16	84	0.00	33
	0	6	230	88	16	0.5	0.3	72		0.4	0.08	0.13	0.4	0.06	87	0.00	25
	0	864	15	2	2	0.1	0.0			0.0	0.01	0.01	0.1	0.01	1	0.04	0
	1	1152	18	9	3	0.1	0.0			0.0	0.01	0.02	0.2	0.01	2	0.01	0
	0	792	24	12	2	0.1	0.0	2			0.01	0.02	0.3	0.00	2	0.02	0
	0	782	130	14	5	0.4	0.0	0		0.0	0.00	0.05	1.9	0.02	5	0.17	0
	0	1484	24	15	5	0.1	0.0	2		0.1	0.01	0.03	0.2	0.00	2	0.02	0
	2	381	351	7	17	0.0	0.1	5		0.4	0.07	0.20	2.9	0.10	5	1.68	0
	5	1012	159	14	5	0.8	1.6	108		0.3	0.02	0.05	1.2	0.07	10	0.27	1
	10	175	83	16	17	1.3	0.4	11		0.1	0.14	0.12	1.0	0.02	40	0.04	0
	35	165	84	27	25	0.9	0.5	84			0.07	0.09	0.5	0.05	19	0.08	0
	0	22	342	37	20	1.2	0.4	33		0.8	0.12	0.08	0.7	0.19	54	0.00	75
	0	16	247	28	16	0.9	0.3	30		0.3	0.08	0.06	0.5	0.14	47	0.00	48
	0	5	62	9	29	0.9	0.5			0.0	0.05	0.03	0.9	0.08	16	0.00	0
0.5	60	990		150		2.7											1
1.5	110	1250		250		4.5			1		0.30	0.42	6.3				1
0.0	150	1020		60		2.7											0
1.5	55	1340		100		3.6		19	1								4

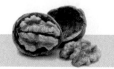

Nutrient Composition of Foods

Food Name	Qty	Measure	Wt (g)	H₂0 (g)	Energy (kcal)	Protein (g)	Carb (g)	Fiber (g)	Total Sugars (g)	Fat (g)	Sat (g)	Mono (g)	Poly (g)
BURGER KING Cheeseburger	1	Item	133	59	380	19	32	3.7	6	20	9.1	7.6	2.0
BURGER KING CHICKEN TENDERS	4	Piece	62	29	179	11	11	1.4	0	10	2.6	5.9	1.3
BURGER KING Chicken WHOPPER Sandwich	1	Item	272	156	588	32	51	4.1	9	29	6.0	8.4	12.9
BURGER KING Chocolate Shake, Small	1	Item	284		410	7	65	0.5	63	13	8.0		
BURGER KING CROISSAN'WICH w/ Bacon, Egg & Cheese	1	Item	126		340	14	26	0.5	7	20	7.0		
BURGER KING Double Cheeseburger	1	Item	189		530	32	32	2.0	5	31	15.0		
BURGER KING Double Hamburger	1	Item	164		440	28	30	1.0	5	23	10.0		
BURGER KING DOUBLE WHOPPER Sandwich	1	Item	374		970	52	52	4.0	8	61	22.0		
BURGER KING DOUBLE WHOPPER w/ Cheese	1	Item	399		1060	56	53	4.0	9	69	27.0		
BURGER KING DOUBLE WHOPPER, no cheese	1	Item	374	207	942	52	51	5.2	13	59	21.6	22.9	11.3
BURGER KING Dutch Apple Pie	1	Slice	108		300	2	45	1.0	23	13	3.0		
BURGER KING Fire-Grilled Chicken Caesar Salad, Plain	1	Serving	286		190	25	9	1.0	1	7	3.0		
BURGER KING French Fries, Large, Salted	1	Serving	160		500	6	63	5.0	1	25	7.0		
BURGER KING French Fries, Medium, Salted	1	Serving	117		360	4	46	4.0	1	18	5.0		
BURGER KING French Toast Sticks, 5	1	Serving	112		390	6	46	2.0	11	20	4.5		
BURGER KING Hamburger	1	Item	121	54	333	17	33	2.4	6	15	6.1	6.4	1.5
BURGER KING Hash Brown Rounds, Small	1	Serving	75		230	2	23	2.0	0	15	4.0		
BURGER KING Onion Rings, Medium	1	Serving	91		320	4	40	3.0	5	16	4.0		
BURGER KING Original Chicken Sandwich	1	Item	204	93	583	26	50	4.9	6	31	6.9	11.1	11.4
BURGER KING Side Garden Salad, Plain	1	Item	106		20	1	4	0.5	1	0	0.0	0.0	0.0
BURGER KING TENDERCRISP Chicken Garden Salad, Plain	1	Item	383		410	25	28	5.0	5	22	5.0		
BURGER KING TENDERCRISP Chicken Sandwich	1	Item	290		780	27	70	6.0	9	45	7.0		
BURGER KING The Angus Steak Burger	1	Item	290		570	33	62	3.0	13	22	8.0		
BURGER KING Vanilla Shake, Small	1	Item	298		400	8	57	0.0	56	15	9.0		
BURGER KING WHOPPER JR	1	Item	158		390	17	31	2.0	5	22	7.0		
BURGER KING WHOPPER JR w/ Cheese Sandwich	1	Item	160		430	19	32	2.0	5	26	9.0		
BURGER KING WHOPPER	1	Item	291		700	31	52	4.0	8	42	13.0		
BURGER KING WHOPPER w/ Cheese Sandwich	1	Item	316		800	35	53	4.0	9	49	18.0		
BURGER KING Zesty Onion Ring Dipping Sauce	1	Item	28		150	0	3	0.5	2	15	2.5		
Burger, Cheese w/ Catsup	1	Item	127	56	351	18	36	1.8	9	15	6.2	5.4	1.5
Burger, Cheese w/ Condiments	1	Item	113	54	295	16	27	1.5		14	6.3	5.3	1.1

Trans (g)	Chol (mg)	Sodium (mg)	Potas (mg)	Calc (mg)	Magn (mg)	Iron (mg)	Zinc (mg)	Vit A (RAE)	Vit D (µg)	Vit E (mg α)	Thiam (mg)	Ribo (mg)	Niacin (mg)	Vit B6 (mg)	Folate (DFE)	Vit B12 (µg)	Vit C (mg)
1.0	60	801	237	124	32	3.3	3.2	0		0.1	0.40	0.32	4.5	0.12			0
2.0	32	447	163	9	16	0.4	0.4	0		0.5	0.08	0.07	4.6	0.22	6		0
0.4	84	1178	498	90	57	15.0	3.3	0			0.84	0.41	12.2	0.43	166		1
0.0	50	300		300		0.7		17	1		0.11	0.56	0.2			0.00	2
1.5	200	920		150		1.8											0
1.5	100	1030		250		4.5		100	1		0.26	0.45	6.4				1
1.0	75	600		100		4.5											1
2.0	160	1110		150		8.1			1		0.40	0.60	11.1				9
2.5	185	1540		300		8.1			2		0.40	0.67	11.1				9
1.5	172	1081	718	131	67	10.5	11.2	0			0.72	0.71	12.1	0.43	224		1
3.0	0	270		0		1.1											0
0.0	50	900		150		1.4											24
6.0	0	880		20		1.1											12
4.5	0	640		20		0.7		0	0		0.16	0.48	2.3				9
4.5	0	440		60		1.8		0			0.19	0.22	2.9				0
0.7	42	551	220	62	29	3.0	2.6	0		0.0	0.40	0.28	4.8	0.12	108		0
5.0	0	450		0		0.4		0	0		0.11	0.07	2.1				1
3.5	0	460		100		0.0		0			0.14	0.09	2.3				0
1.8	63	1204	377	82	49	4.3	2.9	0			0.57	0.33	9.6	0.31	98		0
0.0	0	15		0		0.4											12
3.5	40	1170		200		2.7											27
4.0	55	1730		80		4.5											9
1.0	180	1270		100		3.6											12
0.0	60	240		350		0.0		16	1		0.11	0.64	0.2			0.00	2
0.5	45	550		80		2.7		14	0								4
1.0	55	770		150		2.7		67	0								4
1.0	85	1020		100		5.4		52	1		0.39	0.44	7.3				9
2.0	110	1450		250		5.4		157	1		0.39	0.51	7.3				9
0.0	15	210		0		0.0											0
	46	786	318	191	30	3.0	3.1	38	0	0.4	0.23	0.38	4.3	0.26	95	1.31	5
	37	616	223	111	20	2.4	2.1	86	0	0.5	0.25	0.23	3.7	0.11	79	0.94	2

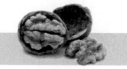

Nutrient Composition of Foods

Food Name	Qty	Measure	Wt (g)	H₂0 (g)	Energy (kcal)	Protein (g)	Carb (g)	Fiber (g)	Total Sugars (g)	Fat (g)	Sat (g)	Mono (g)	Poly (g)
Burger, Meatless, BOCA BURGER	1	Item	71		90	13	5	4.0	0	4	1.0		
Burger, Meatless, BOCA BURGER Cheeseburger Patty	1	Item	71		100	12	5	3.0	1	5	2.0		
Burrito, Bean & Cheese	1	Item	93	50	189	8	27	4.2		6	3.4	1.2	0.9
Burrito, Beef & Bean	1	Item	142	74	331	17	36	5.7	1	13	4.1	5.8	1.7
Butter	1	Tbsp	14.2	2	102	0	0	0.0	0	12	7.3	3.0	0.4
Butter, Almond, w/ Salt Added	2	Tbsp	32	0	203	5	7	1.2	2	19	1.8	12.3	4.0
Butter, Apple	1	Tbsp	54	30	93	0	23	0.8	19	0	0.0	0.0	0.0
Butter, Cashew, w/ Salt Added	2	Tbsp	32	1	188	6	9	0.6	2	16	3.1	9.3	2.7
Butter, Dry Substitute	1	Tsp	2		8	0	2	0.0		0	0.0	0.0	0.0
Butter, Sesame Paste	2	Tbsp	32	1	190	6	8	1.8		16	2.3	6.1	7.1
Butter, Sunflower Seed	2	Tbsp	32	0	185	6	9			15	1.6	2.9	10.1
Butter, Tahini or Sesame	2	Tbsp	30	1	178	5	6	1.4		16	2.2	6.0	7.0
Butter, Unsalted	1	Tbsp	14.2	3	102	0	0	0.0	0	12	7.3	3.0	0.4
Butter, Whipped	1	Tbsp	9.4	1	67	0	0	0.0	0	8	4.7	2.2	0.3
Butterfish, Cooked, Dry Heat	3	Ounce	85	57	159	19	0	0.0		9	3.7	3.7	0.7
Buttermilk, Low fat	8	Fl Oz	245	221	98	8	12	0.0	12	2	1.3	0.6	0.1
Cabbage	1	Cup	89	82	21	1	5	2.0	3	0	0.0	0.0	0.1
Cabbage Swamp (Hearts of Palm), Boiled w/ Salt	1	Cup	98	91	20	2	4	1.9		0			
Cabbage, Chinese, Boiled w/ Salt, Drained	1/2	Cup	85	81	10	1	2	0.9	1	0	0.0	0.0	0.1
Cabbage, Chinese Leaf or Peking (Po Tsai), Boiled	1/2	Cup	59.5	57	8	1	1	1.0		0	0.0	0.0	0.0
Cabbage, Chinese or Napa	1	Cup	76	72	12	1	2	0.9	1	0	0.0	0.0	0.1
Cabbage, Chinese or Napa, Boiled, Drained, No Salt	3/4	Cup	89.3	85	12	1	2	1.5		0	0.0	0.0	0.1
Cabbage, Chinese, Bok Choy or White Mustard	1 1/4	Cup	87.5	83	11	1	2	0.9	1	0	0.0	0.0	0.1
Cabbage, Chinese, Bok Choy or White Mustard, Boiled	1/2	Cup	85	81	10	1	2	0.9	1	0	0.0	0.0	0.1
Cabbage, Red, Boiled w/ Salt	1/2	Cup	75	68	22	1	5	2.0	2	0	0.0	0.0	0.0
Cabbage, Red, Shredded	1 1/4	Cup	87.5	79	27	1	6	1.8	3	0	0.0	0.0	0.1
Cabbage, Savoy, Boiled	1/2	Cup	72.5	67	17	1	4	2.0		0	0.0	0.0	0.0
Cabbage, Savoy, Shredded	1 1/4	Cup	87.5	80	24	2	5	2.7	2	0	0.0	0.0	0.0
Cabbage, Stuffed w/ Meat and Rice, Syrian Dish	2	Item	220	179	185	7	24	3.5	6	7	2.1	3.9	0.5
Cabbage, Swamp or Skunk	1 1/2	Cup	84	78	16	2	3	1.8		0			
Cabbage, Swamp, Boiled	1	Cup	98	91	20	2	4	1.9		0	0.0	0.0	0.1
Cactus, Cooked	1/2	Cup	74.5	70	11	1	2	1.5	1	0	0.0	0.0	0.0
Cake, Angel Food, Ready to Eat	2	Slice	56.8	19	147	3	33	0.9	17	0	0.1	0.0	0.2
Cake, Bean	1	Item	32	7	130	2	16	0.9	7	7	1.0	2.9	2.6
Cake, Butter Pound	1	Slice	75	18	291	4	37	0.4	22	15	8.7	4.4	0.8
Cake, Cheesecake, Chocolate	1	Slice	128	37	498	8	49	2.0	29	32	15.3	10.9	3.6
Cake, Chocolate Snack Cake, Crème Filled, w/ Frosting	1	Item	50	10	188	2	30	0.4	17	7	1.4	2.8	2.6
Cake, Chocolate, Prepared	1	Slice	95	23	340	5	51	1.5		14	5.2	5.7	2.6
Cake, Coffeecake, Cinnamon w/ Crumb Topping	1	Slice	56.7	12	237	4	26	1.1		13	3.3	7.4	1.8
Cake, Devil's Food Cake w/ Chocolate Frosting	1	Slice	64	15	235	3	35	1.8		10	3.1	5.6	1.2
Cake, Fruitcake, Ready to Eat	1	Piece	43	11	139	1	26	1.6	13	4	0.5	1.8	1.4
Cake, Funnel	1	Item	90	38	276	7	29	0.9	4	14	2.7	4.7	6.1
Cake, Gingerbread Prepared	1	Slice	74	21	263	3	36			12	3.1	5.3	3.1
Cake, Mix, White, Prepared	1	Slice	62	19	190	3	34	0.4		5	0.7	2.0	1.8
Cake, Pineapple Upside Down	1	Slice	115	37	367	4	58	0.9		14	3.4	6.0	3.8

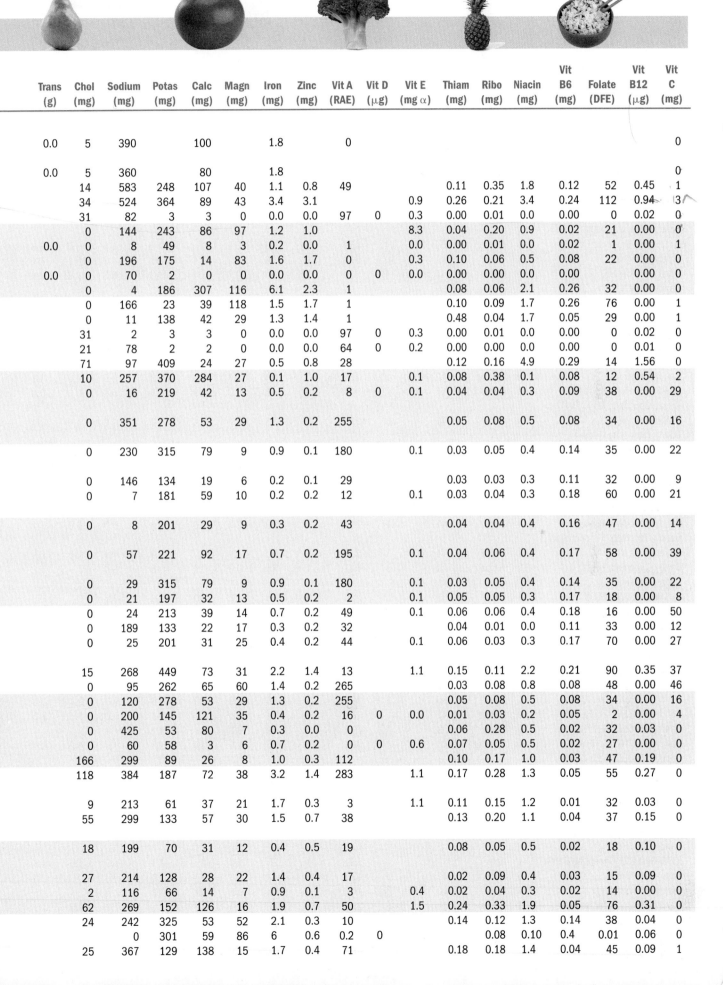

Trans (g)	Chol (mg)	Sodium (mg)	Potas (mg)	Calc (mg)	Magn (mg)	Iron (mg)	Zinc (mg)	Vit A (RAE)	Vit D (μg)	Vit E (mg α)	Thiam (mg)	Ribo (mg)	Niacin (mg)	Vit B6 (mg)	Folate (DFE)	Vit B12 (μg)	Vit C (mg)
0.0	5	390		100		1.8		0									0
0.0	5	360		80		1.8											0
	14	583	248	107	40	1.1	0.8	49			0.11	0.35	1.8	0.12	52	0.45	1
	34	524	364	89	43	3.4	3.1			0.9	0.26	0.21	3.4	0.24	112	0.94	3
	31	82	3	3	0	0.0	0.0	97	0	0.3	0.00	0.01	0.0	0.00	0	0.02	0
	0	144	243	86	97	1.2	1.0			8.3	0.04	0.20	0.9	0.02	21	0.00	0
0.0	0	8	49	8	3	0.2	0.0	1		0.0	0.00	0.01	0.0	0.02	1	0.00	1
	0	196	175	14	83	1.6	1.7	0		0.3	0.10	0.06	0.5	0.08	22	0.00	0
0.0	0	70	2	0	0	0.0	0.0	0	0	0.0	0.00	0.00	0.0	0.00		0.00	0
	0	4	186	307	116	6.1	2.3	1			0.08	0.06	2.1	0.26	32	0.00	0
	0	166	23	39	118	1.5	1.7	1			0.10	0.09	1.7	0.26	76	0.00	1
	0	11	138	42	29	1.3	1.4	1			0.48	0.04	1.7	0.05	29	0.00	1
	31	2	3	3	0	0.0	0.0	97	0	0.3	0.00	0.01	0.0	0.00	0	0.02	0
	21	78	2	2	0	0.0	0.0	64	0	0.2	0.00	0.00	0.0	0.00	0	0.01	0
	71	97	409	24	27	0.5	0.8	28			0.12	0.16	4.9	0.29	14	1.56	0
	10	257	370	284	27	0.1	1.0	17		0.1	0.08	0.38	0.1	0.08	12	0.54	2
	0	16	219	42	13	0.5	0.2	8	0	0.1	0.04	0.04	0.3	0.09	38	0.00	29
	0	351	278	53	29	1.3	0.2	255			0.05	0.08	0.5	0.08	34	0.00	16
	0	230	315	79	9	0.9	0.1	180		0.1	0.03	0.05	0.4	0.14	35	0.00	22
	0	146	134	19	6	0.2	0.1	29			0.03	0.03	0.3	0.11	32	0.00	9
	0	7	181	59	10	0.2	0.2	12		0.1	0.03	0.04	0.3	0.18	60	0.00	21
	0	8	201	29	9	0.3	0.2	43			0.04	0.04	0.4	0.16	47	0.00	14
	0	57	221	92	17	0.7	0.2	195		0.1	0.04	0.06	0.4	0.17	58	0.00	39
	0	29	315	79	9	0.9	0.1	180		0.1	0.03	0.05	0.4	0.14	35	0.00	22
	0	21	197	32	13	0.5	0.2	2		0.1	0.05	0.05	0.3	0.17	18	0.00	8
	0	24	213	39	14	0.7	0.2	49		0.1	0.06	0.06	0.4	0.18	16	0.00	50
	0	189	133	22	17	0.3	0.2	32			0.04	0.01	0.0	0.11	33	0.00	12
	0	25	201	31	25	0.4	0.2	44		0.1	0.06	0.03	0.3	0.17	70	0.00	27
	15	268	449	73	31	2.2	1.4	13		1.1	0.15	0.11	2.2	0.21	90	0.35	37
	0	95	262	65	60	1.4	0.2	265			0.03	0.08	0.8	0.08	48	0.00	46
	0	120	278	53	29	1.3	0.2	255			0.05	0.08	0.5	0.08	34	0.00	16
	0	200	145	121	35	0.4	0.2	16	0	0.0	0.01	0.03	0.2	0.05	2	0.00	4
	0	425	53	80	7	0.3	0.0	0			0.06	0.28	0.5	0.02	32	0.03	0
	0	60	58	3	6	0.7	0.2	0	0	0.6	0.07	0.05	0.5	0.02	27	0.00	0
	166	299	89	26	8	1.0	0.3	112			0.10	0.17	1.0	0.03	47	0.19	0
	118	384	187	72	38	3.2	1.4	283		1.1	0.17	0.28	1.3	0.05	55	0.27	0
	9	213	61	37	21	1.7	0.3	3		1.1	0.11	0.15	1.2	0.01	32	0.03	0
	55	299	133	57	30	1.5	0.7	38			0.13	0.20	1.1	0.04	37	0.15	0
	18	199	70	31	12	0.4	0.5	19			0.08	0.05	0.5	0.02	18	0.10	0
	27	214	128	28	22	1.4	0.4	17			0.02	0.09	0.4	0.03	15	0.09	0
	2	116	66	14	7	0.9	0.1	3		0.4	0.02	0.04	0.3	0.02	14	0.00	0
	62	269	152	126	16	1.9	0.7	50		1.5	0.24	0.33	1.9	0.05	76	0.31	0
	24	242	325	53	52	2.1	0.3	10			0.14	0.12	1.3	0.14	38	0.04	0
		0	301	59	86	6	0.6	0.2	0		0.08	0.10	0.4	0.01		0.06	0
	25	367	129	138	15	1.7	0.4	71			0.18	0.18	1.4	0.04	45	0.09	1

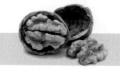

Nutrient Composition of Foods

Food Name	Qty	Measure	Wt (g)	H₂0 (g)	Energy (kcal)	Protein (g)	Carb (g)	Fiber (g)	Total Sugars (g)	Fat (g)	Sat (g)	Mono (g)	Poly (g)
Cake, Pumpkin Prepared	1	Slice	51	17	152	2	26	0.8	16	5	1.0	2.0	1.4
Cake, Pumpkin w/ Icing	1	Slice	80	22	270	2	45	0.9	33	9	1.8	3.4	3.5
Cake, Shortcake, Biscuit-type	1	Item	65	18	225	4	32			9	2.5	3.9	2.4
Cake, Sponge, Ready to Eat	1	Slice	38	11	110	2	23	0.2	14	1	0.3	0.4	0.2
Cake, Strawberry Shortcake	1	Item	118	69	211	4	40	1.3	35	5	2.4	1.7	0.5
Cake, Yellow, w/ Chocolate Frosting, Ready to Eat	1	Slice	64	14	243	2	35	1.2		11	3.0	6.1	1.4
Cake, Yellow, w/ Vanilla Frosting, Ready to Eat	1	Slice	64	14	239	2	38	0.2		9	1.5	3.9	3.3
Calzone, Cheese	1/3	Item	141	40	544	26	39	1.7	1	31	14.7	10.1	4.5
Candy, ALMOND JOY	1	Item	49.9	4	239	2	30	2.5	24	13	8.8	2.6	0.6
Candy, ANDES Creme de Menthe Thins	8	Item	38		200	2	22	1.0	19	13	10.0		
Candy, Bar, CARAMELLO	1	Item	45.4	3	210	3	29	0.5	26	10	5.8	2.4	0.3
Candy, BIT-O-HONEY	6	Item	40		190	1	39	0.0	23	4	2.5		
Candy, Butterscotch	2	Piece	12	1	47	0	11	0.0	10	0	0.2	0.1	0.0
Candy, Caramel	2	Piece	20.2	2	77	1	16	0.0	13	2	0.5	0.3	0.7
Candy, Carob	1 1/2	Ounce	42	1	230	3	24	1.6	22	13	12.3	0.2	0.1
Candy, CHARMS BLOW POP	1	Item	18		60	0	16	0.0	12	0	0.0	0.0	0.0
Candy, Chocolate Bar, SPECIAL DARK	1	Item	41	0	220	2	25	3.0	21	12	7.0	4.6	0.4
Candy, Chocolate Coated Sweet Fondant	1	Item	43	3	157	1	34	0.9	33	4	2.3	1.3	0.1
Candy, Chocolate Covered Caramel w/ Nuts	1	Piece	14	1	66	1	8	0.6	6	3	0.7	1.3	0.8
Candy, Chocolate Covered Espresso Beans	25	Item	40	1	205	3	25	2.3	20	10	5.0	2.3	0.3
Candy, Chocolate Peanuts	1/4	Cup	41	1	210	6	20	2.5	16	14	5.0	6.0	2.1
Candy, Chocolate Marshmallow Fudge w/ Nuts	2	Piece	44	3	208	1	30	0.9		9	4.4	2.5	1.8
Candy, Chocolate Mints	5	Piece	41	3	147	1	31	0.9	19	6	3.4	1.8	0.2
Candy, Chocolate, CHARLESTON CHEW	1	Item	53		230	2	43	0.5	30	6	4.5		
Candy, Dark Chocolate Coated Coffee Beans	28	Piece	40	1	216	3	24	3.0	17	12	6.0	0.0	0.0
Candy, Fruit Snacks	1	Serving	26	4	89	1	21			0	0.0	0.0	0.0
Candy, Gumdrops	10	Item	36	0	143	0	36	0.0	21	0	0.0	0.0	0.0
Candy, Hard	2	Piece	12	0	47	0	12	0.0	8	0			
Candy, HEATH Toffee Bar	1	Item	39		220	1	24	0.5	23	13	6.0		
Candy, HERSHEY BIG KIT KAT	1	Item	55	1	286	3	35	1.0	30	15	9.9	2.7	0.3
Candy, HERSHEY REESESTICKS	1 1/2	Ounce	42	1	222	4	24	1.4	17	13	5.6	4.6	2.0
Candy, HERSHEY'S HUGS	9	Piece	39		210	3	23	0.0	21	12	7.0		
Candy, HERSHEY'S KISSES	1	Serving	43		230	3	25	1.0	22	13	9.0	4.2	0.4
Candy, HERSHEY'S KISSES Chocolate w/ Almonds	9	Piece	40		230	4	21	1.0	19	14	7.0	5.3	1.0
Candy, HERSHEY'S Milk Chocolate Bar	1	Item	43	1	230	3	25	1.0	22	13	9.0	3.5	0.3
Candy, HERSHEY'S Milk Chocolate Bar w/ Almonds	1	Item	41	1	230	5	20	1.0	18	14	7.0	5.9	1.2
Candy, HERSHEY'S MINIATURES Chocolate Bars	5	Item	43		230	3	25	1.0	22	13	7.0	5.0	0.8
Candy, Jelly Beans	15	Item	42	3	159	0	40	0.1	30	0			
Candy, JUNIOR MINTS	16	Item	40		170	1	35	0.5	32	3	2.5		
Candy, KIT KAT Wafer Bar	1	Item	42	1	220	3	27	0.5	22	11	7.0	3.5	0.3
Candy, KRACKEL Bar	1	Item	41	1	210	2	28	0.5	24	10	6.0	3.9	0.4
Candy, Licorice	1	Item	19	1	71	0	18	0.0	13	0			
Candy, M & M's Almond	1	Item	37.1		200	3	21	2.0	18	11	3.5		

Trans (g)	Chol (mg)	Sodium (mg)	Potas (mg)	Calc (mg)	Magn (mg)	Iron (mg)	Zinc (mg)	Vit A (RAE)	Vit D (µg)	Vit E (mg α)	Thiam (mg)	Ribo (mg)	Niacin (mg)	Vit B6 (mg)	Folate (DFE)	Vit B12 (µg)	Vit C (mg)
	24	190	51	14	7	0.9	0.2	113		0.3	0.08	0.09	0.7	0.02	28	0.06	1
	26	250	63	15	7	1.0	0.2	120		0.8	0.09	0.17	0.8	0.02	32	0.06	1
	2	329	69	133	10	1.7	0.3	12			0.20	0.18	1.7	0.02	54	0.05	0
	39	93	38	27	4	1.0	0.2	17		0.1	0.09	0.10	0.7	0.02	27	0.09	0
	109	112	117	32	9	1.0	0.4	55		0.4	0.05	0.16	0.4	0.06	24	0.27	27
	35	216	114	24	19	1.3	0.4	21			0.08	0.10	0.8	0.02	20	0.11	0
	35	220	34	40	4	0.7	0.2	12			0.06	0.04	0.3	0.02	26	0.10	0
	85	840	187	601	37	3.1	2.8	213		1.2	0.36	0.60	3.2	0.09	137	0.57	0
	2	71	127	32		0.6											0
	0	30		80		0.4		0									1
	12	55	155	97		0.5											1
	0	150		20		0.0		0									0
	1	47	0	0	0	0.0	0.0	3	0.0		0.00	0.00	0.0	0.00	0	0.00	0
	1	49	43	28	3	0.0	0.1	2		0.1	0.02	0.05	0.0	0.01	1	0.06	0
0.0	1	46	269	129	15	0.5	1.5	0		0.7	0.04	0.08	0.4	0.06	9	0.12	0
0.0	0	0		60		0.4		0									0
	3	0	136	0	46	0.7	0.6	0			0.01	0.03	0.2	0.01		0.00	0
	0	11	72	7	27	0.7	0.2	0		0.1	0.01	0.02	0.2	0.00	1	0.00	0
	0	3	62	11	11	0.2	0.3	6		0.2	0.01	0.02	0.7	0.02	13	0.00	0
	8	28	165	68	26	0.9	0.7	17		0.7	0.04	0.13	0.1	0.01	4	0.21	0
	4	17	206	52	49	0.5	0.9	0			0.05	0.09	2.1	0.09	3	0.12	0
	10	43	74	22	20	0.5	0.3	34			0.02	0.04	0.1	0.02	4	0.01	0
	0	5	69	9	18	0.6	0.2	0			0.02	0.02	0.1	0.01	0	0.00	0
	0	35		40		1.1		0									0
	5	10	137	40	43	1.1	0.5	0		0.1	0.01	0.11	0.2	0.02	1	0.00	0
0.0		9															23
0.0	0	16	2	1	0	0.1	0.0	0	0.0	0.0	0.00	0.00	0.0	0.00	0	0.00	0
	0	5	1	0	0	0.0	0.0	0	0.0	0.0	0.00	0.00	0.0	0.00	0	0.00	0
1.5	10	135		20		0.0		0									0
0.0	5	35	162	76	1	0.5	0.0				0.03	0.09	0.1	0.00			1
	3	112	125	30	21	0.6	0.4	6		1.2	0.06	0.04	1.5	0.03	17	0.06	0
0.0	10	45	147	100		0.0		0									0
0.0	10	40	156	83		0.4		0									0
0.0	10	30	183	80		0.4		0									0
0.0	10	40	132	80	26	0.4	0.6	0			0.03	0.13	0.1	0.02		0.17	0
0.0	5	35	188	80	37	0.7	0.5	0			0.03	0.18	0.3	0.02		0.14	0
	5	30	159	60		0.4		0									0
	0	21	16	1	1	0.1	0.0	0	0.0		0.00	0.00	0.0	0.00	0	0.00	0
	0	30		0		1.4		0									0
0.0	3	25	126	40	16	0.4	0.5				0.07	0.23	1.1	0.05		0.07	0
0.0	3	50	169	40		0.4		0									0
	0	10	7	1	0	0.0	0.0	0	0.0		0.00	0.00	0.0	0.00	0	0.00	0
	5	15		40		0.4		10				0.03	0.4				1

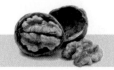

Nutrient Composition of Foods

Food Name	Qty	Measure	Wt (g)	H₂0 (g)	Energy (kcal)	Protein (g)	Carb (g)	Fiber (g)	Total Sugars (g)	Fat (g)	Sat (g)	Mono (g)	Poly (g)
Candy, M & M's Chocolate, Plain	1	Serving	47.9	1	240	2	34	1.0	31	10	6.0	3.3	0.3
Candy, M & M's Peanut Butter	1	Item	46.2		240	5	26	2.0	22	14	9.0		
Candy, M & M's Peanut	1	Serving	49.3	1	250	5	30	2.0	25	13	5.0	5.4	2.1
Candy, M&M MARS 3 MUSKETEERS Bar	1	Item	22.7	1	94	1	17	0.4	15	3	1.5	1.0	0.1
Candy, M&M'S Almond	1/2	Cup	97.5	2	513	8	59	3.1	47	27	9.3	13.2	3.2
Candy, MARS Almond Bar	1	Item	49.9	2	240	3	31	1.0	28	13	4.5	5.3	2.0
Candy, Mexican Chocolate	1	Item	85	1	362	3	66	3.4	59	13	7.3	4.3	1.0
Candy, Milk Chocolate Bar	1	Item	91	1	483	8	53	1.5	49	28	16.7	7.2	0.6
Candy, Milk Chocolate Bar w/ Rice Cereal	1	Item	40	1	198	3	25	1.3	22	11	6.4	3.5	0.3
Candy, Milk Chocolate Coated Coffee Beans	100	Gram	100	2	513	7	62	5.7	51	26	12.5	5.8	0.9
Candy, Milk Chocolate Coated Raisins	40	Piece	40	4	156	2	27	1.7	25	6	3.5	1.9	0.2
Candy, MILK DUDS	1	Item	52		240	2	37	0.0	26	9	3.0		
Candy, MILKY WAY Bar	1	Item	58	4	270	2	41	1.0	35	10	5.0	3.5	0.3
Candy, MILKY WAY Lite Bar	1	Item	44.5		170	2	34	0.0	25	5	3.0		
Candy, MILKY WAY Midnight Bar	1	Item	49.9		220	1	36	1.0	30	8	4.5		
Candy, MOUNDS Bar	1	Item	53.9	5	262	2	32	2.0	25	14	11.1	0.2	0.1
Candy, MR. GOODBAR	1	Item	49	0	270	5	27	2.0	23	16	7.0		
Candy, NESTLE CRUNCH Fun Size Bar	4	Item	40		200	2	27	0.5	22	10	6.0	3.5	0.4
Candy, NESTLE FLIPZ Milk Chocolate Pretzel	1	Ounce	28.4		130	2	20	0.5	10	5	3.0		
Candy, NIBS Cherry Bits	28	Piece	40	0	140	1	32	0.0	21	1	0.0	0.7	0.1
Candy, Nougat	1	Piece	14	0	56	0	13	0.5	12	0	0.2	0.0	0.0
Candy, PETER PAUL ALMOND JOY Bar	1	Item	45	4	220	2	27	2.0	22	12	8.0	3.3	0.7
Candy, PETER PAUL MOUNDS	1	Item	49	5	240	2	29	2.0	23	13	10.0	2.1	0.2
Candy, REESE'S BITES	1	Serving	39	1	203	4	22	1.2	19	12	7.0	2.8	0.7
Candy, REESE'S Crunchy Cookie Cups	1	Serving	40		210	3	24	1.0	19	11	4.5		
Candy, REESE'S CRUNCHY COOKIE CUPS	1	Serving	40	0	203	3	24	1.3	19	11	4.6	3.9	1.6
Candy, REESE's Fast Break Bar	1	Item	56	1	277	5	36	2.0	30	13	4.5	4.5	2.4
Candy, REESE'S NUTRAGEOUS	1	Item	51		280	6	27	2.0	20	16	4.5		
Candy, REESE'S Pieces	1	Item	43	1	220	5	26	1.0	23	11	7.0	0.9	0.4
Candy, REESESTICKS Wafer Bars	2	Item	42		230	4	23	1.0	17	13	5.0		
Candy, ROLO Caramels	7	Piece	42	2	199	2	29	0.4	27	9	6.1	0.9	0.1
Candy, Sesame Crunch	23	Piece	40.2	1	208	5	20	3.2	13	13	1.8	5.1	5.9
Candy, SKITTLES Mint Mix	1	Item	45.4		180	0	40	0.0	35	2	0.0		
Candy, SKITTLES Original Flavor	1	Item	61.5	2	240	0	54	0.0	45	3	0.0	1.8	0.1
Candy, SKOR Toffee Bar	1	Item	39	1	220	1	24	0.0	23	13	7.0	4.3	0.5
Candy, SNICKERS Almond Bar	1	Item	49.9		240	3	32	1.0	27	11	4.5		
Candy, SNICKERS Bar	1	Item	58.7	3	280	4	35	1.0	30	14	5.0	6.1	2.9
Candy, SNICKERS CRUNCHER	1	Item	44.2		230	4	25	1.0	17	13	4.5		
Candy, SNICKERS MARATHON Chewy Chocolate Peanut Bar	1	Item	55		220	13	27	2.0	18	7	1.5		
Candy, SNICKERS MARATHON Multi-Grain Crunch Bar	1	Item	55		220	9	32	2.0	18	7	2.0		
Candy, STARBURST Chew Pops	1	Item	14		50	0	13	0.0	10	0	0.0	0.0	0.0
Candy, STARBURST Fruit Chews	1	Serving	58.7	4	240	0	48	0.0	34	5	1.0	2.1	1.8
Candy, STARBURST Hard	3	Piece	14		50	0	13	0.0	12	0	0.0	0.0	0.0
Candy, STARBURST Jellybeans	1/4	Cup	42		150	0	38	0.0	30	0	0.0	0.0	0.0
Candy, SUGAR BABIES	30	Item	44		180	0	41	0.0	32	2	0.0		

Trans (g)	Chol (mg)	Sodium (mg)	Potas (mg)	Calc (mg)	Magn (mg)	Iron (mg)	Zinc (mg)	Vit A (RAE)	Vit D (μg)	Vit E (mg α)	Thiam (mg)	Ribo (mg)	Niacin (mg)	Vit B6 (mg)	Folate (DFE)	Vit B12 (μg)	Vit C (mg)
	5	30	127	40	20	0.4	0.5	15			0.03	0.07	0.1	0.01		0.13	1
	5	100		40		0.4						0.03	2.0				1
	5	25	171	40	36	0.4	1.1	15			0.03	0.07	1.6	0.04	19	0.09	1
	2	44	30	19	7	0.2	0.1	3		0.2	0.01	0.03	0.1	0.00	0	0.04	0
	7	104	370	137	112	1.9	1.5	30		6.6	0.04	0.35	1.2	0.05	15	0.13	1
	5	70	162	60	36	0.4	0.6	15			0.02	0.16	0.5	0.03	9	0.18	1
	0	3	337	29	81	1.9	1.1			0.3	0.05	0.09	1.6	0.03	4	0.00	0
	22	92	399	228	61	0.8	1.0				0.06	0.26	0.1	0.10		0.41	2
	8	58	137	68	20	0.3	0.4	25		0.8	0.02	0.12	0.2	0.02	7	0.25	0
	20	71	413	169	64	2.3	1.8	42		1.7	0.10	0.32	0.3	0.03	10	0.53	0
	1	14	206	34	18	0.7	0.3	10		0.4	0.03	0.06	0.2	0.03	3	0.07	0
	0	110		40		0.0		0									0
	5	95	140	60	20	0.2	0.4	15			0.02	0.07	0.2	0.03	6	0.19	1
	5	75		40		0.2						0.03					1
	5	85		20		0.4						0.03					1
	1	78	173	11	0	1.1	0.0	0		0.1	0.00	0.00	0.0	0.00	0	0.00	0
	5	20	190	40	42	0.4	0.9				0.08	0.13	1.6	0.04		0.15	0
	5	60		40		0.0		0									0
	3	170		20		0.4											0
0.0	0	80	22	0	2	0.0	0.1	0	0		0.01	0.02	0.0	0.00		0.00	0
	0	5	15	4	4	0.1	0.1			0.4	0.00	0.02	0.1	0.00	1	0.00	0
0.0	0	65	126	18	30	0.3	0.4	0			0.01	0.07	0.2				0
	0	70	143	0	27	0.7	0.5				0.02	0.03	0.1	0.05		0.00	0
0.0	3	70	149	44	25	0.3	0.4				0.06	0.08	1.7	0.04			0
0.0	3	110		20		0.4		0									0
0.1	3	105	136	32	16	0.5	0.3				0.06	0.05	1.2	0.02			0
0.0	5	180	144	20	34	0.4	0.8	8		1.4	0.07	0.06	1.6	0.03	16	0.10	0
	0	70		19		0.3		0									0
0.0	0	80	170	20	19	0.0	0.3				0.04	0.06	1.2	0.03		0.09	0
0.0	3	115		20		0.4		0									0
0.0	5	79	79	61	0	0.2	0.0	14		0.5	0.01	0.05	0.0	0.00	0	0.14	0
	0	67	130	264	101	1.7	1.5			0.1	0.21	0.07	1.5	0.21	21	0.00	0
	0	0		10		0.2										0.00	1
	0	10	3	6	1	0.2	0.0		0		0.00	0.01	0.0	0.00		0.00	18
0.0	20	125		20		0.0		0									0
	5	80		60		0.4		0									0
	5	140		40	42	0.4	1.4	15			0.03	0.07	1.6	0.05		0.09	1
	5	140		40		0.2										0.00	1
	5	240		450	140	6.3	5.3				1.50	1.70	20.0	2.00		6.00	60
	5	125		450	140	6.3	5.3				1.50	1.70	20.0	2.00		6.00	60
0.0	0	5		10		0.2											1
	0	0	1	10	1	0.2	0.0				0.00	0.00	0.0	0.00		0.00	30
0.0	0	25		10		0.2											12
0.0	0	15		10		0.2											1
	0	40		20		0.0		0									0

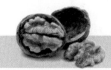

Nutrient Composition of Foods

Food Name	Qty	Measure	Wt (g)	H₂0 (g)	Energy (kcal)	Protein (g)	Carb (g)	Fiber (g)	Total Sugars (g)	Fat (g)	Sat (g)	Mono (g)	Poly (g)
Candy, SUGAR DADDY Junior	3	Piece	38		160	1	34	0.0	23	2	0.5		
Candy, SWEET ESCAPES Triple Chocolate Wafer	1	Item	19	1	82	1	14	0.8	11	3	1.5	0.4	0.2
Candy, SYMPHONY Milk Chocolate Bar	1	Item	42	0	230	4	24	0.5	23	13	8.0	4.5	0.4
Candy, SYMPHONY Milk Chocolate Bar w/ Almonds	1	Item	42		230	4	22	1.0	20	14	7.0	5.8	1.1
Candy, THREE MUSKETEERS Bar	1	Item	60.4	4	260	2	46	1.0	40	8	4.5	2.6	0.3
Candy, TOOTSIE POP	1	Item	17		60	0	15	0.0	10	0	0.0	0.0	0.0
Candy, TROPICAL DOTS	12	Item	43		140	0	35	0.0	21	0	0.0	0.0	0.0
Candy, TWIZZLERS SWITZER Cherry Bites	17	Piece	40	6	140	1	32	0.0	19	1	0.0	0.5	0.1
Candy, TWIX Caramel Cookie	2	Item	57.8	2	280	3	37	1.0	27	14	5.0	7.7	0.5
Candy, TWIX Peanut Butter	2	Item	58	1	280	4	28	2.0	19	17	6.0	8.6	2.4
Candy, TWIZZLER Licorice Twists	1	Serving	71		240	3	54	0.5	28	1	0.5		
Candy, TWIZZLERS NIBS	1	Serving	40	6	139	1	32	0.2	21	1	0.2	0.8	0.1
Candy, WHATCHAMACALLIT Bar	1	Item	45		230	4	28	0.5	22	11	8.0	2.6	0.4
Cantaloupe	3/4	Cup	120	108	41	1	10	1.1	9	0	0.1	0.0	0.1
Capicola, Sliced	2	Slice	42	30	55	8	0	0.0	0	2	0.7	1.0	0.2
Carrots	1	Cup	122	108	50	1	12	3.4	6	0	0.0	0.0	0.1
Carrots, Baby	8	Item	80	72	28	1	7	1.4	4	0	0.0	0.0	0.1
Carrots, Boiled w/ Salt, Drained	1/2	Cup	78	70	27	1	6	2.3	3	0	0.0	0.0	0.1
Carrots, Canned	1/3	Cup	82	76	19	0	4	1.5	2	0	0.0	0.0	0.1
Carrots, Canned, No Salt Added	1/2	Cup	123	114	28	1	7	2.2	3	0	0.0	0.0	0.1
Carrots, Frozen	2/3	Cup	85.3	77	31	1	7	2.8	4	0	0.0	0.0	0.2
Carrots, Grated	3/4	Cup	82.5	73	34	1	8	2.3	4	0	0.0	0.0	0.1
Carrots, Sliced, Canned	1/2	Cup	73	68	18	0	4	1.1	2	0	0.0	0.0	0.1
Cashew Chicken	1	Cup	242	187	281	22	16	3.4	3	15	1.8	6.3	5.6
Cassava or Manioc	1/2	Cup	103	61	165	1	39	1.9	2	0	0.1	0.1	0.0
Catfish, Channel, Breaded, Fried	3	Ounce	85	50	195	15	7	0.6		11	2.8	4.8	2.8
Cauliflower, Boiled w/ Salt	1/2	Cup	62	58	14	1	3	1.7	1	0	0.0	0.0	0.1
Cauliflower, Boiled, Drained	1/2	Cup	62	57	14	1	3	1.7	1	0	0.0	0.0	0.1
Cauliflower, Chopped	3/4	Cup	75	69	19	1	4	1.9	2	0	0.0	0.0	0.1
Cauliflower, Frozen, Boiled	1/2	Cup	90	85	17	1	3	2.4	1	0	0.0	0.0	0.1
Cauliflower, Green	1	Cup	64	57	20	2	4	2.0	2	0	0.0	0.0	0.1
Celeriac	1/2	Cup	78	69	33	1	7	1.4	1	0	0.1	0.0	0.1
Celery Stalk	2	Item	80	76	11	1	2	1.3	1	0	0.0	0.0	0.1
Celery w/ Cream Cheese	2	Item	69	53	108	2	2	0.7	1	10	6.4	2.9	0.4
Celery w/ Peanut Butter	2	Item	72	38	196	8	8	2.6	3	16	3.3	7.8	4.4
Celery, Boiled w/ Salt, Drained	1/2	Cup	75	71	14	1	3	1.2	2	0	0.0	0.0	0.1
Celery, Boiled, No Salt	1/2	Cup	75	71	14	1	3	1.2	2	0	0.0	0.0	0.1
Celery, Diced	1	Cup	101	96	14	1	3	1.6	2	0	0.0	0.0	0.1
Cereal Bar, KASHI GOLEAN Frosted Spice Cake	1	Item	78		290	13	49	6.0	33	5	3.0		
Cereal Bar, KASHI GOLEAN Mocha Java	1	Item	78		290	13	50	6.0	35	6	4.0		
Cereal Bar, NATURE'S CHOICE Multigrain Cherry	1	Item	37		120	1	25	2.0	13	2	0.0		
Cereal Bar, NATURE'S CHOICE Multigrain Raspberry	1	Item	37		120	1	25	2.0	13	2	0.0		
Cereal Bar, NATURE'S CHOICE Multigrain Strawberry	1	Item	37		120	1	25	2.0	13	2	0.0		
Cereal Bar, NATURE'S CHOICE Multigrain Triple Berry	1	Item	37		120	1	25	2.0	13	2	0.0		
Cereal Bar, QUAKER Blueberry Fruit & Oatmeal	1	Item	37	6	130	1	26	1.0	15	3	0.0	1.0	0.2

Trans (g)	Chol (mg)	Sodium (mg)	Potas (mg)	Calc (mg)	Magn (mg)	Iron (mg)	Zinc (mg)	Vit A (RAE)	Vit D (μg)	Vit E (mg α)	Thiam (mg)	Ribo (mg)	Niacin (mg)	Vit B6 (mg)	Folate (DFE)	Vit B12 (μg)	Vit C (mg)
	0	55		20		0.0		0									0
	0	30	67	100	12	0.4	0.2	2		0.2	0.01	0.02	0.1	0.00	2	0.03	0
0.0	10	40	170	100	23	0.4	0.5	0			0.04	0.16	0.1	0.02		0.16	0
0.0	10	50	170	80		0.4		0									0
	5	110	80	20	18	0.4	0.3	14			0.02	0.03	0.2	0.01		0.10	1
0.0	0	0		0		0.0		0									0
0.0	0	10		0		0.0			0								0
0.0	0	110	27	0	2	0.0	0.1	0			0.01	0.16	0.0	0.00			0
	5	115	117	40	18	0.4	0.5	15			0.09	0.13	0.7	0.02	34	0.10	1
	5	120	206	20	43	0.4	0.8	15			0.06	0.09	2.3	0.08	15	0.08	1
0.0	0	310		0		0.0		0									0
	0	78	15	3		0.1		0									0
0.0	3	135	139	40	27	0.4	0.6				0.21	0.27	3.3	0.25	8	0.15	0
	0	19	320	11	14	0.3	0.2	203		0.1	0.05	0.02	0.9	0.09	25	0.00	44
	20	600	147	3	7	0.3	0.8	0		0.1	0.39	0.09	2.0	0.19	2	0.32	0
0.0	0	84	390	40	15	0.4	0.3	1026		0.8	0.08	0.07	1.2	0.17	23	0.00	7
	0	62	190	26	8	0.7	0.1	552			0.02	0.03	0.4	0.08	26	0.00	7
	0	236	183	23	8	0.3	0.2	659		0.8	0.05	0.03	0.5	0.12	2	0.00	3
	0	197	142	25	7	0.4	0.2	494		0.6	0.02	0.02	0.3	0.09	7	0.00	2
	0	42	194	38	11	0.6	0.4	686		0.9	0.02	0.03	0.5	0.14	10	0.00	2
	0	58	201	31	10	0.4	0.3	480		0.6	0.04	0.03	0.4	0.08	9	0.00	2
0.0	0	57	264	27	10	0.2	0.2	694	0	0.5	0.05	0.05	0.8	0.11	16	0.00	5
	0	177	131	18	6	0.5	0.2	407		0.5	0.01	0.02	0.4	0.08	7	0.00	2
	41	511	540	68	58	1.9	1.5	31		4.1	0.07	0.23	9.6	0.44	27	0.27	5
	0	14	279	16	22	0.3	0.4	1		0.2	0.09	0.05	0.9	0.09	28	0.00	21
	69	238	289	37	23	1.2	0.7	7			0.06	0.11	1.9	0.16	33	1.62	0
	0	150	88	10	6	0.2	0.1	1		0.0	0.03	0.03	0.3	0.11	27	0.00	27
	0	9	88	10	6	0.2	0.1	1		0.0	0.03	0.03	0.3	0.11	27	0.00	27
	0	23	227	17	11	0.3	0.2	1		0.1	0.04	0.05	0.4	0.17	43	0.00	35
	0	16	125	15	8	0.4	0.1			0.1	0.03	0.05	0.3	0.08	37	0.00	28
	0	15	192	21	13	0.5	0.4	5		0.0	0.05	0.07	0.5	0.14	36	0.00	56
	0	78	234	34	16	0.5	0.3	0		0.3	0.04	0.05	0.5	0.13	6	0.00	6
	0	64	208	32	9	0.2	0.1	18		0.2	0.02	0.05	0.3	0.06	29	0.00	2
	32	120	149	39	6	0.5	0.2		0		0.02	0.08	0.2	0.05		0.12	3
	0	184	329	28	55	0.7	1.0		0		0.05	0.05	4.4	0.18		0.00	3
	0	245	213	32	9	0.3	0.1	22		0.3	0.03	0.04	0.2	0.06	17	0.00	5
	0	68	213	32	9	0.3	0.1	22		0.3	0.03	0.04	0.2	0.06	17	0.00	5
	0	81	263	40	11	0.2	0.1	22	0	0.3	0.03	0.07	0.4	0.08	36	0.00	3
	0	200	250	80		0.7		0									0
	0	190	290	80		0.7		0									0
	0	65		0		0.4		0									0
	0	65		0		0.4		0									0
	0	65		0		0.4		0									0
	0	65		0		0.4		0									0
0.5	0	130	44	10	8	0.4	0.2		0		0.23	0.51	6.0	0.60		0.01	0

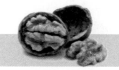

Nutrient Composition of Foods

Food Name	Qty	Measure	Wt (g)	H₂0 (g)	Energy (kcal)	Protein (g)	Carb (g)	Fiber (g)	Total Sugars (g)	Fat (g)	Sat (g)	Mono (g)	Poly (g)
Cereal Bar, QUAKER Strawberry Cheesecake Fruit & Oatmeal	1	Item	37		140	2	26	1.0	14	3	0.5	1.0	0.2
Cereal, Cold, CAP'N CRUNCH	3/4	Cup	27	1	110	1	23	1.0	12	2	0.4	0.3	0.2
Cereal, Cold, CAP'N CRUNCH CRUNCHBERRIES	3/4	Cup	26	1	100	1	22	1.0	12	2	0.4	0.3	0.2
Cereal, Cold, CAP'N CRUNCH Peanut Butter	3/4	Cup	27	1	110	2	22	1.0	9	3	0.6	0.8	0.6
Cereal, Cold, Cocoa Rice	1	Cup	32	1	122	2	28	0.6	11	1	0.6	0.1	0.1
Cereal, Cold, Corn Bran	3/4	Cup	27	0	90	1	23	4.7	6	1	0.2	0.2	0.3
Cereal, Cold, Corn Flakes	1	Cup	28	1	101	2	24	1.3	2	0	0.0	0.0	0.0
Cereal, Cold, Corn Flakes, Sweetened	3/4	Cup	28.5	0	111	2	26	0.6	11	0	0.2	0.1	0.1
Cereal, Cold, Corn Pops	1	Cup	31	1	118	1	28	0.2	14	0	0.1	0.1	0.1
Cereal, Cold, Crisp Rice	1	Cup	28	1	102	2	24	0.2	2	0	0.1	0.1	0.1
Cereal, Cold, Crispy Brown Rice	1	Cup	32	1	124	2	28	2.3	3	1	0.2	0.3	0.5
Cereal, FAMILIA	1	Cup	122	2	473	12	90	10.4	32	8	0.9	3.9	2.0
Cereal, Farina, QUAKER Creamy Wheat Enriched, Prepared	100	Gram	100	87	51	2	11	0.4		0	0.0	0.0	0.0
Cereal, Granola, Prepared	1/2	Cup	61	3	299	9	32	5.2	12	15	2.8	4.7	6.5
Cereal, Hot, Cream of Rice	1	Cup	244	213	127	2	28	0.2	0	0	0.1	0.1	0.1
Cereal, Hot, CREAM OF WHEAT MIX'N EAT, Prepared	1	Serving	142	117	102	3	21	0.4		0	0.0	0.0	0.2
Cereal, Hot, Cream of Wheat	1	Cup	251	223	110	3	23	1.0	0	0	0.1	0.1	0.2
Cereal, Hot, CREAM OF WHEAT, Instant, Prepared w/ Salt	3/4	Cup	181	153	112	3	24	1.1	0	0	0.1	0.1	0.2
Cereal, Hot, Farina Enriched, Cooked w/ Water	1	Cup	233	205	112	3	24	0.7	0	0	0.0	0.0	0.1
Cereal, Hot, Oatmeal, Instant w/ Raisins & Spice, Prepared	1	Item	158	119	158	3	32	2.5	15	2	0.3	0.6	0.6
Cereal, Hot, Oatmeal, Instant, Prepared w/ Water	1	Cup	234	200	147	6	25	4.0	1	2	0.4	0.7	0.9
Cereal, Hot, Oatmeal, Maple Flavored, Cooked	1	Cup	240	198	170	6	32	5.8	15	2	0.4	0.7	0.9
Cereal, Hot, Oatmeal, QUAKER Instant Apples & Cinnamon	1	Serving	149	117	130	3	26	2.7	12	1	0.2	0.5	0.4
Cereal, Hot, Oatmeal, QUAKER Instant Fruit & Cream Variety	3	Ounce	85	71	61	1	12	0.9	5	1	0.2	0.4	0.2
Cereal, Hot, Oatmeal, QUAKER Instant Honey Nut, Prepared	100	Gram	100	75	107	2	19	1.7	8	2	0.3	0.6	1.1
Cereal, Hot, Oatmeal, QUAKER, Maple & Brown Sugar, Prepared	1	Serving	155	116	157	4	31	2.8	13	2	0.3	0.7	0.6
Cereal, Hot, Oatmeal, QUAKER Baked Apple, Prepared	100	Gram	100	76	96	2	19	1.8	9	1	0.2	0.4	0.3
Cereal, Hot, Oatmeal, QUAKER Raisin & Spice	100	Gram	100	75	100	2	20	1.6	10	1	0.2	0.4	0.4
Cereal, Hot, Oatmeal, QUAKER Instant, Cinnamon Spice	100	Gram	100	74	107	2	22	1.8	9	1	0.2	0.5	0.4
Cereal, Hot, Oatmeal, QUAKER Instant, French Vanilla	100	Gram	100	75	102	2	20	1.8	8	1	0.2	0.5	0.4
Cereal, Hot, Oatmeal, QUAKER Instant, Raisins, Dates & Walnuts, Prepared	100	Gram	100	71	116	3	24	2.1		2	0.3	0.6	0.7
Cereal, Hot, Oatmeal, QUAKER MultiGrain Prepared, No Salt	100	Gram	100	84	61	2	13	2.2		0	0.1	0.1	0.2
Cereal, Hot, Oatmeal, Quick Prepared w/ Water	1	Cup	234	200	147	6	25	4.0	1	2	0.4	0.7	0.9

Trans (g)	Chol (mg)	Sodium (mg)	Potas (mg)	Calc (mg)	Magn (mg)	Iron (mg)	Zinc (mg)	Vit A (RAE)	Vit D (µg)	Vit E (mg α)	Thiam (mg)	Ribo (mg)	Niacin (mg)	Vit B6 (mg)	Folate (DFE)	Vit B12 (µg)	Vit C (mg)
0		125	45	10	9	0.4	0.2		0		0.23	0.49	5.8	0.58		0.01	1
0		200	55	4	15	5.1	3.8	2	0		0.38	0.43	5.0	0.50	710	0.00	0
0		180	55	5	14	4.9	3.9	2	0		0.38	0.43	5.0	0.50	684	0.00	0
0		200	60	3	19	4.9	3.9	2	0		0.39	0.44	5.3	0.52	710	0.00	0
0		203	63	5	12	7.1	1.5	157	1	0.1	0.48	0.73	5.1	1.05	346	2.21	15
0		232	56	19	14	8.3	4.1	2		0.2	0.14	0.47	5.5	0.55	676	0.00	0
0		266	33	1	4	5.4	0.1	214	1	0.1	0.38	0.43	5.0	0.50	166	1.50	0
0		185	18	3	2	0.7	0.6				0.37	0.43	5.0	0.51	5	1.51	15
0		120	26	5	2	1.9	1.5	151		0.0	0.37	0.43	5.0	0.50	169	1.52	6
0		214	31	1	6	9.2	0.4	197	1	0.0	0.57	0.79	8.1	0.54	288	1.53	18
0		4	76	9	28	0.4	0.5	0		0.0	0.03	0.01	0.7	0.03	6	0.00	0
0		61	603	211	387	3.4	2.3	1		1.4	0.39	0.67	2.2	0.12	20	0.35	1
0		3	14	4	3	4.7	0.1	0			0.07	0.05	0.8	0.01	37	0.00	0
0		13	328	48	107	2.6	2.5	1		3.6	0.45	0.18	1.3	0.19	51	0.00	1
0		378	49	7	7	0.5	0.4	0	0	0.0	0.00	0.00	1.0	0.07	7	0.00	0
0		241	38	20	7	8.1	0.2	376			0.43	0.28	5.0	0.57	165	0.00	0
0		331	35	95	10	8.1	0.3	0	0	0.0	0.12	0.05	1.1	0.03	38	0.00	0
0		273	36	116	11	9.0	0.3	420		0.0	0.42	0.38	5.6	0.56	183	0.00	0
0		5	30	9	5	1.2	0.2	0		0.0	0.14	0.10	1.1	0.02	133	0.00	0
0		239	152	111	35	3.9	0.7	322		0.2	0.29	0.34	4.1	0.43	137	0.00	0
0		2	131	19	56	1.6	1.1	0	0	0.2	0.26	0.05	0.3	0.05	9	0.00	0
0		288	211	125	50	8.4	1.5	698	0	0.2	0.72	0.72	9.3	0.96	10	2.88	29
0		165	109	110	28	3.8	0.6	322		0.1	0.29	0.35	4.1	0.43	140	0.00	0
0		80	43	50	13	1.8	0.3	145		0.1	0.13	0.16	1.8	0.19	64	0.01	0
0		147	71	67	26	2.4	0.6	195		0.2	0.18	0.21	2.5	0.26	84	0.00	0
0		253	107	109	39	3.8	0.9	318		0.2	0.28	0.34	4.0	0.42	138	0.00	0
0		144	76	141	21	2.5	0.5	208		0.1	0.19	0.22	2.6	0.28	90	0.00	0
0		151	96	70	22	2.5	0.5	204		0.1	0.18	0.22	2.6	0.27	87	0.00	0
0		151	70	69	25	2.4	0.6	201		0.1	0.18	0.22	2.5	0.27	86	0.00	0
0		154	70	70	25	2.5	0.6	205		0.1	0.18	0.22	2.6	0.27	88	0.00	0
0		207	112	93	29	3.5	0.6	272			0.27	0.31	3.6	0.36	117	0.00	0
0		3	75	8	22	0.6	0.6				0.05	0.02	0.7	0.04	8	0.00	0
0		2	131	19	56	1.6	1.1	0	0	0.2	0.26	0.05	0.3	0.05	9	0.00	0

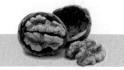

Nutrient Composition of Foods

Food Name	Qty	Measure	Wt (g)	H₂0 (g)	Energy (kcal)	Protein (g)	Carb (g)	Fiber (g)	Total Sugars (g)	Fat (g)	Sat (g)	Mono (g)	Poly (g)
Cereal, Hot, ROMAN MEAL WITH OATS, Prepared	3/4	Cup	180	147	128	5	26	5.2		1	0.1		
Cereal, KASHI GoLEAN	100	Gram	100	2	284	26	58	19.6	12	2	0.4	0.4	1.1
Cereal, KASHI GoLEAN CRUNCH	100	Gram	100	4	377	18	68	15.2	25	6	0.5	3.2	2.1
Cereal, KASHI GOOD FRIENDS	1	Cup	53		170	5	43	12.0	9	2	0.0		
Cereal, KASHI Good Friends Cinna-Raisin Crunch	1	Cup	50		170	4	41	8.0	13	2	0.0		
Cereal, KASHI HEART TO HEART	3/4	Cup	33	1	115	4	25	4.7	7	2	0.3	0.4	0.4
Cereal, KASHI Pilaf, Cooked	1/2	Cup	140		170	6	30	6.0	0	3	0.0		
Cereal, KASHI Pillows, Assorted	100	Gram	100	5	370	6	85	3.6	35	2			
Cereal, KASHI SEVEN IN THE MORNING	1/2	Cup	58		210	7	47	7.0	3	2	0.0		
Cereal, KELLOGG'S Apple Cinnamon Squares MINI-WHEATS	3/4	Cup	55	5	182	4	44	4.7	12	1	0.2	0.3	0.5
Cereal, KELLOGG'S APPLE JACKS	1	Cup	33	1	129	1	30	1.1	16	1	0.1	0.2	0.3
Cereal, KELLOGG'S COCOA RICE KRISPIES	3/4	Cup	31	1	120	1	27	1.0	14	1	0.5	0.0	0.0
Cereal, KELLOGG'S Corn Flakes	1	Cup	28	1	101	2	24	0.7	3	0	0.1	0.0	0.1
Cereal, KELLOGG'S CORN POPS	1	Cup	31	1	117	1	28	0.2	15	0	0.1	0.1	0.1
Cereal, KELLOGG'S CRACKLIN' OAT BRAN	3/4	Cup	55	2	221	4	39	7.0	18	8	3.4	2.6	1.7
Cereal, KELLOGG'S CRISPIX	1	Cup	29	1	110	2	25	0.5	3	0	0.0	0.0	0.0
Cereal, KELLOGG'S JUST RIGHT Fruit & Nut	3/4	Cup	53	4	200	4	43	3.0	13	2	0.0	0.9	0.4
Cereal, KELLOGG'S Low Fat Granola w/ Raisins	2/3	Cup	60		220	5	48	3.0	17	3	1.0	0.5	1.5
Cereal, KELLOGG'S CRUNCHY BLENDS MUESLIX	2/3	Cup	55		200	5	40	4.0	17	3	0.0	2.0	1.0
Cereal, KELLOGG'S MINI WHEATS Strawberry	3/4	Cup	50	4	170	4	40	5.0	9	1	0.0	0.0	1.0
Cereal, KELLOGG'S MINI-WHEATS Frosted Bite Size	24	Item	59	3	200	6	48	6.0	12	1	0.0	0.0	0.5
Cereal, KELLOGG'S SPECIAL K	1	Cup	31	1	117	7	22	0.7	4	0	0.1	0.1	0.2
Cereal, KRAFT POST 100% BRAN	1/3	Cup	29	1	83	4	23	8.3	7	1	0.1		
Cereal, KRAFT POST BANANA NUT CRUNCH	1	Cup	59	3	249	5	44	4.0	12	6	0.8		
Cereal, KRAFT POST BLUEBERRY MORNING	1 1/4	Cup	55	4	211	4	43	2.1	11	2	0.3		
Cereal, KRAFT POST Bran Flakes	3/4	Cup	30	1	96	3	24	5.3	6	1	0.1		
Cereal, KRAFT POST Cocoa PEBBLES	3/4	Cup	29	1	115	1	25	0.5	13	1	1.1		
Cereal, KRAFT POST Frosted ALPHA-BITS	1	Cup	32	0	130	3	27	1.3	12	1	0.3		
Cereal, KRAFT POST Frosted Shredded Wheat Bite Size	1	Cup	52	3	183	4	44	5.0	12	1	0.2		
Cereal, KRAFT POST GOLDEN CRISP	3/4	Cup	27	1	107	1	25	0.0	15	0	0.1		
Cereal, KRAFT POST GRAPE-NUTS	1/2	Cup	58	2	208	6	47	5.0	7	1	0.2		
Cereal, KRAFT POST GRAPE-NUTS Flakes	3/4	Cup	29	1	106	3	24	2.6	5	1	0.2		
Cereal, KRAFT POST GREAT GRAINS Crunchy Pecan	2/3	Cup	53	3	216	5	38	3.7	8	6	0.7		

Trans (g)	Chol (mg)	Sodium (mg)	Potas (mg)	Calc (mg)	Magn (mg)	Iron (mg)	Zinc (mg)	Vit A (RAE)	Vit D (μg)	Vit E (mg α)	Thiam (mg)	Ribo (mg)	Niacin (mg)	Vit B6 (mg)	Folate (DFE)	Vit B12 (μg)	Vit C (mg)
	0	7	193	20	56	1.0	1.5				0.23	0.16	2.4	0.28	18	0.00	0
0.0	0	165	926	140	165	5.0	0.7			0.6	0.34	0.16	3.3	0.32	64	0.00	0
0.0	0	385	566	87	83	3.5	0.9			0.5	0.06	0.03	0.3	0.03	2	0.00	0
0.0	0	130	260	0		1.8		0			0.11	0.06	2.1	0.14			0
	0	105	220	0	24	1.1	0.3	0									0
0.0	0	1	99	18	99	2.1	1.5	376		13.5	0.17	0.07	0.7	2.01	676	6.01	30
	0	15		20		1.4		0			0.23	0.07	1.8				0
	0	91	509	36	182	1.3		0			0.06	0.12	2.2	0.14			
	0	260		20	40	1.4		0									0
	0	20	166	21	48	16.2	1.5	0		0.3	0.39	0.44	5.0	0.50	180	1.49	0
0.0	0	157	40	8	18	4.6	1.7	44	1	0.1	0.56	0.43	5.1	0.50	170	1.52	15
	0	190	50	40	8	4.5	1.5	150	1		0.38	0.43	5.0	0.50	173	1.50	15
	0	202	22	1	3	8.1	0.1	128	1	0.0	0.60	0.74	6.8	0.96	222	2.65	6
0.0	0	120	26	5	2	1.9	1.5	143	1	0.0	0.37	0.43	5.0	0.50	169	1.52	6
0.1	0	170	248	33	68	2.0	1.7	252	1	0.5	0.44	0.50	5.7	0.56	184	1.71	18
0.0	0	210	35	0	7	8.1	1.5	150	1		0.53	0.60	7.0	0.70	336	2.10	6
0.0	0	240	140	20	24	9.0	0.6	133	1		1.13	0.43	5.0	2.00	595	6.00	0
0.0	0	150	180	20	40	1.8	3.8	225	1		0.38	0.43	5.0	2.00	677	6.00	4
0.0	0	170	240	20	40	4.5	0.9	90	0		0.38	0.43	5.0	2.00	683	6.00	0
0.0	0	15	170	20	60	16.2	1.5	0	0		0.38	0.43	5.0	0.50	148	1.50	0
	0	5	200	0	60	16.2	1.5	0	0		0.38	0.43	5.0	0.50	189	1.50	0
0.0	0	224	61	9	19	8.4	0.9	230	1	4.7	0.53	0.59	7.1	1.98	676	6.05	21
	0	121	275	22	81	8.1	3.8				0.37	0.43	5.0	0.50	166	0.00	0
	0	253	171	21	48	16.2	1.5		1		0.38	0.43	5.0	0.50	162	1.50	0
	0	266	91	15	24	1.8	0.9		1		0.37	0.42	5.0	0.50	163	1.50	0
	0	220	185	17	64	8.1	1.5		1		0.38	0.43	5.0	0.50	166	1.50	0
	0	157	42	3	11	1.8	1.5		1		0.37	0.43	5.0	0.50	166	1.50	0
	0	212	62	10	25	2.7	1.5		1		0.37	0.43	5.0	0.50	165	1.50	0
	0	10	170	7	48	1.8	1.5	0			0.37	0.43	5.0	0.50	163	1.50	0
	0	41	34	4	16	1.8	1.5		1		0.38	0.42	5.0	0.50	166	1.50	0
	0	354	178	20	58	16.2	1.2		1		0.38	0.42	5.0	0.50	162	1.50	0
	0	140	99	11	30	8.1	1.2		1		0.37	0.43	5.0	0.50	166	1.50	0
	0	214	170	15	46	2.7	1.2		1		0.38	0.45	5.0	0.50	163	1.50	0

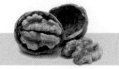

Nutrient Composition of Foods

Food Name	Qty	Measure	Wt (g)	H₂0 (g)	Energy (kcal)	Protein (g)	Carb (g)	Fiber (g)	Total Sugars (g)	Fat (g)	Sat (g)	Mono (g)	Poly (g)
Cereal, KRAFT POST GREAT GRAINS Raisin, Date & Pecan	2/3	Cup	54	5	204	4	40	4.0	13	5	0.6		
Cereal, KRAFT POST HONEY BUNCHES OF OATS	3/4	Cup	30	1	118	2	25	1.5	6	2	0.2		
Cereal, KRAFT POST HONEY BUNCHES OF OATS w/ Almonds	3/4	Cup	31	1	126	2	24	1.4	7	3	0.3		
Cereal, KRAFT POST HONEYCOMB	1 1/3	Cup	29	0	115	2	26	0.7	11	1	0.2		
Cereal, KRAFT POST Marshmallow ALPHA-BITS	1	Cup	29	0	115	2	25	0.5	13	1	0.2		
Cereal, KRAFT POST OREO O'S	3/4	Cup	27	1	112	1	22	1.5	11	2	0.4		
Cereal, KRAFT POST Raisin Bran	1	Cup	56	5	178	5	43	6.8	16	1	0.2	0.3	0.6
Cereal, KRAFT POST THE ORIGINAL SHREDDED WHEAT 'N BRAN	1 1/4	Cup	59	3	197	7	47	7.9	1	1	0.1		
Cereal, KRAFT POST TOASTIES	1	Cup	28	1	101	2	24	1.3	2	0	0.0		
Cereal, MAYPO, Prepared	3/4	Cup	180	149	128	4	24	3.6	11	2	0.3	0.5	0.4
Cereal, MUESLI, Dried Fruit & Nuts	1	Cup	85	5	289	8	66	6.2	26	4	0.7	2.0	1.1
Cereal, Multigrain Cooked	1	Cup	246	193	200	7	40	3.9		2	0.3	0.5	1.0
Cereal, NUTRI-GRAIN WHEAT	100	Gram	100	3	360	9	85	6.3		1	0.2	0.1	0.4
Cereal, Oatmeal Dry	1	Ounce	28.4	2	109	5	19	2.8	0	2	0.3	0.6	0.7
Cereal, Oatmeal, Instant, Dry	1/2	Cup	40.5	4	156	6	27	4.0	1	3	0.4	0.8	0.9
Cereal, Oatmeal, QUAKER OATS Old Fashioned Dry	1/2	Cup	40	4	150	5	27	4.0	1	3	0.4	0.8	0.9
Cereal, Oatmeal, QUAKER OATS Quick Oats Dry	1/2	Cup	40		150	5	27	4.0	1	3	0.5	0.8	0.9
Cereal, POST GRAPE NUTS	1/2	Cup	58		200	7	47	6.0		1	0.0	0.1	0.5
Cereal, Puffed Rice Fortified	1	Cup	14	0	56	1	13	0.2		0	0.0		
Cereal, Puffed Rice Presweetened, w/ Cocoa	3/4	Cup	29	1	115	1	25	0.5	13	1	1.1	0.0	0.0
Cereal, Puffed Rice, Presweetened, Fruit Flavored	3/4	Cup	27	1	108	1	24	0.2	12	1	0.2	0.4	0.3
Cereal, Puffed Wheat Fortified	1	Cup	12	0	44	2	10	0.5		0	0.0		
Cereal, Puffed Wheat, Presweetened	3/4	Cup	27	1	107	1	25	0.0	15	0	0.1	0.1	0.1
Cereal, QUAKER 100% Low Fat Natural Granola w/ Raisins	2/3	Cup	55		210	5	44	3.0	18	3	0.8	1.3	0.7
Cereal, QUAKER 100% Natural Granola Oats & Honey	1/2	Cup	48		220	5	31	3.0	13	9	3.8	4.1	1.2
Cereal, QUAKER 100% Natural w/ Oats, Honey, & Raisins	1/2	Cup	51	2	237	5	34	4.2	11	9	3.6	3.5	1.2
Cereal, QUAKER APPLE ZAPS	1	Cup	30		120	1	27	1.0	14	1			
Cereal, QUAKER CAP'N CRUNCH	3/4	Cup	27	1	108	1	23	0.7	12	2	0.4	0.3	0.2
Cereal, QUAKER CAP'N CRUNCH'S PEANUT BUTTER	3/4	Cup	27	1	112	2	21	1.4	9	3	0.5	1.1	0.6
Cereal, QUAKER Cinnamon Oatmeal Squares	1	Cup	60	2	227	6	48	4.6	14	3	0.5	0.9	1.0
Cereal, QUAKER COCOA BLASTS	1	Cup	33		130	1	29	1.0	16	1	0.4	0.2	0.2
Cereal, QUAKER Cranberry Macadamia Nut	1	Cup	60	3	245	4	46	3.6	17	6	1.0	3.9	0.5
Cereal, QUAKER Crunchy Corn Bran	3/4	Cup	27		90	1	23	5.0	6	1	0.2	0.2	0.4
Cereal, QUAKER FROSTED FLAKERS	3/4	Cup	31		120	1	28	0.0	13	0	0.0	0.0	0.0

Trans (g)	Chol (mg)	Sodium (mg)	Potas (mg)	Calc (mg)	Magn (mg)	Iron (mg)	Zinc (mg)	Vit A (RAE)	Vit D (μg)	Vit E (mg α)	Thiam (mg)	Ribo (mg)	Niacin (mg)	Vit B6 (mg)	Folate (DFE)	Vit B12 (μg)	Vit C (mg)
	0	156	176	17	45	3.6	1.2		1		0.38	0.43	5.0	0.50	163	1.50	0
	0	193	52	6	17	8.1	0.3		1		0.38	0.43	5.0	0.50	166	1.50	0
	0	187	70	11	21	8.1	0.3		1		0.38	0.43	5.0	0.50	166	1.50	0
	0	215	35	5	11	2.7	1.5		1		0.37	0.43	5.0	0.50	166	1.50	0
	0	206	29	4	12	2.7	1.5		1		0.37	0.43	5.0	0.50	166	1.50	0
	0	128	49	5	15	1.8	1.5		1		0.38	0.42	5.0	0.50	166	1.50	0
	0	274	343	30	88	13.4	4.4	214	1	0.5	0.92	0.95	7.3	1.01	317	3.05	4
	0	3	248	27	81	2.5	1.9	0			0.15	0.07	3.7	0.19	27	0.00	0
	0	266	33	1	4	5.4	0.1		1		0.38	0.43	5.0	0.50	166	1.50	0
	0	194	158	97	40	6.3	1.1	526		0.1	0.53	0.60	7.0	0.69	9	2.09	21
	0	196	413	0	66	7.4	3.1	139		6.1	0.77	0.88	10.3	1.04	340	3.10	0
	0	759	137	69	66	5.4	0.9		0		0.39	0.46	4.4	0.46		0.00	0
	0	680	272	28	78	2.8	13.2	0			1.30	1.50	17.6	1.80	587	5.30	53
	0	1	99	15	42	1.2	0.9	0		0.2	0.21	0.04	0.2	0.03	9	0.00	0
	0	2	142	21	60	1.7	1.2	0	0	0.3	0.30	0.06	0.3	0.05	13	0.00	0
	0	0	143	0	108	1.8	1.3	0	0		0.15	0.03	0.0	0.04		0.00	0
	0	0	143	0	108	1.9	1.3	0	0		0.15	0.03	0.0	0.04		0.00	0
	0	310	260	20	80	16.2	1.2		1		0.38	0.43	5.0	0.50		1.50	0
	0	0	16	1	4	4.4	0.1	0			0.36	0.25	4.9	0.01	3	0.00	0
	0	157	42	3	11	1.8	1.5	225	1	0.0	0.37	0.43	5.0	0.50	166	1.50	0
	0	158	30	1	5	1.8	1.5	225	1	0.4	0.38	0.42	5.0	0.50	166	1.50	0
	0	0	42	3	17	3.8	0.3	0			0.31	0.22	4.2	0.02	4	0.00	0
	0	41	34	4	16	1.8	1.5	225	1	0.1	0.38	0.42	5.0	0.50	166	1.50	0
	0	140	190	33	44	1.4	1.0	1	0		0.16	0.06	1.0	0.08	13	0.00	0
	0	20	220	61	51	1.2	1.1	0	0		0.13	0.12	0.8	0.07	17	0.10	0
	1	26	257	56	55	1.3	1.0	1	0	1.5	0.17	0.18	0.9	1.45	19	0.00	1
	0	135	50	2	15	5.1	3.8	301	0		0.38	0.43	5.0	0.50	710	0.00	12
	0	202	54	4	15	5.2	4.3	2		0.2	0.43	0.48	5.7	0.57	711	0.00	0
	0	187	51	4	15	5.3	4.5	2		0.3	0.63	0.47	5.8	1.31	711	0.00	0
	0	263	250	116	65	16.9	4.1	165		1.5	0.41	0.46	5.5	0.55	706	0.00	7
	0	140	60	5	17	5.2	4.1	330	0		0.41	0.47	5.5	0.55	710	0.00	9
		251	134	76	39	10.3	3.0	232	1		0.46	0.56	6.5	0.67	533	0.00	11
	0	230	60	19	14	8.3	3.8	2	0	0.0	0.08	0.43	5.0	0.50	676	0.00	0
0.0	0	200	25	0	5	4.5	0.1		1		0.38	0.43	5.0	0.50		0.00	15

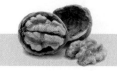

Nutrient Composition of Foods

Food Name	Qty	Measure	Wt (g)	H₂0 (g)	Energy (kcal)	Protein (g)	Carb (g)	Fiber (g)	Total Sugars (g)	Fat (g)	Sat (g)	Mono (g)	Poly (g)
Cereal, QUAKER Frosted Oats	1	Cup	28		110	2	23	1.0	12	2	0.4	0.5	0.3
Cereal, QUAKER FRUITANGY OH!S	1	Cup	31	1	120	1	27	1.0	13	1	0.3	0.3	0.3
Cereal, QUAKER Honey Graham OH!S	3/4	Cup	27		110	1	23	1.0	12	2	0.5	0.4	0.2
Cereal, QUAKER Honey Nut HEAVEN	1	Cup	49	1	192	4	38	3.5	13	4	0.5	1.7	1.0
Cereal, QUAKER HONEY NUT OATS	3/4	Cup	28		110	2	24	1.0	11	1	0.2	0.4	0.3
Cereal, QUAKER KING VITAMAN	1 1/2	Cup	31	1	120	2	26	1.2	6	1	0.2	0.2	0.3
Cereal, QUAKER Low Fat 100% Natural Granola w/ Raisins	1/2	Cup	50	2	195	4	41	2.9	17	3	0.7	0.8	0.5
Cereal, QUAKER MARSHMALLOW SAFARI	1	Cup	34		140	2	29	1.0	15	2	0.4	0.5	0.3
Cereal, QUAKER Oat Bran	1 1/4	Cup	57	2	212	7	43	5.6	9	3	0.5	0.9	1.2
Cereal, QUAKER Oat Cinnamon LIFE	3/4	Cup	32	1	120	3	25	2.0	9	1	0.2	0.4	0.4
Cereal, QUAKER Oatmeal Brown Sugar BLISS	1	Cup	49	1	188	4	39	3.6		3	0.6	0.8	0.7
Cereal, QUAKER Oatmeal Squares	1	Cup	56	2	212	6	44	4.0	9	2	0.5	0.8	1.0
Cereal, QUAKER OATS Life	3/4	Cup	32	1	120	3	25	2.0	6	2	0.3	0.5	0.5
Cereal, QUAKER OATS Oat Bran	1 1/4	Cup	57	2	210	7	43	6.0	9	3	0.5	0.9	1.2
Cereal, QUAKER OATS Puffed Wheat	1 1/4	Cup	15	1	50	1	11	1.0	0	0	0.0	0.0	0.0
Cereal, QUAKER OATS Shredded Wheat	3	Item	63	3	220	7	50	7.0	1	2	0.4	0.2	0.8
Cereal, QUAKER Rice Crips	1	Cup	30	1	110	2	26	0.0	3	0	0.0	0.0	0.0
Cereal, QUAKER SUN COUNTRY Granola w/ Almonds	1/2	Cup	57	1	266	7	38	3.0	12	10	1.3	3.3	1.8
Cereal, QUAKER Sweet Crunch	1	Cup	27		110	1	23	1.0	12	2	0.4	0.4	0.4
Cereal, QUAKER Sweet Puffs	1	Cup	34		130	2	30	2.0	16	1	0.2	0.2	0.5
Cereal, QUAKER Unprocessed Bran	1/3	Cup	17		35	3	11	8.0	1	1	0.1	0.1	0.4
Cereal, RALSTON 100% Wheat Hot, Cooked	1/2	Cup	42		150	5	31	5.0		1	0.2	0.1	0.5
Cereal, RALSTON, Prepared w/ Water, w/ Salt	3/4	Cup	190	164	101	4	21	4.6		1	0.1		
Cereal, ROMAN MEAL, Prepared w/ Water, w/ Salt	3/4	Cup	181	150	110	5	25	6.2		1	0.1		
Cereal, Shredded Wheat, Large Biscuit	2	Item	47.2	3	159	5	37	5.7	0	1	0.2	0.2	0.6
Cereal, Shredded Wheat, Presweetened	1	Cup	52	3	183	4	44	5.0	12	1	0.2	0.1	0.5
Cereal, Shredded Wheat, Small Biscuit	1	Cup	30	1	102	3	25	3.4	0	0	0.1	0.0	0.1
Cereal, Shredded Wheat, Sugar Free, Salt Free, Plain	2	Item	47.2	3	159	5	37	5.7	0	1	0.2	0.2	0.6
Cereal, Wheat Bran	1	Cup	49	1	159	6	39	6.9	6	1	0.2	0.2	0.3
Cereal, Wheat Bran Flakes	1	Cup	38.7	1	123	4	31	6.8	7	1	0.2	0.2	0.4
Cereal, Whole Wheat Hot Cooked w/ Water	1	Cup	242	202	160	5	33	4.1	0	1	0.1	0.1	0.5
Chayote	3/4	Cup	99	94	17	1	4	1.7	2	0	0.0	0.0	0.1
Cheese Spread, EASY CHEESE	2	Tbsp	32		90	5	2	0.0	1	6	3.0		
Cheese Spread, KRAFT VELVEETA Pasteurized Process	1	Ounce	28.4	13	86	5	3	0.0	2	6	4.1		

Trans (g)	Chol (mg)	Sodium (mg)	Potas (mg)	Calc (mg)	Magn (mg)	Iron (mg)	Zinc (mg)	Vit A (RAE)	Vit D (µg)	Vit E (mg α)	Thiam (mg)	Ribo (mg)	Niacin (mg)	Vit B6 (mg)	Folate (DFE)	Vit B12 (µg)	Vit C (mg)
	0	230	45	7	15	4.9	3.8	300	0		0.38	0.43	5.0	0.50	758	0.00	12
	0	150	60	3	18	4.9	3.9		0		0.39	0.44	5.2	0.52		0.00	12
	0	180	45	12	12	5.3	3.8	300	0		0.38	0.43	5.0	0.50	710	0.00	12
	0	216	181	133	60	6.8	5.4	216		1.8	0.59	0.67	7.2	0.72	735	0.00	1
	0	220	55	7	18	4.5	3.8		0		0.38	0.43	5.0	0.50		0.00	12
	0	260	86	4	26	9.0	3.9	296	1	1.4	0.39	0.44	5.2	0.51	698	1.55	12
	1	119	204	30	43	1.3	1.0	1		0.9	0.15	0.09	0.9	0.08	12	0.05	0
	0	210	55	28	18	5.1	4.3		0		0.43	0.48	5.7	0.57		0.00	14
	0	207	250	109	96	17.1	4.0	165		1.4	0.41	0.47	5.5	0.55	707	0.00	7
	0	153	82	105	28	6.6	4.1	1			0.41	0.46	5.4	0.54	703	0.00	0
	0	249	160	146	51	4.9	5.9	235			0.59	0.67	7.8	0.78	734	0.00	2
	0	269	205	113	66	17.1	4.2	167		1.0	0.39	0.48	5.6	0.55	740	0.00	6
	0	160	90	112	31	8.9	4.0	1	0		0.40	0.45	5.3	0.53	703	0.00	0
	0	210	250	29	95	4.9	3.9		0		0.39	0.44	5.2	0.52		0.00	6
0.0	0	0	55	6	20	0.6	0.5		0		0.10	0.06	0.8	0.02	39	0.06	0
	0	0	220	28	107	2.0	1.6	0	0		0.14	0.07	3.3	0.16		0.00	0
0.0	0	290	25	0	0	1.8	0.0		1		0.38	0.43	5.0	0.50		0.00	15
	0	19	221	49	52	2.5	1.1	0	0	2.2	0.18	0.10	0.5	0.07	19	0.04	0
	0	190	35	5	14	4.9	3.8	10	0		0.38	0.43	5.1	0.51	710	0.00	0
	0	80	65	7	22	1.0	0.6		0		0.05	0.14	1.5	0.06		0.00	0
	0	0	250	16	93	2.3	1.6	0		0.0	0.09	0.08	4.1	0.10			0
	0	0				1.4		0								0.00	
	0	357	116	10	44	1.2	1.1	0			0.15	0.13	1.5	0.09	13	0.08	0
	0	148	226	22	81	1.6	1.3	0			0.18	0.09	2.3	0.09	18	0.00	0
0.0	0	3	177	24	63	1.4	1.4	0		0.0	0.12	0.06	2.5	0.55	20	0.00	5
	0	10	170	7	48	1.8	1.5	0		0.2	0.37	0.43	5.0	0.50	163	1.50	0
	0	2	125	13	35	1.0	0.8	0		0.0	0.08	0.04	1.7	0.12	13	0.00	0
0.0	0	3	177	24	63	1.4	1.4	0	0	0.0	0.12	0.06	2.5	0.55	20	0.00	5
	0	456	286	23	118	7.8	2.0		2		0.64	0.74	8.6	0.88	280	2.60	26
0.0	0	276	228	20	54	24.0	20.3	500	2	4.6	2.09	2.28	26.7	2.71	909	8.00	80
	0	0	172	22	56	1.5	1.2			0.6	0.17	0.13	2.1	0.17	34	0.00	0
	0	2	124	17	12	0.3	0.7	3		0.1	0.02	0.03	0.5	0.08	92	0.00	8
0.0	20	410		200		0.0											0
	23	425	95	132		0.1	0.5					0.10					0

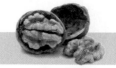

Nutrient Composition of Foods

Food Name	Qty	Measure	Wt (g)	H₂0 (g)	Energy (kcal)	Protein (g)	Carb (g)	Fiber (g)	Total Sugars (g)	Fat (g)	Sat (g)	Mono (g)	Poly (g)
Cheese, American, KRAFT													
Singles	1	Slice	19		60	4	1	0.0	1	5	2.5	15	250
Cheese, American, Processed	1	Ounce	28.4	11	106	6	0	0.0	0	9	5.6	2.5	0.3
Cheese, Asiago, STELLA	1	Ounce	28.4		110	7	2	0.0	0	9	6.0	30	310
Cheese, Blue	1	Ounce	28.4	12	100	6	1	0.0	0	8	5.3	2.2	0.2
Cheese, Brick	1	Ounce	28.4	12	105	7	1	0.0	0	8	5.3	2.4	0.2
Cheese, Brie	1	Ounce	28.4	14	95	6	0	0.0	0	8	4.9	2.3	0.2
Cheese, Camembert	1	Ounce	28.4	15	85	6	0	0.0	0	7	4.3	2.0	0.2
Cheese, Caraway	1	Ounce	28.4	11	107	7	1	0.0		8	5.3	2.3	0.2
Cheese, Cheddar	1	Ounce	28.4	10	114	7	0	0.0	0	9	6.0	2.7	0.3
Cheese, Cheddar Slices													
SMART BALANCE	1	Slice	19		40	4	2	0.0	0	2	0.5	0.5	0.5
Cheese, Cheddar, KRAFT													
Natural Fine Shredded, Mild	1	Ounce	28.4	1	110	6	1	0.0	0	9	6.0	2.7	0.3
Cheese, Cheddar, Reduced Fat,	1	Ounce	28.4	14	80	8	1	0.0	0	5	3.3	1.4	0.2
Cheese, Cheddar, Shredded	1/4	Cup	28.4	10	114	7	0	0.0	0	9	6.0	2.7	0.3
Cheese, CHEEZ WHIZ Original	2	Tbsp	33		90	3	4	0.0	3	8	4.5		
Cheese, Cheshire	1	Ounce	28.4	11	110	7	1	0.0		9	5.5	2.5	0.2
Cheese, Colby	1	Ounce	28.4	11	112	7	1	0.0	0	9	5.7	2.6	0.3
Cheese, Cottage, 4% Fat	1/2	Cup	105	83	108	13	3	0.0	0	5	3.0	1.3	0.1
Cheese, Cottage, w/ Fruit	1/2	Cup	113	90	110	12	5	0.2	3	4	2.6	1.2	0.1
Cheese, Cottage, Low Fat 2%													
Fat	1/2	Cup	113	90	102	16	4	0.0	0	2	1.4	0.6	0.1
Cheese, Cottage, Low Fat 1%	1/2	Cup	113	93	81	14	3	0.0	3	1	0.7	0.3	0.0
Cheese, Cottage, Non Fat													
Uncreamed, Dry	1/3	Cup	48	39	41	8	1	0.0	1	0	0.1	0.1	0.0
Cheese, Cream	2	Tbsp	29	16	101	2	1	0.0	0	10	6.4	2.9	0.4
Cheese, Cream Cheese Dip	2	Tbsp	30	16	106	2	1	0.0	0	11	5.7	3.0	1.5
Cheese, Cream, Low Fat	1	Tbsp	15	10	35	2	1	0.0	0	3	1.7	0.7	0.1
Cheese, Edam	1	Ounce	28.4	12	101	7	0	0.0	0	8	5.0	2.3	0.2
Cheese, Fat Free Parmesan	1	Tbsp	5	0	19	2	2	0.0	0	0	0.2	0.1	0.0
Cheese, Feta	1	Ounce	28.4	16	75	4	1	0.0	1	6	4.2	1.3	0.2
Cheese, Fontina	1	Ounce	28.4	11	110	7	0	0.0	0	9	5.4	2.5	0.5
Cheese, Gjetost	1	Ounce	28.4	4	132	3	12	0.0		8	5.4	2.2	0.3
Cheese, Goat, Semisoft	1	Ounce	28.4	13	103	6	1	0.0	1	8	5.9	1.9	0.2
Cheese, Goat, Soft	1	Ounce	28.4	17	76	5	0	0.0	0	6	4.1	1.4	0.1
Cheese, Gorgonzola, STELLA	1/4	Cup	28		100	6	1	0.5	0	8	6.0	25	380
Cheese, Gruyere	1	Ounce	28.4	9	117	8	0	0.0	0	9	5.4	2.8	0.5
Cheese, Limburger	1	Ounce	28.4	14	93	6	0	0.0	0	8	4.7	2.4	0.1
Cheese, Mexican (Queso Anejo)	1	Ounce	28.4	11	106	6	1	0.0	1	8	5.4	2.4	0.3
Cheese, Monterey Jack	1	Ounce	28.4	12	106	7	0	0.0	0	9	5.4	2.5	0.3
Cheese, Monterey Jack, KRAFT													
Natural w/ Jalapeno Peppers	1	Ounce	28.4		110	7	1	0.0	0	9	6.0		
Cheese, Mozzarella, Nonfat	1	Cup	113	68	168	36	4	2.0	2	0	0.0	0.0	0.0
Cheese, Mozzarella, Part Skim	1	Ounce	28.4	15	72	7	1	0.0	0	5	2.9	1.3	0.1
Cheese, Mozzarella, Whole Milk	1	Ounce	28.4	14	85	6	1	0.0	0	6	3.7	1.9	0.2
Cheese, Muenster	1	Ounce	28.4	12	104	7	0	0.0	0	9	5.4	2.5	0.2
Cheese, Parmesan, Grated	1	Tbsp	5	1	22	2	0	0.0	0	1	0.9	0.4	0.1
Cheese, Parmesan, Hard	1	Ounce	28.4	8	111	10	1	0.0	0	7	4.7	2.1	0.2
Cheese, Parmesan, Shredded	1	Tbsp	5	1	21	2	0	0.0		1	0.9	0.4	0.0
Cheese, Pimento, Processed	1	Ounce	28.4	11	106	6	0	0.0	0	9	5.6	2.5	0.3
Cheese, Provolone	1	Ounce	28.4	12	100	7	1	0.0	0	8	4.8	2.1	0.2
Cheese, Ricotta, Part Skim Milk	1/4	Cup	61.5	46	85	7	3	0.0	0	5	3.0	1.4	0.2
Cheese, Ricotta, Whole Milk	1/4	Cup	61.5	44	107	7	2	0.0	0	8	5.1	2.2	0.2
Cheese, Romano	1	Tbsp	5	2	19	2	0	0.0	0	1	0.9	0.4	0.0
Cheese, Roquefort	1	Ounce	28.4	11	105	6	1	0.0		9	5.5	2.4	0.4

Trans (g)	Chol (mg)	Sodium (mg)	Potas (mg)	Calc (mg)	Magn (mg)	Iron (mg)	Zinc (mg)	Vit A (RAE)	Vit D (µg)	Vit E (mg α)	Thiam (mg)	Ribo (mg)	Niacin (mg)	Vit B6 (mg)	Folate (DFE)	Vit B12 (µg)	Vit C (mg)
	15	250		200		0.0		113									0
	27	422	48	156	8	0.1	0.8	72		0.1	0.01	0.10	0.0	0.02	2	0.20	0
	30	310		250		0.0											0
	21	395	73	150	7	0.1	0.8	56		0.1	0.01	0.11	0.3	0.05	10	0.35	0
	27	159	39	191	7	0.1	0.7	83		0.1	0.00	0.10	0.0	0.02	6	0.36	0
	28	178	43	52	6	0.1	0.7	49		0.1	0.02	0.15	0.1	0.07	18	0.47	0
	20	239	53	110	6	0.1	0.7	68	0	0.1	0.01	0.14	0.2	0.06	18	0.37	0
	26	196	26	191	6	0.2	0.8	77			0.01	0.13	0.1	0.02	5	0.08	0
	30	176	28	204	8	0.2	0.9	75	0	0.1	0.01	0.11	0.0	0.02	5	0.24	0
	3	290	60	150		0.0											0
	25	180	30	200	0	0.0	0.9	58	0		0.01	0.10	0.0	0.02		0.24	0
	16	206	26	257	10	0.0	1.2	43		0.0	0.01	0.09	0.0	0.02	6	0.47	0
	30	175	28	204	8	0.2	0.9	75	0	0.1	0.01	0.11	0.0	0.02	5	0.23	0
	30	490	105	100	0	0.0	0.9					0.10				0.24	0
	29	198	27	182	6	0.1	0.8	66			0.01	0.08	0.0	0.02	5	0.24	0
	27	171	36	194	7	0.2	0.9	75	0	0.1	0.00	0.11	0.0	0.02	5	0.24	0
	16	425	88	63	5	0.1	0.4	46	0	0.0	0.02	0.17	0.1	0.07	13	0.65	0
	15	389	102	60	8	0.2	0.4	43		0.0	0.04	0.16	0.2	0.08	12	0.60	2
	9	459	108	78	7	0.2	0.5	24	0	0.0	0.03	0.21	0.2	0.09	15	0.80	0
	5	459	97	69	6	0.2	0.4	12	0	0.0	0.02	0.19	0.1	0.08	14	0.71	0
	3	6	15	15	2	0.1	0.2	4	0	0.0	0.01	0.07	0.1	0.04	7	0.40	0
	32	86	35	23	2	0.3	0.2	106		0.1	0.00	0.06	0.0	0.01	4	0.12	0
	28	175	39	23	2	0.3	0.1	91		0.2	0.01	0.05	0.0	0.03	4	0.11	0
	8	44	25	17	1	0.3	0.1	28		0.0	0.00	0.04	0.0	0.01	3	0.09	0
	25	274	53	207	9	0.1	1.1	69	0	0.1	0.01	0.11	0.0	0.02	5	0.44	0
	1	58	30	40	2	0.3	0.2	2		0.0	0.00	0.00	0.0	0.01	1	0.06	0
	25	316	18	140	5	0.2	0.8	35		0.1	0.04	0.24	0.3	0.12	9	0.48	0
	33	227	18	156	4	0.1	1.0	74		0.1	0.01	0.06	0.0	0.02	2	0.48	0
	27	170	399	113	20	0.1	0.3	95			0.09	0.39	0.2	0.08	1	0.69	0
	22	146	45	84	8	0.5	0.2	115		0.1	0.02	0.19	0.3	0.02	1	0.06	0
	13	104	7	40	5	0.5	0.3	82		0.1	0.02	0.11	0.1	0.07	3	0.05	0
	25	380		150		0.0											0
	31	95	23	287	10	0.0	1.1	77		0.1	0.02	0.08	0.0	0.02	3	0.45	0
	26	227	36	141	6	0.0	0.6	96		0.1	0.02	0.14	0.0	0.02	16	0.29	0
	30	321	25	193	8	0.1	0.8	15		0.1	0.01	0.06	0.0	0.01	0	0.39	0
	25	152	23	211	8	0.2	0.9	56		0.1	0.00	0.11	0.0	0.02	5	0.24	0
	30	190	15	200	0	0.0	0.9					0.10				0.24	0
0.0	20	840	120	1086	37	0.4	4.4	144		0.2	0.02	0.34	0.1	0.09	11	1.04	0
	18	175	24	222	7	0.1	0.8	36		0.0	0.01	0.09	0.0	0.02	3	0.23	0
	22	178	22	143	6	0.1	0.8	51		0.1	0.01	0.08	0.0	0.01	2	0.65	0
	27	178	38	203	8	0.1	0.8	84		0.1	0.00	0.09	0.0	0.02	3	0.42	0
	4	76	6	55	2	0.0	0.2	6	0	0.0	0.00	0.02	0.0	0.00	1	0.11	0
	19	454	26	336	12	0.2	0.8	31	0	0.1	0.01	0.09	0.1	0.03	2	0.34	0
	4	85	5	63	3	0.0	0.2	6			0.00	0.02	0.0	0.01	0	0.07	0
	27	405	46	174	6	0.1	0.8	70		0.1	0.01	0.10	0.0	0.02	2	0.20	1
	20	248	39	214	8	0.1	0.9	67		0.1	0.01	0.09	0.0	0.02	3	0.41	0
	19	77	77	167	9	0.3	0.8	66		0.0	0.01	0.11	0.0	0.01	8	0.18	0
	31	52	65	127	7	0.2	0.7	74		0.1	0.01	0.12	0.1	0.03	7	0.21	0
	5	60	4	53	2	0.0	0.1	5		0.0	0.00	0.02	0.0	0.00	0	0.06	0
	26	513	26	188	9	0.2	0.6	83			0.01	0.17	0.2	0.04	14	0.18	0

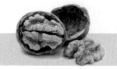

Nutrient Composition of Foods

Food Name	Qty	Measure	Wt (g)	H₂0 (g)	Energy (kcal)	Protein (g)	Carb (g)	Fiber (g)	Total Sugars (g)	Fat (g)	Sat (g)	Mono (g)	Poly (g)
Cheese, SMART BEAT Fat Free American	1	Slice	19		25	4	3	0.0	2	0	0.0	0.0	0.0
Cheese, SMART BEAT Fat Free Sharp	1	Slice	19		25	4	3	0.0	2	0	0.0	0.0	0.0
Cheese, Soybean Curd	1	Cup	225	160	340	28	16	0.0	4	18	2.6	4.0	10.3
Cheese, Swiss	1	Ounce	28.4	11	108	8	2	0.0	0	8	5.0	2.1	0.3
Cheese, Swiss Processed	1	Ounce	28.4	12	95	7	1	0.0	0	7	4.5	2.0	0.2
Cheese, Tilsit	1	Ounce	28.4	12	96	7	1	0.0		7	4.8	2.0	0.2
Cherimoya	1	Item	312	248	231	5	55	7.2		2			
Cherries, Maraschino	1	Item	4	2	7	0	2	0.1	2	0	0.0	0.0	0.0
Cherries, Sour Red	1	Cup	155	134	78	2	19	2.5	13	0	0.1	0.1	0.1
Cherries, Sour Red, Canned in Extra Heavy Syrup	1/2	Cup	130.5	91	149	1	38	1.0		0	0.0	0.0	0.0
Cherries, Sour Red, Canned in Light Syrup	1/2	Cup	126	100	95	1	24	1.0		0	0.0	0.0	0.0
Cherries, Sour Red,Canned in Heavy Syrup	1/2	Cup	128	97	116	1	30	1.4	28	0	0.0	0.0	0.0
Cherries, Sweet	1	Cup	145	119	91	2	23	3.0	19	0	0.1	0.1	0.1
Cherries, Sweet Canned in Extra Heavy Syrup	1/2	Cup	130.5	95	133	1	34	2.0		0	0.0	0.1	0.1
Cherries, Sweet Canned in Heavy Syrup	1/2	Cup	126.5	98	105	1	27	1.9	25	0	0.0	0.1	0.1
Cherries, Sweet Canned in Juice	1	Cup	250	212	135	2	35	3.8	31	0	0.0	0.0	0.0
Cherries, Sweet Canned in Light Syrup	1/2	Cup	126	103	84	1	22	1.9	20	0	0.0	0.1	0.1
Cherries, Sweet Canned in Water	1	Cup	248	216	114	2	29	3.7	25	0	0.1	0.1	0.1
Cherries, Sweet, Sweetened, Frozen	1	Cup	259	196	231	3	58	5.4	52	0	0.1	0.1	0.1
Chicken Burrito, Prepared	1	Item	198.5		390	19	49	3	2	13	4		
Chicken Fried Rice, UNCLE BEN'S RICE BOWL	1	Item	340		410	24	65	3.0	8	7	1.0		
Chicken or Turkey Cacciatore	5	Ounce	141.7	92	271	24	8	1.0	3	15	3.7	5.7	4.1
Chicken or Turkey w/ Barbecue Sauce	5	Ounce	141.8	92	269	33	3	0.3	2	13	3.6	5.1	2.9
Chicken Roll, Light Meat	2	Slice	56.7	39	87	11	1	0.0	0	4	1.1	1.7	0.9
Chicken Teriyaki	1	Cup	244	158	364	51	15	0.7	9	7	1.8	2.0	1.7
Chicken w/ Dumplings	1	Cup	244	174	368	26	22	0.7	1	19	5.1	7.7	4.5
Chicken, TYSON Barbecue Wings	3	Piece	91		200	15	7	0.0	7	13	3.5	6.0	2.5
Chicken, Boneless Pieces, Breaded, Fried	5	Piece	88.5	42	266	15	13	0.0	0	17	3.9	8.8	3.8
Chicken, Breast, Meat Only, Fried	3	Ounce	85	51	159	28	0	0.0	0	4	1.1	1.5	0.9
Chicken, Breast, Meat Only, Roasted	3	Ounce	85	56	140	26	0	0.0	0	3	0.9	1.1	0.7
Chicken, Canned, No Broth	3	Ounce	85	55	156	22	1	0.0	0	7	1.9	2.8	1.7
Chicken, Leg, Meat & Skin, Flour Coated, Fried	3	Ounce	85	47	216	23	2	0.1		12	3.3	4.8	2.8
Chicken, Leg, Meat Only, Fried	3	Ounce	85	52	177	24	1	0.0		8	2.1	2.9	1.9
Chicken, Leg, Meat Only, Roasted	3	Ounce	85	55	162	23	0	0.0	0	7	1.9	2.6	1.7
Chicken, Meat & Skin, Roasted	3	Ounce	85	53	190	20	0	0.0		11	3.2	4.6	2.5
Chicken, Meat Only, Stewed	3	Ounce	85	57	151	23	0	0.0	0	6	1.6	2.0	1.3
Chicken, Patty, Fillet or Tenders, Breaded, Cooked	3	Ounce	85	40	256	14	12	0.0	0	17	3.7	8.4	3.7
Chicken, Roasted	3	Ounce	85	57	142	21	0	0.0		6	1.5	2.1	1.3

Trans (g)	Chol (mg)	Sodium (mg)	Potas (mg)	Calc (mg)	Magn (mg)	Iron (mg)	Zinc (mg)	Vit A (RAE)	Vit D (µg)	Vit E (mg α)	Thiam (mg)	Ribo (mg)	Niacin (mg)	Vit B6 (mg)	Folate (DFE)	Vit B12 (µg)	Vit C (mg)
0.0	0	180	95	150		0.2											0
0.0	0	220	81	150		0.2											0
	0	45	448	423	513	12.6	3.9	5		1.4	0.00	0.32	1.1	0.16	50	0.00	0
	26	54	22	224	11	0.1	1.2	62	0	0.1	0.02	0.08	0.0	0.02	2	0.95	0
	24	388	61	219	8	0.2	1.0	56		0.1	0.00	0.08	0.0	0.01	2	0.35	0
	29	213	18	198	4	0.1	1.0	71			0.02	0.10	0.1	0.02	6	0.60	0
	0	12	839	25	50	0.9	0.6	0			0.28	0.37	1.8	0.66	56	0.00	36
	0	0	1	2	0	0.0	0.0	0	0	0.0	0.00	0.00	0.0	0.00	0	0.00	0
	0	5	268	25	14	0.5	0.2	99		0.1	0.05	0.06	0.6	0.07	12	0.00	16
	0	9	119	13	7	1.6	0.1	46			0.02	0.05	0.2	0.06	9	0.00	2
	0	9	120	13	8	1.7	0.1	45			0.02	0.05	0.2	0.06	10	0.00	3
	0	9	119	13	8	1.7	0.1	46		0.3	0.02	0.05	0.2	0.06	10	0.00	3
	0	0	322	19	16	0.5	0.1	4		0.1	0.04	0.05	0.2	0.07	6	0.00	10
	0	4	185	12	10	0.5	0.1	10			0.03	0.05	0.5	0.04	5	0.00	5
	0	4	183	11	11	0.4	0.1	10		0.3	0.03	0.05	0.5	0.04	5	0.00	5
	0	8	328	35	30	1.5	0.3	15		0.6	0.05	0.06	1.0	0.08	10	0.00	6
	0	4	186	11	11	0.5	0.1	10		0.3	0.03	0.05	0.5	0.04	5	0.00	5
	0	2	325	27	22	0.9	0.2	20		0.6	0.05	0.10	1.0	0.07	10	0.00	5
	0	3	515	31	26	0.9	0.1	23		0.2	0.07	0.12	0.5	0.09	10	0.00	3
0	40	1240		151		1.44											2.4
	85	1680		40		1.8											6
	74	347	388	35	31	2.1	1.8	31		1.6	0.10	0.20	8.0	0.42	14	0.26	6
	102	302	316	20	34	1.6	2.2	40		0.3	0.09	0.20	10.9	0.52	7	0.35	2
	28	331	129	24	11	0.5	0.4	14		0.2	0.04	0.07	3.0	0.12	1	0.09	0
	156	3209	588	51	68	3.3	3.8	32		0.6	0.15	0.37	16.7	0.89	24	0.54	2
	88	920	293	127	34	2.5	1.9	51		0.3	0.23	0.31	9.3	0.29	61	0.34	0
0.0	110	380		0		0.0			0								0
	51	428	255	12	20	0.8	0.8	4		1.1	0.10	0.13	6.2	0.26	37	0.26	0
	77	67	235	14	26	1.0	0.9	6		0.4	0.07	0.11	12.6	0.54	3	0.31	0
	72	63	218	13	25	0.9	0.9	5		0.2	0.06	0.10	11.7	0.51	3	0.29	0
	43	115	130	12	16	1.1	2.1	45		0.3	0.00	0.09	2.0	0.16	2	0.85	0
	80	75	198	11	20	1.2	2.3	24			0.07	0.20	5.6	0.29	11	0.26	0
	84	82	216	11	21	1.2	2.5	17			0.07	0.21	5.7	0.33	8	0.29	0
	80	77	206	10	20	1.1	2.4	16		0.2	0.06	0.20	5.4	0.31	7	0.27	0
	65	62	179	10	17	1.1	1.2	21			0.05	0.12	6.3	0.30	4	0.23	0
	71	60	153	12	18	1.0	1.7	13		0.2	0.04	0.14	5.2	0.22	5	0.19	0
	49	411	245	11	20	0.8	0.8	4		1.0	0.09	0.13	6.0	0.25	36	0.25	0
	64	64	195	10	18	1.0	1.3	10			0.05	0.13	6.7	0.35	4	0.25	0

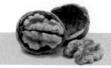

Nutrient Composition of Foods

Food Name	Qty	Measure	Wt (g)	H₂0 (g)	Energy (kcal)	Protein (g)	Carb (g)	Fiber (g)	Total Sugars (g)	Fat (g)	Sat (g)	Mono (g)	Poly (g)
Chicken, Roasting, Dark Meat, Meat Only, Roasted	3	Ounce	85	57	151	20	0	0.0		7	2.1	2.8	1.7
Chicken, Roasting, Light Meat, Meat Only, Roasted	3	Ounce	85	58	130	23	0	0.0	0	3	0.9	1.3	0.8
Chicken, Separable Fat, Raw	1	Tbsp	12.8	4	81	0	0	0.0	0	9	2.6	3.9	1.8
Chicken, Stewed w/ Tomato	1	Cup	244	195	256	28	6	1.0	2	13	2.5	4.3	5.0
Chicken, Thigh, Meat & Skin, Roasted	3	Ounce	85	51	210	21	0	0.0	0	13	3.7	5.2	2.9
Chicken, Thigh, Meat & Skin, Stewed	3	Ounce	85	54	197	20	0	0.0	0	13	3.5	5.0	2.8
Chicken, Thigh, Meat Only, Fried	3	Ounce	85	50	185	24	1	0.0		9	2.4	3.2	2.1
Chicken, Thigh, Meat Only, Roasted	3	Ounce	85	53	178	22	0	0.0	0	9	2.6	3.5	2.1
Chicken, Thigh, Meat Only, Stewed	3	Ounce	85	56	166	21	0	0.0	0	8	2.3	3.1	1.9
Chicken, TYSON Breast Nuggets	5	Item	91		280	13	21	0.0	1	16	4.0	6.0	5.0
Chicken, TYSON Breast Patties	1	Item	73		180	10	12	1.0	1	11	2.5	5.0	2.5
Chicken, TYSON Buffalo Strips	2	Piece	101		230	14	21	1.0	1	10	2.0	3.0	4.0
Chicken, TYSON POPCORN CHICKEN BITES	6	Piece	89		250	14	22	2.0	1	12	2.0	3.5	5.0
Chicken, TYSON Roasted Drumsticks	3	Item	164		320	44	2	0.0	2	15	4.5		
Chicken, TYSON Southern Style Breaded Breast Patties	1	Piece	73		240	9	10	1.0	0	18	4.0	8.0	4.0
Chicken, TYSON Wings of Fire	3	Piece	98		260	15	14	2.0	1	16	3.5	7.0	4.0
Chicken, Wing, Frozen, Glazed, Barbecue Flavored	3	Ounce	85	49	206	19	3	0.4	2	13	3.4	5.7	2.4
Chickpeas, Stewed w/ Spanish Sausages, Puerto Rican Style	1	Cup	250	165	495	15	31	8.8	7	36	6.8	22.7	4.5
Chili, Con Carne	1	Cup	254	196	264	21	22	6.9	6	11	4.0	4.6	0.6
Chili, Con Carne w/ Beans	1	Cup	255	197	265	21	22	6.9	6	11	4.0	4.6	0.6
Chili, No Beans, Canned	3	Ounce	85	66	100	6	5			6	1.9	2.1	0.4
Chimichanga, w/ Beef & Cheese, Fast Food	1	Item	183	96	443	20	39			23	11.2	9.4	0.7
Chimichanga, w/ Beef and Red Chili Peppers, Fast Food	1	Item	190	103	424	18	46			19	8.3	7.8	1.1
Chimichanga, w/ Beef, Cheese, & Red Chili Peppers	1	Item	180	107	364	15	38			18	8.4	7.1	0.5
Chips, Apple	15	Item	33	1	152	0	24	3.2	21	7	0.5	4.1	2.1
Chips, CHEETOS Crunchy	1	Ounce	28.4		160	2	15	0.5	1	10	1.5	3.6	2.6
Chips, CHEETOS Regular	1	Ounce	28.4		160	2	15	0.5	1	10	1.5	3.5	2.5
Chips, Chocolate, Semi Sweet	1/2	Ounce	14.2	0	68	1	9	0.8	8	4	2.5	1.4	0.1
Chips, Corn or Cheese Corn	1	Ounce	28.4	0	153	2	16	1.4	0	9	1.3	2.7	4.7
Chips, Corn, Barbecue	1	Ounce	28.4	0	148	2	16	1.5		9	1.3	2.7	4.6
Chips, DORITOS Baked COOLER RANCH Tortilla	1	Ounce	28.4		120	2	21	2.0	1	4	0.5		
Chips, DORITOS Baked NACHO CHEESIER Tortilla	1	Ounce	28.4		120	2	21	2.0	1	4	0.5		
Chips, DORITOS COOLER RANCH Tortilla	1	Ounce	28.4		140	2	18	1.0	1	7	1.0	3.0	2.3
Chips, DORITOS NACHO CHEESIER Tortilla	1	Ounce	28.4		140	2	17	1.0	2	7	1.5	2.9	2.5
Chips, DORITOS Salsa Verde	1	Ounce	28.4		140	2	19	1.0	1	7	0.0	3.0	2.6
Chips, DORITOS Spicier Nacho	1	Ounce	28.4		140	2	18	1.0	1	7	1.0	2.9	2.5
Chips, DORITOS Toasted Corn	1	Ounce	28.4	0	140	2	18	1.0	0	7	1.0	2.7	2.3
Chips, FRITOS Regular Corn	1	Ounce	28.4		160	2	15	1.0	1	10	1.5		
Chips, FRITOS SCOOPS! Corn	1	Ounce	28.4		160	2	16	1.0	0	10	1.5		

Trans (g)	Chol (mg)	Sodium (mg)	Potas (mg)	Calc (mg)	Magn (mg)	Iron (mg)	Zinc (mg)	Vit A (RAE)	Vit D (µg)	Vit E (mg α)	Thiam (mg)	Ribo (mg)	Niacin (mg)	Vit B6 (mg)	Folate (DFE)	Vit B12 (µg)	Vit C (mg)
	64	81	191	9	17	1.1	1.8	14			0.05	0.16	4.9	0.26	6	0.23	0
	64	43	201	11	20	0.9	0.7	7		0.2	0.05	0.08	8.9	0.46	3	0.26	0
0.1	7	4	8	1	1	0.1	0.1	17		0.3	0.00	0.01	0.3	0.00	0	0.01	0
	88	647	447	27	41	1.7	2.0	24		1.7	0.10	0.22	10.3	0.42	15	0.29	7
	79	71	189	10	19	1.1	2.0	43		0.2	0.06	0.18	5.4	0.26	6	0.25	0
	71	60	145	9	16	1.2	1.9	38		0.2	0.05	0.16	4.2	0.14	5	0.16	0
	87	81	220	11	22	1.2	2.4	18			0.07	0.22	6.1	0.32	8	0.28	0
	81	75	202	10	20	1.1	2.2	17		0.2	0.06	0.20	5.5	0.30	7	0.26	0
	77	64	156	9	18	1.2	2.2	16		0.2	0.05	0.19	4.4	0.18	6	0.18	0
	50	430		0		0.0		0									0
0.0	25	300		0		0.0		0									0
0.0	40	1250		0		0.0		0									0
0.0	30	760		0		0.0		0									0
	230	1200		20		1.8		0									0
0.0	40	490		0		0.0		0									0
0.0	90	1130		0		0.0											0
	116	475	185	24	18	1.7	1.1	18		0.4	0.10	0.22	5.1	0.16	9	0.47	0
	20	860	503	55	50	3.3	2.3	25		4.6	0.25	0.17	2.0	0.31	93	0.43	17
	53	1275	693	74	51	3.9	4.3	28		2.5	0.14	0.23	4.3	0.35	43	1.60	11
	54	1280	696	74	51	4.0	4.3	28		2.5	0.14	0.23	4.3	0.35	43	1.61	11
	18	331	157	26	17	1.7	1.0	0			0.03	0.09	1.1	0.11		0.87	2
	51	957	203	238	60	3.8	3.4	132			0.38	0.86	4.7	0.22	132	1.30	3
	10	1169	614	70	65	4.2	3.0	13			0.29	0.67	5.3	0.23	131	1.08	0
	50	895	329	218	41	3.2	4.6	50			0.23	0.95	3.5	0.16	130	1.28	2
	0	32	150	5	6	0.5	0.1	1	0	1.4	0.01	0.03	0.2	0.07	0	0.00	0
0.0	0	290	26	0		0.4	0.1	0	0		0.11	0.06	0.9				0
0.0	0	370	25	0		0.7	0.1	0	0		0.11	0.06	0.9				0
	0	2	52	5	16	0.4	0.2	0	0	0.0	0.01	0.01	0.1	0.00	2	0.00	0
	0	179	40	36	22	0.4	0.4	1	0	0.4	0.01	0.04	0.3	0.07	6	0.00	0
	0	216	67	37	22	0.4	0.3	9			0.02	0.06	0.5	0.07	11	0.00	0
0.0	0	200		40		0.7											0
0.0	0	220		40		0.7											0
0.0	0	170	58	40		0.4	0.2	0	0		0.03	0.02	0.5			0.00	0
0.0	0	200	44	40		0.0	0.2	0	0		0.03	0.02	0.4	0.05		0.00	0
0.0	0	210	38	20	20	0.0	0.2	0	0		0.03	0.01	0.4				0
0.0	0	210	38	40		0.4	0.2	0	0		0.03	0.01	0.4				0
0.0	0	120	38	40	25	0.0	0.2	0	0		0.03	0.01	0.5	0.08		0.00	0
0.0	0	170	31	20		0.0	0.1	0	0		0.03	0.01	0.4			0.00	0
0.0	0	110		40		0.0											0

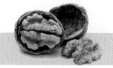

Nutrient Composition of Foods

Food Name	Qty	Measure	Wt (g)	H₂0 (g)	Energy (kcal)	Protein (g)	Carb (g)	Fiber (g)	Total Sugars (g)	Fat (g)	Sat (g)	Mono (g)	Poly (g)
Chips, HERSHEY'S Milk Chocolate	1	Tbsp	15		80	1	9	0.0	8	5	2.5	1.4	0.1
Chips, KETTLE Classic Barbeque Potato	1	Ounce	28.4		150	2	16	1.0	1	8	1.0	6.0	1.0
Chips, Nacho Corn Cones	1	Ounce	28.4	1	152	2	16	0.3		9	7.6	0.6	0.2
Chips, Nacho Tortilla	1	Ounce	28.4	1	144	2	17	1.3	1	7	1.1	2.0	3.9
Chips, Potato Salted	1	Ounce	28.4	1	155	2	14	1.2	1	11	3.1	2.8	3.5
Chips, Potato Unsalted	1	Ounce	28.4	1	152	2	15	1.4	0	10	3.1	2.8	3.5
Chips, Potato, Barbecue	1	Ounce	28.4	1	139	2	15	1.2		9	2.3	1.9	4.6
Chips, Potato, Light	1	Ounce	28.4	0	134	2	19	1.7	0	6	1.2	1.4	3.1
Chips, Potato, Sour Cream and Onion	1	Ounce	28.4	1	151	2	15	1.5		10	2.5	1.7	4.9
Chips, SUN CHIPS Original	1	Ounce	28.4		140	2	19	2.0	2	6	1.0	4.0	0.6
Chips, Taro	1	Ounce	28.4	1	141	1	19	2.0	1	7	1.8	1.3	3.7
Chips, TERRA CHIPS Sweet Potato Chips	1	Ounce	28.4		140	1	18	1.0	2	7	1.0		
Chips, TERRA CHIPS Taro Chips	1	Ounce	28.4		140	1	19	4.0	1	6	0.5		
Chips, Tortilla Unsalted	10	Item	18	0	88	1	12	1.0	0	4	0.4	1.7	1.8
Chips, TOSTITOS 100% White orn Bite Size Tortilla	1	Ounce	28.4		140	2	17	1.0	0	8	1.0	2.9	2.5
Chips, TOSTITOS 100% White Corn Crispy Rounds Tortilla	1	Ounce	28.4		140	2	18	1.0	0	7	1.0	2.9	2.5
Chitterlings, Stewed	1	Cup	240	165	511	20	10	2.2	5	44	16.1	20.5	3.3
Chocolate Drink Mix, OVALTINE	4	Tbsp	21		80	1	19	0.0	18	0	0.0	0.0	0.0
Chocolate Instant Breakfast Powder Mix, Sugar-Free	1	Serving	20	1	72	7	8	0.4	8	1	0.4	0.2	0.2
Chocolate Squares, Baking, Unsweetened,	1	Ounce	29	0	145	4	9	4.8	0	15	9.4	4.7	0.5
Chorizo, Beef and Pork	2	Ounce	56.7	18	258	14	1	0.0	0	22	8.2	10.4	2.0
Chow Mein, Chicken, LA CHOY	1	Cup	221		133	8	19	1.2	6	3	1.2		
Christophine, Cooked	1	Cup	160	150	30	1	7	3.0	3	0	0.1	0.0	0.1
Chrysanthemum Garland	1/4	Cup	6.2	6	2	0	0	0.2		0			
Churro	2	Item	52	12	232	1	24	0.4	13	15	4.0	8.3	1.7
Chutney	1	Tbsp	17	10	25	0	6	0.4	6	0	0.0	0.0	0.0
Cinnamon Bun, Frosted	1	Item	55	12	208	3	31	1.0	23	8	1.6	2.7	3.6
Clams, Breaded, Fried	3	Ounce	85	25	333	9	29			20	4.9	8.5	5.0
Clams, Casino	5	Item	150	113	171	12	14	1.7	3	7	1.6	3.0	1.9
Clams, Mixed Species, Breaded, Fried	3	Ounce	85	52	172	12	9	0.4		9	2.3	3.9	2.4
Clams, Mixed Species, Canned	2	Ounce	56.7	36	84	14	3	0.0	0	1	0.1	0.1	0.3
Clams, Mixed Species, Cooked	3	Ounce	85	54	126	22	4	0.0		2	0.2	0.1	0.5
Clams, Stuffed Small	5	Item	130	82	248	14	16	1.2	2	14	2.6	6.2	4.2
Clementines	1	Item	74	64	35	1	9	1.3	7	0			
Cocktail, Daiquiri	2	Fl Oz	60	42	112	0	4	0.1	3	0	0.0	0.0	0.0
Cocktail, Frozen Daiquiri	4	Fl Oz	116	98	99	0	8	0.1	7	0	0.0	0.0	0.0
Cocktail, Irish Coffee	6	Fl Oz	156	134	154	1	3	0.0	3	8	4.8	2.2	0.3
Cocktail, Long Island Iced Tea	5	Fl Oz	150	124	144	0	11	0.0	10	0	0.0	0.0	0.0
Cocktail, Mai Tai	4	Fl Oz	128	69	312	0	30	0.0	29	0	0.0	0.0	0.1
Cocktail, Margarita	4	Fl Oz	124	76	270	0	17	0.1	16	0	0.0	0.0	0.1
Cocktail, Pina Colada	4 1/2	Fl Oz	141	92	245	1	32	0.4	31	3	2.3	0.1	0.0
Cocktail, Sangria	8	Fl Oz	232	197	167	0	24	0.2	21	0	0.0	0.0	0.0
Cocktail, Screwdriver	7	Fl Oz	213	179	174	1	18	0.4	18	0	0.0	0.0	0.0
Cocktail, Singapore Sling	7	Fl Oz	210	174	214	0	11	0.0	11	0	0.0	0.0	0.0
Cocktail, Sloe Gin Fizz	4	Fl Oz	120	110	66	0	2	0.0	1	0	0.0	0.0	0.0
Cocktail, Tequila Sunrise	5 1/2	Fl Oz	171.6	137	189	1	15	0.3	15	0	0.0	0.0	0.0
Cocoa Mix, Hot	3	Tsp	28.4	0	113	2	24	1.0	20	1	0.7	0.4	0.0
Coconut Milk	8	Fl Oz	240	162	552	5	13	5.3	8	57	50.7	2.4	0.6

Trans (g)	Chol (mg)	Sodium (mg)	Potas (mg)	Calc (mg)	Magn (mg)	Iron (mg)	Zinc (mg)	Vit A (RAE)	Vit D (µg)	Vit E (mg α)	Thiam (mg)	Ribo (mg)	Niacin (mg)	Vit B6 (mg)	Folate (DFE)	Vit B12 (µg)	Vit C (mg)
0.0	3	10	50	20		0.0		0									0
	0	190	410	0		0.4											9
	1	270	35	10	7	0.4	0.1	7			0.06	0.03	0.4	0.03	1	0.00	0
0.1	1	174	67	42	22	0.3	0.4				0.01	0.01	0.4	0.06		0.01	0
	0	149	466	7	20	0.5	0.7	0		1.9	0.02	0.07	1.2	0.20	21	0.00	5
	0	2	361	7	19	0.5	0.3	0		2.6	0.05	0.06	1.1	0.19	13	0.00	9
	0	213	357	14	21	0.5	0.3	3			0.06	0.06	1.3	0.18	24	0.00	10
	0	139	494	6	25	0.4	0.0	0		1.6	0.06	0.08	2.0	0.19	8	0.00	7
	2	177	377	20	21	0.5	0.3	4			0.05	0.06	1.1	0.19	18	0.28	11
0.0	0	115	49	0		0.4	0.3	0	0		0.06	0.02	0.8			0.00	0
	0	97	214	17	24	0.3	0.1	2		3.2	0.05	0.01	0.1	0.12	6	0.00	1
	0	10		20		0.7											0
	0	110		0		0.7		0									2
	0	3	39	31	26	0.4	0.4	1		0.6	0.00	0.02	0.2	0.04	2	0.06	0
0.0	0	110	37	40		0.4	0.2	0	0		0.03	0.01	0.5			0.00	0
0.0	0	120	37	40		0.4	0.2	0	0		0.03	0.01	0.5			0.00	0
	415	139	360	62	34	3.0	3.0	34		3.2	0.09	0.13	0.9	0.23	19	0.62	66
0.0	0	140		40	60	3.6	2.3		0		0.23		4.0	0.30	0	0.35	9
	9	143	341	100	82	0.5	3.1	537		3.4	0.30	0.07	5.1	0.40	170	0.62	28
	0	7	241	29	95	5.0	2.8	0		0.1	0.04	0.03	0.4	0.01	8	0.00	0
	50	700	226	5	10	0.9	1.9	0		0.1	0.36	0.17	2.9	0.30	1	1.13	0
	5	857		31		0.8											8
	0	410	197	29	19	0.6	1.2			0.2	0.04	0.05	0.7	0.13	106	0.00	9
	0	7	35	7	2	0.1	0.0	7			0.01	0.01	0.0	0.01	11	0.00	0
	4	75	16	3	3	0.7	0.1	11		0.2	0.08	0.06	0.7	0.01	27	0.01	0
	0	41	71	6	5	0.2	0.0	7	0	0.1	0.01	0.01	0.1	0.02	2	0.00	3
	29	190	51	32	8	0.7	0.3	40		1.0	0.14	0.12	1.0	0.05	47	0.07	1
	65	617	196	15	23	2.3	1.2	27			0.15	0.20	2.1	0.03	48	0.82	0
	27	513	395	69	20	9.0	1.3	108		0.7	0.18	0.21	2.4	0.18	35	28.73	28
	52	310	277	54	12	11.8	1.2	77			0.09	0.21	1.8	0.05	41	34.25	9
	38	64	356	52	10	15.9	1.5	103	0	0.4	0.09	0.24	1.9	0.06	16	56.07	13
	57	95	534	78	15	23.8	2.3	145			0.13	0.36	2.9	0.09	25	84.10	19
	30	672	399	65	17	12.9	1.5	202		1.3	0.21	0.32	3.1	0.12	42	38.42	11
		1	131	22	7	0.1	0.0	0		0.1	0.06	0.02	0.5	0.06	18		36
	0	3	13	2	1	0.1	0.0			0.0	0.01	0.00	0.0	0.01	1	0.00	1
	0	6	21	6	2	0.1	0.0		0	0.0	0.01	0.00	0.0	0.01	2	0.00	2
	28	9	66	14	3	0.0	0.1	86		0.2	0.01	0.08	0.0	0.01	3	0.03	0
	0	8	18	5	2	0.1	0.0		0	0.0	0.01	0.00	0.0	0.01	2	0.00	4
	0	10	24	4	3	0.1	0.1		0	0.0	0.01	0.01	0.1	0.01	1	0.00	1
	0	475	25	4	2	0.1	0.0		0	0.0	0.01	0.00	0.1	0.01	2	0.00	2
	0	8	100	11	11	0.3	0.2			0.0	0.04	0.02	0.2	0.06	17	0.00	7
	0	26	153	16	14	0.5	0.2		0	0.1	0.03	0.03	0.2	0.04	9	0.02	12
0.0	0	2	326	15	17	0.2	0.1		0		0.13	0.04	0.3	0.08		0.00	66
	0	29	19	8	2	0.1	0.2			0.0	0.01	0.00	0.0	0.01	2	0.00	4
	0	20	11	5	1	0.0	0.1		0	0.0	0.01	0.00	0.0	0.00	1	0.00	2
	0	7	178	10	12	0.5	0.1		0		0.07	0.03	0.3	0.09		0.00	33
	0	143	202	38	24	0.3	0.4	0		0.1	0.03	0.16	0.2	0.03	0	0.11	0
	0	36	631	38	89	3.9	1.6	0		0.4	0.06	0.00	1.8	0.08	38	0.00	7

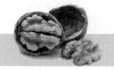

Nutrient Composition of Foods

Food Name	Qty	Measure	Wt (g)	H₂0 (g)	Energy (kcal)	Protein (g)	Carb (g)	Fiber (g)	Total Sugars (g)	Fat (g)	Sat (g)	Mono (g)	Poly (g)
Coconut, Shredded	3	Tbsp	15	7	53	0	2	1.4	1	5	4.5	0.2	0.1
Cod Fillets, Premium Breaded	4	Ounce	113		220	14	19	0.0	3	10	1.5	3.5	1.0
Cod, Pacific, Cooked, Dry Heat	3	Ounce	85	65	89	20	0	0.0		1	0.1	0.1	0.3
Codfish, Biscayne	1	Cup	150	95	296	14	21	2.9	6	18	2.4	12.8	1.9
Codfish, Stewed	1	Cup	227	146	318	44	12	3.4	6	10	1.4	6.0	1.4
Coffee Substitute, Prepared	8	Fl Oz	240	236	14	0	3	1.0	0	0	0.0	0.0	0.0
Coffee, Brewed	8	Fl Oz	237	236	2	0	0	0.0	0	0	0.0	0.0	0.0
Cola, Low Calorie w/ Aspartame	8	Fl Oz	236.8	236	5	0	1	0.0	0	0			
Coleslaw	1/2	Cup	60	49	41	1	7	0.9		2	0.2	0.4	0.8
Collards, Boiled, Drained	1/2	Cup	95	87	25	2	5	2.7	0	0	0.0	0.0	0.2
Conch, Baked or Broiled	3	Ounce	85	59	111	22	1	0.0	0	1	0.3	0.3	0.2
Cones, KEEBLER Sugar	1	Item	13		50	1	10	0.0	4	1	0.0		
Cookie, Animal Crackers	12	Item	30	1	134	2	22	0.3	4	4	1.0	2.3	0.6
Cookie, Arrowroot	12	Item	30	1	134	2	22	0.3	4	4	1.0	2.3	0.6
Cookie, Butter, Ready to Eat	6	Item	30	1	140	2	21	0.2	6	6	3.3	1.7	0.3
Cookie, CAMEO	2	Item	28		130	1	21	0.0	10	5			
Cookie, Chocolate Chip	2	Item	20	1	98	1	13	0.6	7	5	1.5	2.7	0.3
Cookie, Chocolate Coated Graham Crackers	2	Item	28	1	136	2	19	0.9	12	6	3.7	2.2	0.3
Cookie, Chocolate Coated Marshmallow	2	Item	26	3	109	1	18	0.5	12	4	1.2	2.4	0.5
Cookie, Chocolate Sandwich w/ Extra Crème Filling	2	Item	26	0	129	1	18	0.7	12	6	1.4	4.2	0.6
Cookie, Chocolate Wafer	5	Item	30	1	130	2	22	1.0	9	4	1.3	1.5	1.2
Cookie, Cinnamon Graham	4	Item	28	1	118	2	22	0.8	9	3	0.4	1.1	1.1
Cookie, Coconut Macaroon	1	Item	24	3	97	1	17	0.4	17	3	2.7	0.1	0.0
Cookie, Fig Bar	2	Item	32	5	111	1	23	1.5	15	2	0.4	1.0	0.9
Cookie, Fortune	4	Item	32	3	121	1	27	0.5	15	1	0.2	0.4	0.1
Cookie, Fudge Cake	1	Item	21	2	73	1	16	0.6		1	0.2	0.4	0.1
Cookie, Gingersnaps	4	Item	28	1	116	1	22	0.6	6	3	0.7	1.5	0.4
Cookie, LORNA DOONE	4	Item	29		150	1	19	0.0	5	7	1.5		
Cookie, MALLOMARS Chocolate	2	Item	26		120	1	17	1.0	12	5	2.5		
Cookie, NEWTONS Strawberry	2	Item	29		100	1	21	0.0	13	2	0.0		
Cookie, NILLA Wafers	8	Item	30		140	1	21	0.0	11	6	1.5		
Cookie, NUTTER BUTTER BITES	1	Serving	35		170	3	24	1.0	10	7	1.5		
Cookie, NUTTER BUTTER Peanut Crème Patties	5	Item	31		160	4	19	1.0	8	9	2.5	4.0	2.0
Cookie, Oatmeal	1	Item	16	2	68	1	9	0.4		3	0.8	1.7	0.4
Cookie, Oatmeal w/ Raisins Mix	1	Ounce	28.4	2	131	2	19	0.0		5	1.3	3.0	0.8
Cookie, OREO	3	Item	34		160	2	25	1.0	14	7	2.0		
Cookie, Shortbread	4	Item	32	1	161	2	21	0.6	5	8	2.0	4.3	1.0
Cookie, SNACKWELL'S Fat Free Devil's Food Cakes	1	Item	16	3	50	1	12	0.0	7	0	0.0	0.0	0.0
Cookie, SNACKWELL'S Vanilla Crème Sandwich	2	Item	26		110	1	20	0.0	10	3	0.5		
Cookie, SOCIAL TEA Biscuits	6	Item	28		120	2	20	1.0	7	4	0.5		
Cookie, Soft Raisin	2	Item	30	4	120	1	20	0.4	14	4	1.0	2.3	0.5
Cookie, Sugar Wafer w/ Crème Filling	8	Item	28	0	143	1	20	0.2	10	7	1.0	2.9	2.6
Cookie, Sugar, Ready to Eat	2	Item	30	1	143	2	20	0.2	11	6	1.6	3.6	0.8
Cookie, Tea Biscuits	12	Item	30	1	134	2	22	0.3	4	4	1.0	2.3	0.6
Cookie, TEDDY GRAHAMS Chocolate Graham Snacks	25	Item	35		150	2	26	1.0	10	5	1.0		
Cookie, TEDDY GRAHAMS Cinnamon Graham Snacks	1	Serving	30		130	2	23	1.0	8	4	1.0		

Trans (g)	Chol (mg)	Sodium (mg)	Potas (mg)	Calc (mg)	Magn (mg)	Iron (mg)	Zinc (mg)	Vit A (RAE)	Vit D (µg)	Vit E (mg α)	Thiam (mg)	Ribo (mg)	Niacin (mg)	Vit B6 (mg)	Folate (DFE)	Vit B12 (µg)	Vit C (mg)
	0	3	53	2	5	0.4	0.2	0		0.0	0.01	0.00	0.1	0.01	4	0.00	0
	35	410		20		1.1		0									0
	40	77	440	8	26	0.3	0.4	9			0.02	0.04	2.1	0.39	7	0.88	3
	29	341	651	35	42	1.3	0.6	17		3.5	0.11	0.09	2.2	0.41	20	0.51	18
	102	4186	1056	116	89	2.1	1.1	48		3.7	0.25	0.22	5.5	0.78	32	6.38	67
	0	10	98	7	12	0.2	0.0	0		0.0	0.02	0.01	0.7	0.03	2	0.00	0
0.0	0	5	116	5	7	0.0	0.0	0		0.0	0.03	0.18	0.5	0.00	5	0.00	0
	0	19	19	7	2	0.3	0.0	0		0.0	0.01	0.05	0.0	0.00	0	0.00	0
	5	14	109	27	6	0.4	0.1	32			0.04	0.04	0.2	0.08	16	0.00	20
	0	15	110	133	19	1.1	0.2	386		0.8	0.04	0.10	0.5	0.12	88	0.00	17
	55	130	139	83	202	1.2	1.5	6		5.4	0.05	0.07	0.9	0.05	152	4.47	0
0.0	0	55		0		0.4		0									0
	0	118	30	13	5	0.8	0.2	0		0.0	0.11	0.10	1.0	0.01	50	0.02	0
	0	118	30	13	5	0.8	0.2	0		0.0	0.11	0.10	1.0	0.01	50	0.02	0
	35	105	33	9	4	0.1	0.1	48			0.02	0.02	0.1	0.01	2	0.11	0
1.5	0	105	30	0		0.0											0
	0	59	30	7	10	0.7	0.1	0		0.3	0.05	0.05	0.5	0.01	20	0.00	0
	0	81	59	16	16	1.0	0.3	1		0.1	0.04	0.06	0.6	0.02	8	0.00	0
	0	44	47	12	9	0.7	0.2	0		0.0	0.02	0.05	0.2	0.02	10	0.04	0
2.2	0	91	36	4	9	2.0	0.2	0		0.5	0.03	0.03	0.5	0.00	19	0.01	0
	1	174	63	9	16	1.2	0.3	1		0.2	0.06	0.08	0.9	0.02	29	0.03	0
	0	169	38	7	8	1.0	0.2			0.1	0.06	0.09	1.2	0.02	18	0.00	0
	0	59	37	2	5	0.2	0.2	0		0.0	0.00	0.03	0.0	0.02	1	0.01	0
	0	112	66	20	9	0.9	0.1	3		0.2	0.05	0.07	0.6	0.02	17	0.03	0
	1	88	13	4	2	0.5	0.1	0		0.0	0.06	0.04	0.6	0.00	34	0.00	0
	0	40	29	7	7	0.5	0.1				0.05	0.04	0.3	0.01	14	0.02	0
	0	183	97	22	14	1.8	0.2			0.3	0.06	0.08	0.9	0.03	41	0.00	0
0.0	0	140		0		0.7		0									0
	0	35		0		0.4											0
0.0		110		0		0.4											0
0.0	5	115		20		0.7											0
	0	135		0		0.7											0
0.0	0	95	90	0		0.7							2.0				0
	4	47	24	5	4	0.3	0.1	1			0.04	0.02	0.3	0.01	8	0.01	0
	0	134	52	7	14	0.6	0.2	0			0.04	0.04	0.4	0.01	22	0.00	0
0.0	0	190		0		1.8											0
	6	146	32	11	5	0.9	0.2	6		0.1	0.11	0.11	1.1	0.03	36	0.03	0
0.0	0	30	15	0		0.4											0
0.0	0	130		0		0.4											0
1.5	5	105		0		0.0											0
	1	101	42	14	6	0.7	0.1	2		0.7	0.06	0.06	0.6	0.02	14	0.01	0
	0	41	17	5	3	0.5	0.1	0		0.5	0.03	0.05	0.7	0.00	24	0.00	0
	15	107	19	6	4	0.6	0.1	8		0.1	0.07	0.06	0.8	0.02	25	0.06	0
	0	118	30	13	5	0.8	0.2	0		0.0	0.11	0.10	1.0	0.01	50	0.02	0
0.0	0	190		100	14	1.4	0.4				0.07	0.07	0.8	0.02		0.05	
0.0	0	150		100		1.1											0

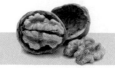

Nutrient Composition of Foods

Food Name	Qty	Measure	Wt (g)	H₂0 (g)	Energy (kcal)	Protein (g)	Carb (g)	Fiber (g)	Total Sugars (g)	Fat (g)	Sat (g)	Mono (g)	Poly (g)
Cookie, TEDDY GRAHAMS													
Honey Graham Snacks	1	Serving	30		130	2	23	1.0	7	4	1.0		
Cookie, Vanilla Sandwich													
w/ Crème Filling	3	Item	30	1	145	1	22	0.5	12	6	0.9	2.5	2.3
Cookie, Vanilla Wafer	5	Item	30	1	142	1	21	0.6	11	6	1.5	3.3	0.7
Corn Cake	2	Item	18	1	70	1	15	0.3		0	0.1	0.1	0.2
Corn Cake, Corn Grain, Butter													
Flavor, QUAKER	1	Item	9		34	1	7	1.0	0	0	0.0	0.0	0.0
Corn, Creamed, Canned,													
No Salt	1	Cup	110	87	79	2	20	1.3	4	0	0.1	0.1	0.2
Corn, Steamed, Stew (Navajo)	3	Ounce	85	65	95	8	9	2.0	0	3	1.4	1.3	0.3
Corn, Sweet Ear, Frozen, Boiled	1/2	Cup	82	60	76	3	18	2.3	3	1	0.1	0.2	0.3
Corn, Yellow Sweet, Boiled	1/2	Cup	82	57	89	3	21	2.3	3	1	0.2	0.3	0.5
Corn, Yellow Sweet, on the Cob	1	Item	90	68	77	3	17	2.4	3	1	0.2	0.3	0.5
Corndog, STATE FAIR w/ BALL													
PARK Mini Turkey	6	Item	113		310	9	31	2.0	6	17	4.0		
Cornmeal, Yellow Whole Grain	1/4	Cup	30.5	3	110	2	23	2.2	0	1	0.2	0.3	0.5
Cornnuts, Barbecue Flavored	1	Ounce	28.4	0	124	3	20	2.4		4	0.7	2.1	0.9
Cornnuts, Nacho Flavored	1	Ounce	28.4	1	124	3	20	2.3		4	0.7	2.1	0.9
Cornstarch	1	Tbsp	8	1	30	0	7	0.1	0	0	0.0	0.0	0.0
Couscous, Cooked	1	Cup	157	114	176	6	36	2.2	0	0	0.0	0.0	0.1
Crab Cake	1	Item	60	32	160	11	5	0.2		10	2.2	4.3	3.1
Crab Cakes, from Blue Crab	1	Item	60	43	93	12	0	0.0		5	0.9	1.7	1.4
Crab, Deviled	1	Cup	175	109	340	23	23	1.2	8	17	3.5	7.3	5.1
Crab, Dungeness, Cooked	3	Ounce	85	62	94	19	1	0.0		1	0.1	0.2	0.3
Crab, Imitation	3	Ounce	85	63	87	10	9	0.0	0	1	0.2	0.2	0.6
Crab, Imperial	3	Ounce	85	61	127	13	3	0.2	1	7	1.5	2.6	1.7
Crab, Queen Cooked,													
Moist Heat	3	Ounce	85	64	98	20	0	0.0		1	0.2	0.3	0.5
Crackers, Cheese	30	Item	30	1	151	3	17	0.7	0	8	2.8	3.6	0.7
Crackers, CHEESE NIPS	29	Item	30		150	3	19	1.0	0	6	1.5		
Crackers, Cheese Sandwich													
w/ Peanut Butter	4	Each	28	1	139	3	16	1.0	2	7	1.2	3.6	1.4
Crackers, Cheese, Sandwich-													
Type w/ Cheese Filling	6	Item	39	2	191	3	23	0.7	5	10	1.9	5.6	0.9
Crackers, Egg, Matzo	1	Item	28.4	2	111	3	22	0.8		1	0.2	0.2	0.1
Crackers, Honey Graham	4	Item	28	1	118	2	22	0.8	9	3	0.4	1.1	1.1
Crackers, KASHI TLC Original 7													
Grain	15	Item	30		130	3	22	2.0	3	3	0.0		
Crackers, KEEBLER Club	2	Item	7.1		35	1	5	0.2	0	2	0.5		0.1
Crackers, KEEBLER CLUB													
Reduced Fat	5	Item	16		70	1	12	0.5	2	3	0.5	1.0	0.5
Crackers, KEEBLER CLUB													
Reduced Sodium	4	Item	14		70	1	9	0.5	1	3	1.0	1.0	1.0
Crackers, KEEBLER Garlic													
Melba Rounds	2	Item	5		21	0	4	0.3	0	0	0.0	0.0	0.0
Crackers, KEEBLER GRAHAMS													
Chocolate Graham	8	Item	31		140	2	24	1.0	9	4	1.0	1.5	1.0
Crackers, KEEBLER GRAHAMS													
Honey Graham	8	Item	31		140	2	23	0.5	7	4	1.0	1.5	1.0
Crackers, KEEBLER GRAHAMS													
Low Fat Cinnamon Crisp													
Graham	8	Item	28		110	2	23	1.0	9	2	0.0	0.5	0.0
Crackers, KEEBLER GRAHAMS													
Low Fat Honey Graham	8	Item	27		110	2	22	0.5	7	2	0.0	0.5	0.0
Crackers, KEEBLER GRAHAMS													
Original Graham	8	Item	29		130	2	22	0.5	7	4	1.0	1.5	1.0

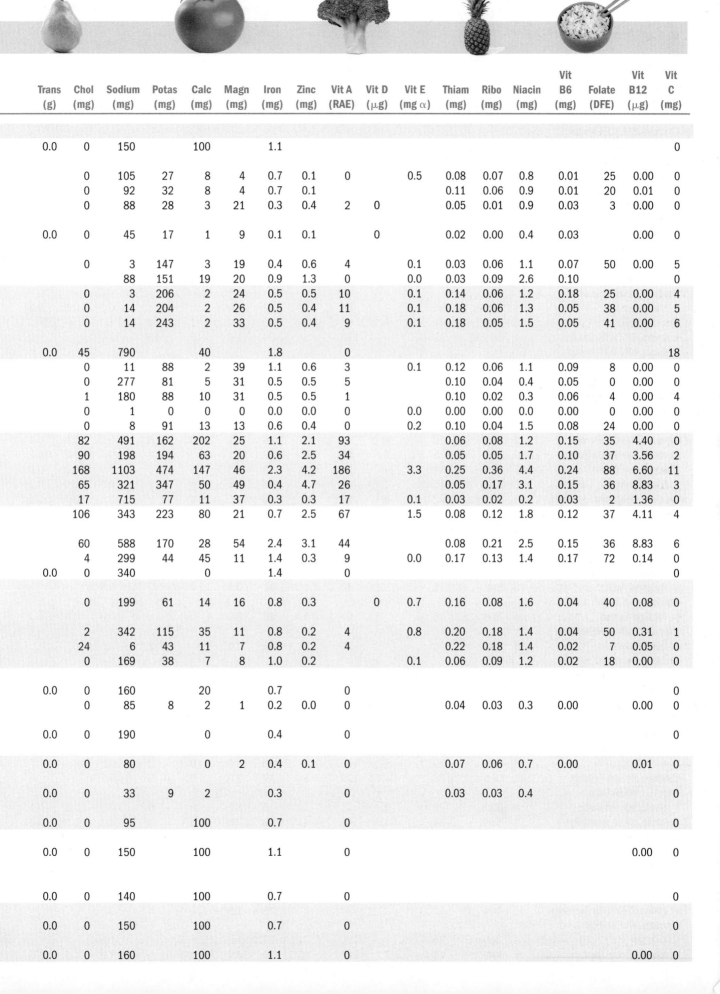

Trans (g)	Chol (mg)	Sodium (mg)	Potas (mg)	Calc (mg)	Magn (mg)	Iron (mg)	Zinc (mg)	Vit A (RAE)	Vit D (µg)	Vit E (mg α)	Thiam (mg)	Ribo (mg)	Niacin (mg)	Vit B6 (mg)	Folate (DFE)	Vit B12 (µg)	Vit C (mg)
0.0	0	150		100		1.1											0
	0	105	27	8	4	0.7	0.1	0		0.5	0.08	0.07	0.8	0.01	25	0.00	0
	0	92	32	8	4	0.7	0.1				0.11	0.06	0.9	0.01	20	0.01	0
	0	88	28	3	21	0.3	0.4	2	0		0.05	0.01	0.9	0.03	3	0.00	0
0.0	0	45	17	1	9	0.1	0.1		0		0.02	0.00	0.4	0.03		0.00	0
	0	3	147	3	19	0.4	0.6	4		0.1	0.03	0.06	1.1	0.07	50	0.00	5
		88	151	19	20	0.9	1.3	0		0.0	0.03	0.09	2.6	0.10			0
	0	3	206	2	24	0.5	0.5	10		0.1	0.14	0.06	1.2	0.18	25	0.00	4
	0	14	204	2	26	0.5	0.4	11		0.1	0.18	0.06	1.3	0.05	38	0.00	5
	0	14	243	2	33	0.5	0.4	9		0.1	0.18	0.05	1.5	0.05	41	0.00	6
0.0	45	790		40		1.8		0									18
	0	11	88	2	39	1.1	0.6	3		0.1	0.12	0.06	1.1	0.09	8	0.00	0
	0	277	81	5	31	0.5	0.5	5			0.10	0.04	0.4	0.05	0	0.00	0
	1	180	88	10	31	0.5	0.5	1			0.10	0.02	0.3	0.06	4	0.00	4
	0	1	0	0	0	0.0	0.0	0		0.0	0.00	0.00	0.0	0.00	0	0.00	0
	0	8	91	13	13	0.6	0.4	0		0.2	0.10	0.04	1.5	0.08	24	0.00	0
	82	491	162	202	25	1.1	2.1	93			0.06	0.08	1.2	0.15	35	4.40	0
	90	198	194	63	20	0.6	2.5	34			0.05	0.05	1.7	0.10	37	3.56	2
	168	1103	474	147	46	2.3	4.2	186		3.3	0.25	0.36	4.4	0.24	88	6.60	11
	65	321	347	50	49	0.4	4.7	26			0.05	0.17	3.1	0.15	36	8.83	3
	17	715	77	11	37	0.3	0.3	17		0.1	0.03	0.02	0.2	0.03	2	1.36	0
	106	343	223	80	21	0.7	2.5	67		1.5	0.08	0.12	1.8	0.12	37	4.11	4
	60	588	170	28	54	2.4	3.1	44			0.08	0.21	2.5	0.15	36	8.83	6
	4	299	44	45	11	1.4	0.3	9		0.0	0.17	0.13	1.4	0.17	72	0.14	0
0.0	0	340		0		1.4		0									0
	0	199	61	14	16	0.8	0.3		0	0.7	0.16	0.08	1.6	0.04	40	0.08	0
	2	342	115	35	11	0.8	0.2	4		0.8	0.20	0.18	1.4	0.04	50	0.31	1
	24	6	43	11	7	0.8	0.2	4			0.22	0.18	1.4	0.02	7	0.05	0
	0	169	38	7	8	1.0	0.2			0.1	0.06	0.09	1.2	0.02	18	0.00	0
0.0	0	160		20		0.7		0									0
	0	85	8	2	1	0.2	0.0	0			0.04	0.03	0.3	0.00		0.00	0
0.0	0	190		0		0.4		0									0
0.0	0	80		0	2	0.4	0.1	0			0.07	0.06	0.7	0.00		0.01	0
0.0	0	33	9	2		0.3		0			0.03	0.03	0.4				0
0.0	0	95		100		0.7		0									0
0.0	0	150		100		1.1		0								0.00	0
0.0	0	140		100		0.7		0									0
0.0	0	150		100		0.7		0									0
0.0	0	160		100		1.1		0								0.00	0

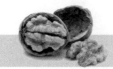

Nutrient Composition of Foods

Food Name	Qty	Measure	Wt (g)	H₂0 (g)	Energy (kcal)	Protein (g)	Carb (g)	Fiber (g)	Total Sugars (g)	Fat (g)	Sat (g)	Mono (g)	Poly (g)
Crackers, KEEBLER Melba													
Toast, Long	2	Item	9		30	1	7	0.5	0	0	0.0	0.0	0.0
Crackers, KEEBLER TOASTEDS													
Buttercrisp	5	Item	16		80	1	10	0.5	1	4	1.0	1.5	1.0
Crackers, KEEBLER TOASTEDS													
COMPLEMENTS Sesame	9	Item	29		140	3	19	0.5	1	6	1.0	0.4	0.9
Crackers, KEEBLER TOASTEDS													
COMPLEMENTS Wheat	9	Item	29		140	2	19	0.5	3	6	1.5	1.9	0.0
Crackers, KEEBLER TOASTEDS													
Onion	5	Item	16		80	1	11	0.5	2	4	1.0	1.5	1.0
Crackers, Milk	1	Item	11	1	50	1	8	0.2	2	2	0.3	0.7	0.6
Crackers, Pumpernickel													
Melba Toast	1	Serving	15	1	58	2	12	1.2		1	0.1	0.1	0.2
Crackers, RITZ	5	Item	16	0	80	1	10	0.0	1	4	1.0		
Crackers, RITZ BITS, Cheese	1	Serving	42		220	3	24	1.0	6	13	3.0		
Crackers, RITZ BITS Peanut													
Butter	1	Serving	29		140	3	16	1.0	3	8	1.5		
Crackers, RITZ Low Sodium	5	Item	16		80	1	10	0.0	1	4	0.5		
Crackers, RY KRISP Original	2	Item	15		60	2	13	4.0	0	0	0.0	0.0	0.0
Crackers, RY KRISP Seasoned	2	Item	14		60	1	10	3.0	0	2	0.0	1.0	0.0
Crackers, RY KRISP Sesame	2	Item	15		60	2	11	3.0	0	2	0.0	0.0	1.0
Crackers, Rye Crispbread	1	Item	10	1	37	1	8	1.7	0	0	0.0	0.0	0.1
Crackers, Rye Melba Toast	3	Item	15	1	58	2	12	1.2		1	0.1	0.1	0.2
Crackers, Rye Wafer	1	Item	11	1	37	1	9	2.5	0	0	0.0	0.0	0.0
Crackers, Saltine	5	Item	15	1	64	1	11	0.5	0	2	0.2	1.1	0.2
Crackers, Seasoned Rye Wafer	1	Item	22	1	84	2	16	4.6	1	2	0.3	0.7	0.8
Crackers, Snack	10	Item	30	1	151	2	18	0.5	1	8	1.1	3.2	2.9
Crackers, SOCIABLES	7	Item	14		70	1	9	0.0	1	4	0.5	0.5	1.5
Crackers, SUNSHINE CHEEZ-IT	27	Item	30		160	4	18	0.5	1	8	2.5		
Crackers, SUNSHINE HI-HO	4	Item	15		80	1	9	0.5	1	4	1.0		
Crackers, SUNSHINE HI-HO													
Reduced Fat	5	Item	15		70	1	11	0.5	1	2	0.5		
Crackers, SUNSHINE KRISPY													
Fat Free Saltine	5	Item	16		60	1	13	0.0	0	0	0.0	0.0	0.0
Crackers, SUNSHINE KRISPY													
Soup & Oyster	17	Item	15		70	2	12	0.0	1	2	0.5		
Crackers, SUNSHINE KRISPY													
Unsalted Tops Saltine	5	Item	15		70	1	12	0.5	0	2	0.5	0.5	0.0
Crackers, SUNSHINE KRISPY													
Whole Wheat Saltine	5	Item	15		60	1	11	0.5	1	2	0.5	0.5	0.0
Crackers, TRISCUIT Low													
Sodium Wafers	7	Item	28		130	3	19	3.0	0	5	0.5		
Crackers, TRISCUIT Reduced													
Fat Wafers	8	Item	29		120	3	21	3.0	0	3	0.0		
Crackers, TRISCUIT Wafers	1	Serving	28		120	3	19	3.0	0	5	0.5		
Crackers, WASA Crisp													
Sourdough Flatbread	1	Slice	8.4	1	31	1	6	1.6	0	0	0.1	0.1	0.1
Crackers, WASA Hearty Rye	1	Slice	14		45	1	12	2.0	0	0	0.0	0.0	0.0
Crackers, WASA Light Rye	1	Slice	8		25	1	7	1.0	0	0	0.0	0.0	0.0
Crackers, WASA Multi Grain	1	Slice	14		40	1	10	2.0	0	0	0.0	0.0	0.0
Crackers, WASA Whole Wheat	1	Slice	14		50	2	11	1.0	1	1			
Crackers, Wheat Melba Toast	1	Serving	15	1	56	2	11	1.1		0	0.1	0.1	0.1
Crackers, WHEAT THINS													
HARVEST CRISPS Five Grain	13	Item	31		130	3	23	1.0	4	4	1.0		
Crackers, WHEAT THINS													
Original	1	Serving	35		170	3	24	1.0	4	7	1.5		
Crackers, Whole Wheat	7	Item	28	1	124	2	19	2.9	0	5	1.0	1.6	1.8

Trans (g)	Chol (mg)	Sodium (mg)	Potas (mg)	Calc (mg)	Magn (mg)	Iron (mg)	Zinc (mg)	Vit A (RAE)	Vit D (µg)	Vit E (mg α)	Thiam (mg)	Ribo (mg)	Niacin (mg)	Vit B6 (mg)	Folate (DFE)	Vit B12 (µg)	Vit C (mg)
0.0	0	50	10	8		0.5		0			0.02	0.03	0.2				0
0.0	0	150		0		0.4		0									0
	0	321	48	0		1.1		0			0.12	0.09	1.3				0
	0	270	46	0	15	0.7	0.3	0			0.07	0.08	0.9	0.04		0.00	0
0.0	0	160		0		0.4		0									0
	1	65	13	19	2	0.4	0.1	2		0.1	0.06	0.05	0.5	0.00	16	0.01	0
	0	135	29	12	6	0.6	0.2	0			0.07	0.04	0.7	0.01	19	0.00	0
0.0	0	135	10	20		0.7											0
0.5	5	380		60		1.1											0
0.0	0	240		37		0.7											0
	0	35		0		0.7											0
0.0	0	75	71	0	18	0.4	0.4	0		0.1	0.04	0.04	0.2	0.05			0
	0	90	69	0	16	0.4	0.4	0		0.1	0.03	0.05	0.4	0.03			0
	0	80	69	0	18	0.4	0.4	0		0.1	0.04	0.04	0.2	0.03			0
	0	26	32	3	8	0.2	0.2	0		0.1	0.02	0.01	0.1	0.02	7	0.00	0
	0	135	29	12	6	0.6	0.2	0			0.07	0.04	0.7	0.01	19	0.00	0
	0	87	54	4	13	0.7	0.3	0		0.1	0.05	0.03	0.2	0.03	5	0.00	0
0.5	0	161	23	10	3	0.8	0.1	0		0.1	0.01	0.07	0.8	0.01	32	0.00	0
	0	195	100	10	23	0.7	0.6				0.07	0.05	0.5	0.04	11	0.00	0
	0	254	40	36	8	1.1	0.2	0		0.6	0.12	0.10	1.2	0.02	43	0.00	0
0.0	0	140		20		0.7											0
0.0	0	250		40		0.7					0.17	0.13	1.4				0
	0	120		0		0.4		0			0.07	0.06	0.6				0
	0	150		0		0.7		0			0.06	0.05	0.6				
0.0	0	250		0		0.7		0								0.00	0
0.0	0	230		0		0.4		0			0.09	0.07	0.8			0.00	0
0.5	0	80		0		0.4		0			0.05	0.06	0.6			0.00	0
0.5	0	230		0		0.4		0			0.03	0.01	0.6				0
0.0	0	50		0		1.4											0
0.0	0	160		0		1.1											0
0.0	0	180		0		1.4											0
	0	50	45	6	10	0.3	0.2				0.05	0.11	0.1				1
0.0	0	70		0		0.4		0									0
0.0	0	40		0		0.4		0									0
0.0	0	80		0		0.4		0									0
	0	55		0		0.7		0									0
	0	126	22	6	8	0.7	0.2	0			0.06	0.04	0.8	0.02	31	0.00	0
0.0	0	240		20		1.1											0
0.0	0	310		24		1.4				0.0							0
	0	185	83	14	28	0.9	0.6	0		0.2	0.06	0.03	1.3	0.05	8	0.00	0

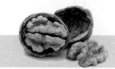

Nutrient Composition of Foods

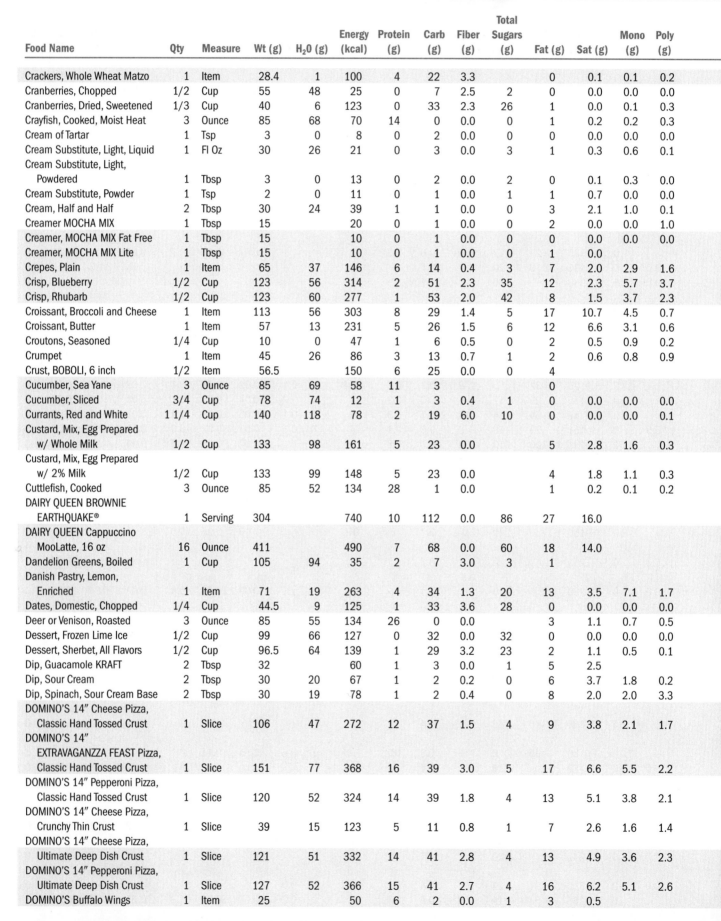

Food Name	Qty	Measure	Wt (g)	H₂0 (g)	Energy (kcal)	Protein (g)	Carb (g)	Fiber (g)	Total Sugars (g)	Fat (g)	Sat (g)	Mono (g)	Poly (g)
Crackers, Whole Wheat Matzo	1	Item	28.4	1	100	4	22	3.3		0	0.1	0.1	0.2
Cranberries, Chopped	1/2	Cup	55	48	25	0	7	2.5	2	0	0.0	0.0	0.0
Cranberries, Dried, Sweetened	1/3	Cup	40	6	123	0	33	2.3	26	1	0.0	0.1	0.3
Crayfish, Cooked, Moist Heat	3	Ounce	85	68	70	14	0	0.0	0	1	0.2	0.2	0.3
Cream of Tartar	1	Tsp	3	0	8	0	2	0.0	0	0	0.0	0.0	0.0
Cream Substitute, Light, Liquid	1	Fl Oz	30	26	21	0	3	0.0	3	1	0.3	0.6	0.1
Cream Substitute, Light, Powdered	1	Tbsp	3	0	13	0	2	0.0	2	0	0.1	0.3	0.0
Cream Substitute, Powder	1	Tsp	2	0	11	0	1	0.0	1	1	0.7	0.0	0.0
Cream, Half and Half	2	Tbsp	30	24	39	1	1	0.0	0	3	2.1	1.0	0.1
Creamer MOCHA MIX	1	Tbsp	15		20	0	1	0.0	0	2	0.0	0.0	1.0
Creamer, MOCHA MIX Fat Free	1	Tbsp	15		10	0	1	0.0	0	0	0.0	0.0	0.0
Creamer, MOCHA MIX Lite	1	Tbsp	15		10	0	1	0.0	0	1	0.0		
Crepes, Plain	1	Item	65	37	146	6	14	0.4	3	7	2.0	2.9	1.6
Crisp, Blueberry	1/2	Cup	123	56	314	2	51	2.3	35	12	2.3	5.7	3.7
Crisp, Rhubarb	1/2	Cup	123	60	277	1	53	2.0	42	8	1.5	3.7	2.3
Croissant, Broccoli and Cheese	1	Item	113	56	303	8	29	1.4	5	17	10.7	4.5	0.7
Croissant, Butter	1	Item	57	13	231	5	26	1.5	6	12	6.6	3.1	0.6
Croutons, Seasoned	1/4	Cup	10	0	47	1	6	0.5	0	2	0.5	0.9	0.2
Crumpet	1	Item	45	26	86	3	13	0.7	1	2	0.6	0.8	0.9
Crust, BOBOLI, 6 inch	1/2	Item	56.5		150	6	25	0.0	0	4			
Cucumber, Sea Yane	3	Ounce	85	69	58	11	3			0			
Cucumber, Sliced	3/4	Cup	78	74	12	1	3	0.4	1	0	0.0	0.0	0.0
Currants, Red and White	1 1/4	Cup	140	118	78	2	19	6.0	10	0	0.0	0.0	0.1
Custard, Mix, Egg Prepared w/ Whole Milk	1/2	Cup	133	98	161	5	23	0.0		5	2.8	1.6	0.3
Custard, Mix, Egg Prepared w/ 2% Milk	1/2	Cup	133	99	148	5	23	0.0		4	1.8	1.1	0.3
Cuttlefish, Cooked	3	Ounce	85	52	134	28	1	0.0		1	0.2	0.1	0.2
DAIRY QUEEN BROWNIE EARTHQUAKE®	1	Serving	304		740	10	112	0.0	86	27	16.0		
DAIRY QUEEN Cappuccino MooLatte, 16 oz	16	Ounce	411		490	7	68	0.0	60	18	14.0		
Dandelion Greens, Boiled	1	Cup	105	94	35	2	7	3.0	3	1			
Danish Pastry, Lemon, Enriched	1	Item	71	19	263	4	34	1.3	20	13	3.5	7.1	1.7
Dates, Domestic, Chopped	1/4	Cup	44.5	9	125	1	33	3.6	28	0	0.0	0.0	0.0
Deer or Venison, Roasted	3	Ounce	85	55	134	26	0	0.0		3	1.1	0.7	0.5
Dessert, Frozen Lime Ice	1/2	Cup	99	66	127	0	32	0.0	32	0	0.0	0.0	0.0
Dessert, Sherbet, All Flavors	1/2	Cup	96.5	64	139	1	29	3.2	23	2	1.1	0.5	0.1
Dip, Guacamole KRAFT	2	Tbsp	32		60	1	3	0.0	1	5	2.5		
Dip, Sour Cream	2	Tbsp	30	20	67	1	2	0.2	0	6	3.7	1.8	0.2
Dip, Spinach, Sour Cream Base	2	Tbsp	30	19	78	1	2	0.4	0	8	2.0	2.0	3.3
DOMINO'S 14″ Cheese Pizza, Classic Hand Tossed Crust	1	Slice	106	47	272	12	37	1.5	4	9	3.8	2.1	1.7
DOMINO'S 14″ EXTRAVAGANZZA FEAST Pizza, Classic Hand Tossed Crust	1	Slice	151	77	368	16	39	3.0	5	17	6.6	5.5	2.2
DOMINO'S 14″ Pepperoni Pizza, Classic Hand Tossed Crust	1	Slice	120	52	324	14	39	1.8	4	13	5.1	3.8	2.1
DOMINO'S 14″ Cheese Pizza, Crunchy Thin Crust	1	Slice	39	15	123	5	11	0.8	1	7	2.6	1.6	1.4
DOMINO'S 14″ Cheese Pizza, Ultimate Deep Dish Crust	1	Slice	121	51	332	14	41	2.8	4	13	4.9	3.6	2.3
DOMINO'S 14″ Pepperoni Pizza, Ultimate Deep Dish Crust	1	Slice	127	52	366	15	41	2.7	4	16	6.2	5.1	2.6
DOMINO'S Buffalo Wings	1	Item	25		50	6	2	0.0	1	3	0.5		

Trans (g)	Chol (mg)	Sodium (mg)	Potas (mg)	Calc (mg)	Magn (mg)	Iron (mg)	Zinc (mg)	Vit A (RAE)	Vit D (μg)	Vit E (mg α)	Thiam (mg)	Ribo (mg)	Niacin (mg)	Vit B6 (mg)	Folate (DFE)	Vit B12 (μg)	Vit C (mg)
	0	1	90	7	38	1.3	0.7	0			0.10	0.08	1.5	0.05	10	0.00	0
	0	1	47	4	3	0.1	0.1	2		0.7	0.01	0.01	0.1	0.03	1	0.00	7
	0	1	16	4	2	0.2	0.0	0		0.4	0.00	0.01	0.4	0.02	0	0.00	0
	113	80	252	51	28	0.7	1.5	13		1.3	0.04	0.07	1.9	0.06	37	1.83	1
0.0	0	2	495	0	0	0.1	0.0	0		0.0	0.00	0.00	0.0	0.00	0	0.00	0
	0	18	53	0	0	0.2	0.0			0.1	0.00	0.00	0.0	0.00	0	0.00	0
	0	7	27	0	0	0.0	0.0	0		0.0	0.00	0.00	0.00	0.00	0	0.00	0
	0	4	16	0	0	0.0	0.0	0		0.0	0.00	0.00	0.00	0.00	0	0.00	0
	11	12	39	32	3	0.0	0.2	29		0.1	0.01	0.05	0.0	0.01	1	0.10	0
	0	5	20	0		0.0		0	0							0.00	0
0.0	0	5	24	0		0.0		0	0							0.00	0
	0	0	23	0		0.0		0	0							0.00	0
	101	185	103	59	10	1.1	0.5	50		0.3	0.11	0.24	0.8	0.05	38	0.40	0
	0	390	77	62	9	1.0	0.2	125		1.4	0.14	0.10	1.3	0.05	54	0.01	6
	0	73	160	139	18	1.1	0.2	84		0.8	0.08	0.07	0.8	0.03	25	0.01	3
	47	497	121	155	16	1.6	0.9	166		0.6	0.21	0.26	1.7	0.05	76	0.18	7
	38	424	67	21	9	1.2	0.4	117		0.5	0.22	0.14	1.2	0.03	74	0.09	0
	1	124	18	10	4	0.3	0.1	1		0.0	0.05	0.04	0.5	0.01	15	0.01	0
	25	216	72	23	7	1.0	0.3	16		0.3	0.13	0.19	1.3	0.04	64	0.11	0
	1	305	75	50		1.4		0			0.19	0.13	1.5				0
				26		0.5					0.04	0.80	2.7				
	0	2	115	12	10	0.2	0.2	4	0	0.0	0.02	0.03	0.1	0.03	5	0.00	2
	0	1	385	46	18	1.4	0.3	3		0.1	0.06	0.07	0.1	0.10	11	0.00	57
	70	117	294	190	25	0.5	0.7	49			0.07	0.28	0.2	0.09	12	0.59	1
	64	118	298	193	25	0.5	0.7	81			0.07	0.28	0.2	0.09	12	0.60	1
	191	633	542	153	51	9.2	2.9	173			0.01	1.47	1.9	0.23	20	4.59	7
0.5	50	350		250		1.8											0
0.0	30	170		250		1.1											1
	0	294	244	147	25	1.9	0.3	521		3.6	0.14	0.18	0.5	0.17	14	0.00	19
	81	251	59	33	11	1.3	0.4	11		0.2	0.19	0.16	1.4	0.03	49	0.06	3
	0	1	292	17	19	0.5	0.1		0	0.0	0.02	0.03	0.6	0.07	8	0.00	0
	95	46	285	6	20	3.8	2.3	0			0.15	0.51	5.7				0
0.0	0	22	3	2	1	0.2	0.0	0		0.0	0.00	0.00	0.0	0.00	0	0.00	1
	0	44	93	52	8	0.1	0.5	10		0.0	0.03	0.09	0.1	0.03	7	0.12	6
	0	250	25	0		0.0		0			0.02	0.02	0.2				0
	12	228	56	36	5	0.1	0.1	50		0.2	0.02	0.06	0.1	0.01	3	0.09	0
	6	83	57	26	8	0.3	0.1	80		0.7	0.05	0.04	0.1	0.07	14	0.05	3
	14	507	161	142	25	2.4	1.2	65		1.0	0.18	0.23	3.4	0.12		0.45	0
	30	689	263	171	33	3.5	1.9	77		1.2	0.20	0.33	4.9			0.83	0
	26	608	211	146	30	2.8	1.5	56		1.2	0.21	0.27	4.3	0.18		0.66	0
	8	194	72	87	10	0.3	0.6	37		0.6	0.03	0.04	0.4			0.31	0
	17	679	198	179	30	3.6	1.7	94		1.1	0.28	0.30	5.1			0.57	0
	22	668	224	142	32	3.3	1.9	89		1.1	0.20	0.31	5.0			0.71	0
	26	176		10		0.4			0								0

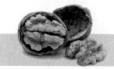
Nutrient Composition of Foods

Food Name	Qty	Measure	Wt (g)	H₂0 (g)	Energy (kcal)	Protein (g)	Carb (g)	Fiber (g)	Total Sugars (g)	Fat (g)	Sat (g)	Mono (g)	Poly (g)
DOMINO'S Breadsticks	1	Item	30		115	2	12	0.0	1	6	1.1		
DOMINO'S Chicken Kickers	1	Item	24		47	4	3	0.0	0	2	0.5		
DOMINO'S Cheesy Bread	1	Item	35		123	4	13	0.0	1	7	1.9		
DOMINO'S CinnaStix	1	Item	30		123	2	15	1.0	3	6	1.1		
DOMINO'S Classic Hand Tossed DELUXE FEAST Pizza, 14 inch	1	Slice	136		316	13	39	2.0	3	13	5.0		
DOMINO'S Classic Hand Tossed HAWAIIAN FEAST	1	Slice	141		309	14	41	2.0	5	11	4.5		
DOMINO'S Classic Hand Tossed MeatZZa FEAST	1	Slice	146		378	17	39	2.0	3	18	7.5		
DOMINO'S Classic Hand Tossed PEPPERONI FEAST	1	Slice	135		363	16	39	2.0	3	17	7.0		
DOMINO'S Classic Hand Tossed VEGI FEAST Pizza	1	Slice	139		300	13	40	3.0	3	11	4.5		
DOMINO'S Classic Hand-Tossed Beef Pizza, 12 inch	1	Slice	90		225	9	28	2.0	2	9	3.5		
DOMINO'S Classic Hand-Tossed Beef Pizza, 14 inch	1	Slice	126		312	13	38	2.0	3	13	5.0		
DOMINO'S Classic Hand-Tossed Ham & Pineapple	1	Slice	130		275	12	40	2.0	5	9	3.5		
DOMINO'S Classic Hand-Tossed Ham Pizza, 14 inch	1	Slice	122		272	12	38	2.0	3	9	3.5		
DOMINO'S Classic Hand-Tossed Pepperoni & Sausage Pizza, 14 inch	1	Slice	130		350	14	39	2.0	3	16	6.0		
DOMINO'S Classic Hand-Tossed P epperoni Pizza	1	Slice	119		305	12	38	2.0	3	12	5.0		
DOMINO'S Classic Hand-Tossed Sausage Pizza, 14 inch	1	Slice	126		320	13	39	2.0	3	14	5.0		
DOMINO'S Dot, Cinnamon	1	Item	28.4	8	99	2	15	0.7	3	4	0.7		
DOMINO'S Ultimate Deep Dish AMERICAN FAVORITE FEAST	1	Slice	162		433	17	42	3.0	4	24	8.0		
DOMINO'S Ultimate Deep Dish Cheese Pizza, 14 inch	1	Slice	128		336	13	41	2.0	4	15	5.0		
DOMINO'S Ultimate Deep Dish DELUXE FEAST Pizza, 14 inch	1	Slice	156		396	15	42	3.0	4	20	7.0		
DOMINO'S Ultimate Deep Dish Ham & Pineapple Pizza	1	Slice	150		355	14	42	2.0	6	16	5.5		
DOMINO'S Ultimate Deep Dish MeatZZa FEAST Pizza	1	Slice	167		458	19	42	3.0	4	25	9.5		
DOMINO'S Ultimate Deep Dish Pepperoni & Sausage Pizza	1	Slice	150		430	17	41	3.0	4	23	8.0		
DOMINO'S Ultimate Deep Dish PEPPERONI FEAST Pizza, Extra Pepperoni & Cheese, 14 inch	1	Slice	155		443	18	42	3.0	4	24	9.0		
DOMINO'S Ultimate Deep Dish Pepperoni Pizza, 12 inch	1	Slice	98		275	11	28	2.0	3	14	5.0		
DOMINO'S Ultimate Deep Dish Pepperoni Pizza, 14 inch	1	Slice	138		385	15	41	2.0	4	20	7.0		
DOMINO'S Ultimate Deep Dish Pizza w/ Italian Sausage	2	Slice	310.6		787	31	83	5.4	9	38	14.4		
DOMINO'S Ultimate Deep Dish Sausage Pizza, 14 inch	1	Slice	145		400	15	42	3.0	4	21	7.0		
DOMINO'S Ultimate Deep Dish VEGI FEAST Pizza, 14 inch	1	Slice	159		380	15	43	3.0	4	18	6.5		
Dough, Phyllo	1	Piece	19	6	57	1	10	0.4	0	1	0.3	0.6	0.2
Doughnut, Chocolate	1	Item	43	6	204	2	21	0.9	10	13	3.5	7.5	1.6

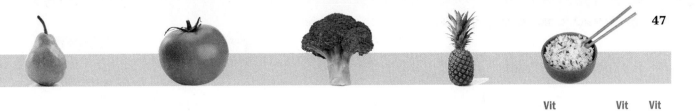

Trans (g)	Chol (mg)	Sodium (mg)	Potas (mg)	Calc (mg)	Magn (mg)	Iron (mg)	Zinc (mg)	Vit A (RAE)	Vit D (µg)	Vit E (mg α)	Thiam (mg)	Ribo (mg)	Niacin (mg)	Vit B6 (mg)	Folate (DFE)	Vit B12 (µg)	Vit C (mg)
	0	122		0		0.7											0
	9	163		0		0.0											0
	6	162		40		0.7											0
	0	111		0		0.7											0
	23	729		130		2.3											1
	23	765		180		2.3											1
	37	984		190		2.5											0
	33	920		180		2.3		105									0
	18	678		180		2.3											1
	16	493		90		1.6											0
	23	690		120		2.3											0
	17	653		120		2.2											1
	18	682		120		2.2											0
	31	863		140		2.3											0
	22	718		130		2.2											0
	24	744		140		2.3											0
	0	86		6		0.6											0
	34	1110		170		3.2											1
	16	782		160		2.7		100									0
	26	975		170		3.1											1
	21	900		160		2.9											2
	40	1230		220		3.2											1
	34	1109		170		3.1											1
	37	1166		220		3.1		115									1
	19	692		110		2.0											0
	26	964		160		2.9											1
	64	1917		351		6.1											1
	27	990		170		3.1											1
	21	924		220		3.1											1
	0	92	14	2	3	0.6	0.1	0		0.0	0.10	0.06	0.8	0.01	26	0.00	0
	26	184	84	15	17	1.1	0.3	3		0.2	0.05	0.05	0.6	0.02	29	0.10	0

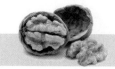

Nutrient Composition of Foods

Food Name	Qty	Measure	Wt (g)	H₂0 (g)	Energy (kcal)	Protein (g)	Carb (g)	Fiber (g)	Total Sugars (g)	Fat (g)	Sat (g)	Mono (g)	Poly (g)
Doughnut, Chocolate Glazed	1	Item	42	7	175	2	24	0.9	13	8	2.2	4.7	1.0
Doughnut, Glazed Cake	1	Item	45	9	192	2	23	0.7	8	10	2.7	5.7	1.3
Doughnut, Glazed Cruller	1	Item	41	7	169	1	24	0.5	14	8	1.9	4.3	0.9
Doughnut, Glazed Wheat Cake	1	Item	45	13	162	3	19	1.0	10	9	1.4	3.6	3.2
Drink, CRYSTAL LIGHT	8	Fl Oz	240		5	0	0	0.0	0	0	0.0	0.0	0.0
Drink, Fruit Punch Canned	8	Fl Oz	248	218	117	0	30	0.5	28	0	0.0	0.0	0.0
Drink, Fruit Punch-Flavor Powder, Prepared w/ Water	8	Fl Oz	262	237	97	0	25	0.0	24	0	0.0	0.0	0.0
Drink, Fruit, COUNTRY TIME Diet Lemonade	8	Fl Oz	240	90	0	23	0.0	23	0	0.0	0.0	0.0	0.0
Drink, Fruit, COUNTRY TIME Lemonade	12	Fl Oz	354	130	0	35	0.0	34	0	0.0	0.0	0.0	0.0
Drink, GATORADE, Fruit Flavor	1	Serving	244	228	63	0	15	0.0	13	0	0.0	0.0	0.0
Drink, Grape, Canned	8	Fl Oz	250	211	153	0	39	0.0	33	0	0.0	0.0	0.0
Drink, Rice, WESTSOY Plain	1	Cup	240		110	1	20	0.0	13	3	0.0	1.5	1.0
Drink, Rice, WESTSOY Vanilla	1	Cup	240		110	1	20	0.0	13	3	0.0	1.5	1.0
Drink, SNAPPLE Caffeine Free Lemon Tea	8	Fl Oz	240		100	0	25	0.0	23	0	0.0	0.0	0.0
Drink, SNAPPLE Diet Cranberry Raspberry Fruit	8	Fl Oz	240		10	0	2	0.0	2	0	0.0	0.0	0.0
Duck, Chinese Pressed, Cooked	3	Ounce	85	54	162	6	16	0.9	9	8	2.6	3.6	1.5
Duck, Domesticated, Meat and Skin, Roasted	3	Ounce	85	44	287	16	0	0.0	0	24	8.2	11.0	3.1
Duck P^até	2	Tbsp	26	9.6	120.1	3.0	1.2	0		11.4	3.8	6.7	0.2
Eel, Cooked, Dry Heat	3	Ounce	85	50	201	20	0	0.0		13	2.6	7.8	1.0
Egg Roll Wrappers	2	Item	64	18	186	6	37	1.2		1	0.2	0.1	0.4
Egg Roll, Beef or Pork	2	Item	128	85	225	10	18	1.4	1	12	2.9	6.0	2.6
Egg Roll, Chicken or Turkey	2	Item	128	89	206	8	19	1.3	1	11	2.5	5.3	2.4
Egg Roll, Shrimp	2	Item	128	88	207	7	20	1.4	1	11	2.3	5.4	2.7
Egg, Deviled	1	Item	31	22	62	4	0	0.0	0	5	1.2	1.7	1.5
Egg, Hard Boiled	1	Item	50	37	78	6	1	0.0	1	5	1.6	2.0	0.7
Egg, Raw	1	Item	50	38	74	6	0	0.0	0	5	1.5	1.9	0.7
Egg, Scrambled or Omelet, Fat Added in Cooking	2	Item	124	93	187	13	3	0.0	3	13	4.0	5.4	2.3
Egg, Scrambled, No Added Fat	2	Item	120	93	156	13	3	0.0	3	10	3.4	3.8	1.3
Egg, Scrambled, Prepared w/ Milk, Butter	2	Item	122	89	203	14	3	0.0	2	15	4.5	5.8	2.6
Egg, Substitute, Cooked	1/4	Cup	52.5	41	64	7	0	0.0	0	4	0.7	1.3	1.4
Egg, Substitute, Frozen	1/4	Cup	60	44	96	7	2	0.0	2	7	1.2	1.5	3.7
Egg, Substitute, Liquid	1	Cup	251	208	211	30	2	0.0	2	8	1.7	2.2	4.0
Egg, Substitute, Powder	1/3	Ounce	9.9	0	44	5	2	0.0	2	1	0.4	0.5	0.2
Egg, White, Raw	1	Item	33	29	17	4	0	0.0	0	0			
Egg, Yolk, Raw	1	Item	17	9	55	3	1	0.0	0	5	1.6	2.0	0.7
Eggnog	8	Fl Oz	254	189	343	10	34	0.0	21	19	11.3	5.7	0.9
Eggplant Parmesan	1	Cup	198	141	317	14	17	4.0	5	22	9.0	7.8	4.0
Eggplant, Boiled, Drained	1	Cup	99	89	35	1	9	2.5	3	0	0.0	0.0	0.1
Eggs, Benedict	1	Item	155	87	429	18	13	0.8	1	34	15.7	11.7	3.4
Eggs, Scrambled, Frozen Mixture	2	Ounce	56.7	41	74	7	4	0.0	4	3	0.6	1.3	1.0
Elderberries	1	Cup	145	116	106	1	27	10.2		1	0.0	0.1	0.4
Elk Tenderloin, Lean, Broiled	3	Ounce	85	55	138	26	0	0.0	0	3	1.1	0.8	0.1
Elk, Roasted	3	Ounce	85	56	124	26	0	0.0		2	0.6	0.4	0.3
Enchilada, Cheese	1	Item	163	103	319	10	29	7.9		19	10.6	6.3	0.8
Enchilada, Vegetable AMY'S Black Bean	1	Item	135		180	5	26	3.0	2	6	0.5		
Enchiladas, HEALTHY CHOICE Chicken Suprema Meal	1	Item	320	252	360	13	59	8.0	3	7	3.0	2.0	2.0

Trans (g)	Chol (mg)	Sodium (mg)	Potas (mg)	Calc (mg)	Magn (mg)	Iron (mg)	Zinc (mg)	Vit A (RAE)	Vit D (μg)	Vit E (mg α)	Thiam (mg)	Ribo (mg)	Niacin (mg)	Vit B6 (mg)	Folate (DFE)	Vit B12 (μg)	Vit C (mg)
	24	143	45	89	14	1.0	0.2	5		0.1	0.02	0.03	0.2	0.01	27	0.04	0
	14	181	46	27	8	0.5	0.2	1			0.10	0.09	0.7	0.01	32	0.11	0
	5	141	32	11	5	1.0	0.1	1		0.1	0.07	0.09	0.9	0.01	27	0.02	0
	9	160	67	22	10	0.5	0.3	1		0.8	0.10	0.11	0.8	0.04	11	0.08	0
0.0	0	40	160	0		0.0		0	0								0
0.0	0	94	77	20	7	0.2	0.0	5		0.0	0.01	0.06	0.1	0.03	2	0.00	73
	0	8	3	47	3	0.0	0.0	0		0.0	0.00	0.01	0.0	0.00	0	0.00	9
		75		0		0.0		0	0								0
		130		0		0.0		0	0								18
	0	95	34	2	2	0.5	0.6	0		0.0	0.03		0.5	0.05			1
0.0	0	40	30	130	3	0.2	0.3	0		0.0	0.00	0.01	0.0	0.01	0	0.00	79
0.0	0	110	65	250		0.7			3								0
0.0	0	110	65	250		0.7			3								0
0.0	0	10	30	0		0.0		0	0							0.00	0
0.0	0	10	55	0		0.0		0								0.00	0
	28	190	156	13	18	1.3	0.7	22	0	0.6	0.10	0.12	1.8	0.09	15	0.09	3
	71	50	174	9	14	2.3	1.6	54		0.6	0.15	0.23	4.1	0.15	5	0.26	0
	39	181.2	35.9	18.2	3.4	1.4	0.2	260.3			0.02	0.08	0.67	0.02	16	2.40	0.5
	137	55	297	22	22	0.5	1.8	967			0.16	0.04	3.8	0.07	14	2.46	2
	6	366	52	30	13	2.2	0.5	3			0.33	0.24	3.5	0.02	86	0.01	0
	74	548	248	31	20	1.7	0.9	26		1.3	0.32	0.25	2.6	0.19	51	0.28	4
	76	329	146	31	15	1.7	0.6	31		1.0	0.16	0.21	2.1	0.09	60	0.19	4
	78	586	200	35	20	1.8	0.6	28		1.4	0.15	0.20	1.8	0.10	54	0.27	4
	121	94	37	15	3	0.4	0.3	50		0.4	0.02	0.14	0.0	0.05	13	0.32	0
	212	62	63	25	5	0.6	0.5	85	1	0.5	0.03	0.26	0.0	0.06	22	0.56	0
	212	70	67	27	6	0.9	0.6	70	1	0.5	0.03	0.24	0.0	0.07	24	0.65	0
	397	464	182	94	15	1.7	1.2	184	2	1.2	0.07	0.49	0.1	0.14	35	1.17	0
	397	436	181	94	16	1.7	1.2	148	2	0.9	0.07	0.49	0.1	0.14	35	1.16	0
	429	342	168	87	15	1.5	1.2	174	2	1.0	0.06	0.53	0.1	0.14	37	0.94	0
	1	116	190	30	5	1.2	0.8	28	0	0.3	0.05	0.16	0.1	0.00	6	0.15	0
	1	119	128	44	9	1.2	0.6	7		1.0	0.07	0.23	0.1	0.08	10	0.20	0
	3	444	828	133	23	5.3	3.3	45		0.7	0.28	0.75	0.3	0.01	38	0.75	0
	57	79	74	32	6	0.3	0.2	37		0.1	0.02	0.17	0.1	0.01	12	0.35	0
	0	55	54	2	4	0.0	0.0	0		0.0	0.00	0.15	0.0	0.00	1	0.03	0
	210	8	19	22	1	0.5	0.4	65	0	0.4	0.03	0.09	0.0	0.06	25	0.33	0
	150	137	419	330	48	0.5	1.2	114	1	0.5	0.09	0.48	0.3	0.13	3	1.14	4
	55	604	440	339	36	1.4	1.6	87		1.7	0.10	0.27	1.6	0.15	40	0.53	5
	0	1	122	6	11	0.2	0.1	2		0.4	0.08	0.02	0.6	0.09	14	0.00	1
	408	860	229	95	20	2.2	1.9	273		1.6	0.38	0.45	2.8	0.27	71	1.12	2
	37	92	83	10	6	0.1	0.1	12		0.5	0.01	0.17	0.1	0.01	10	0.10	0
	0	9	406	55	7	2.3	0.2	44			0.10	0.09	0.7	0.33	9	0.00	52
	61	43	333	4	25	3.5	3.5	0		0.5	0.12	0.31	5.2	0.41	8	2.52	0
	62	52	279	4	20	3.1	2.7	0							8		0
	44	784	240	324	51	1.3	2.5	99			0.08	0.42	1.9	0.39	86	0.75	1
0.0	0	390		40		1.8											6
	30	580		40		1.4											4

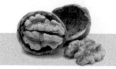

Nutrient Composition of Foods

Food Name	Qty	Measure	Wt (g)	H₂0 (g)	Energy (kcal)	Protein (g)	Carb (g)	Fiber (g)	Total Sugars (g)	Fat (g)	Sat (g)	Mono (g)	Poly (g)
Enchirito, w/ Beef, Beans and Cheese	1	Item	193	121	344	18	34			16	7.9	6.5	0.3
Endive or Escarole, Chopped	1 3/4	Cup	87.5	82	15	1	3	2.7	0	0	0.0	0.0	0.1
Energy Bar, Apricot, CLIF BAR	1	Item	68		230	8	48	5.0	21	3	0.5		
Energy Bar, Crunchy Peanut Butter, CLIF BAR	1	Item	68		250	12	40	5.0	18	6	1.5		
Espresso	8	Fl Oz	237	232	21	0	4	0.0	0	0	0.2	0.0	0.2
Espresso, Decaffeinated	8	Fl Oz	237	232	21	0	4	0.0	0	0	0.2	0.0	0.2
Falafel Patty	3	Item	51	18	170	7	16			9	1.2	5.2	2.1
Fennel Bulb	1	Item	234	211	73	3	17	7.3		0			
Fettuccini Alfredo, HEALTHY CHOICE FAMILIAR FAVORITES	1	Item	227		280	12	40	3.0	5	7	2.5		
Figs	1	Item	50	40	37	0	10	1.5	8	0	0.0	0.0	0.1
Fish Cake, Japanese Tempura	3	Ounce	85	55	140	11	12	0.2	0	5	1.0	2.1	1.7
Fish Fillet, Breaded, Fried	3	Ounce	85	46	197	12	14	0.4		10	2.4	2.2	5.3
Fish Fillets, Battered VAN DE KAMP'S	1	Item	75		170	8	13	0.0	3	10	1.5	3.5	3.0
Fish Fillets, MRS. PAUL'S, Breaded	2	Item	106		280	10	19	0.0	2	18	3.0		
Fish Portions, Battered VAN DE KAMP'S	1	Serving	71		160	6	13	0.0	3	9	1.5	3.0	3.0
Fish Sticks, Frozen, Heated	3	Item	84	45	209	9	18	1.2	2	11	1.7	5.0	3.6
Fish Tenders, Battered VAN DE KAMP'S	4	Piece	112		290	11	24	0.0	2	17	2.5	5.0	4.5
Fish, Grilled Lemon Pepper Fillets VAN DE KAMP'S	1	Item	105		120	17	0	0.0	0	6	1.0	2.5	1.5
Fish, Crisp & Healthy Breaded, Baked Garlic Fillets VAN DE KAMP'S	2	Item	104		170	11	25	0.0	3	3	0.5	1.0	1.5
Fish, Gelfilte, Sweet Recipe	3	Ounce	85	68	71	8	6	0.0		1	0.4	0.7	0.2
Fish, Grilled Garlic Butter Fillets VAN DE KAMP'S	1	Item	105		120	17	0	0.0	0	6	1.0	2.5	1.5
Fish, Herb Baked HEALTHY CHOICE	1	Item	309		360	17	51	6.0	12	9	3.0		
5 HOUR ENERGY Energy Shot, Original	1.93	fl oz	57		4	0	0	0	0	0	0	0	0
Flauta or Taquito Beef	1	Item	113	56	339	13	20	2.5	1	24	4.1	10.1	8.2
Flour, All Purpose, Enriched	1/4	Cup	31.2	4	114	3	24	0.8	0	0	0.0	0.0	0.1
Flour, Dark Rye	1/4	Cup	32	4	104	4	22	7.2	0	1	0.1	0.1	0.4
Flour, Potato	1	Cup	160	10	571	11	133	9.4	6	1	0.1	0.0	0.2
Flour, QUAKER Masa Harina	1/4	Cup	31		110	3	24	3.0	0	2	0.0	0.3	0.8
Flour, Semolina, Enriched	1/4	Cup	41.8	5	150	5	30	1.6	1	0	0.1	0.1	0.2
Flour, Soy, Defatted	1/4	Cup	25	2	83	12	10	4.4	5	0	0.0	0.1	0.1
Flour, Sunflower Seed	1/2	Cup	32	2	104	15	11	1.7		1	0.0	0.1	0.3
Flour, Whole Groat Buckwheat	1/4	Cup	30	3	101	4	21	3.0	1	1	0.2	0.3	0.3
Flour, Whole Wheat	1/4	Cup	30	3	102	4	22	3.7	0	1	0.1	0.1	0.2
Fondant	2	Piece	32	2	120	0	30	0.0	28	0			
Fondue, Cheese	1/4	Cup	54	33	124	8	2	0.0		7	4.7	1.9	0.3
Foo Young, Shrimp Egg	1	Item	86	61	153	8	3	0.6	1	12	2.6	5.1	3.1
Frankfurter, Beef & Pork	1	Item	45	25	137	5	1	0.0	0	12	4.8	6.2	1.2
Frankfurter, Beef, Heated	1	Item	52	27	170	6	2	0.0	2	15	5.9	7.4	0.6
Frankfurter, Low Fat Beef	1	Item	57	36	133	7	1	0.0	0	11	4.6	5.6	0.3
Frankfurter, Low Fat Beef & Pork	1	Item	57	41	88	6	3	0.0	0	6	2.1	2.7	0.5
Frankfurter, Meat, Heated	1	Item	52	30	145	5	3	0.0		13	3.8	5.6	2.1
Frankfurter, Pork	1	Item	76	45	204	10	0	0.1	0	18	6.6	8.3	1.7
Frankfurter, Turkey	1	Item	45	28	102	6	1	0.0	0	8	2.7	2.5	2.3
French Toast Sticks	4	Item	112.8	34	411	7	46	2.1	21	23	3.8	10.1	8.0

Trans (g)	Chol (mg)	Sodium (mg)	Potas (mg)	Calc (mg)	Magn (mg)	Iron (mg)	Zinc (mg)	Vit A (RAE)	Vit D (µg)	Vit E (mg α)	Thiam (mg)	Ribo (mg)	Niacin (mg)	Vit B6 (mg)	Folate (DFE)	Vit B12 (µg)	Vit C (mg)
	50	1251	560	218	71	2.4	2.8	89			0.17	0.69	3.0	0.21	120	1.62	5
	0	19	275	46	13	0.7	0.7	95		0.4	0.07	0.07	0.4	0.02	124	0.00	6
	0	90	220	250	100	4.5	3.0				0.38	0.26	3.0	0.40		0.90	60
	0	250	230	250	100	4.5	3.0				0.38	0.26	3.0	0.40		0.90	60
0.0	0	33	273	5	190	0.3	0.1	0		0.0	0.00	0.43	12.3	0.00	2	0.00	0
0.0	0	33	273	5	190	0.3	0.1	0	0	0.0	0.00	0.43	12.3	0.00	2	0.00	0
	0	150	298	28	42	1.7	0.8	1			0.07	0.08	0.5	0.06	53	0.00	1
	0	122	969	115	40	1.7	0.5	16			0.02	0.07	1.5	0.11	63	0.00	28
	15	600	290	200		1.4											0
	0	1	116	18	9	0.2	0.1	4		0.1	0.03	0.03	0.2	0.06	3	0.00	1
	43	741	196	34	37	0.4	0.3	7		0.2	0.04	0.11	1.9	0.14	6	1.56	0
	29	452	272	15	20	1.8	0.4	9			0.09	0.09	1.8	0.09	17	0.94	0
	20	390		0		0.7		0									0
	25	430		20		0.7		0									0
	20	360		0		0.4		0									0
0.5	27	354	181	22	24	0.8	0.4	26	0	1.0	0.13	0.10	1.3	0.05	41	1.09	0
	25	570		40		1.1		0									0
	60	190		0		0.0		0									0
	25	450		20		0.4		0									0
	26	446	77	20	8	2.1	0.7	23			0.06	0.05	0.9	0.07	3	0.71	1
	60	210		0		0.0		0									0
	35	600		20		1.1											6
0	0	18		0		0		0					30	40	680	500	0
	32	202	292	75	35	1.8	3.1	7		1.8	0.07	0.12	1.8	0.24	45	0.99	16
	0	1	33	5	7	1.5	0.2	0	0	0.0	0.25	0.15	1.8	0.01	91	0.00	0
	0	0	234	18	79	2.1	1.8	0		0.5	0.10	0.08	1.4	0.14	19	0.00	0
	0	88	1602	104	104	2.2	0.9	0		0.4	0.37	0.08	5.6	1.23	40	0.00	6
	0	0	100	40	30	0.7	0.6		0		0.12	0.07	0.8	0.12		0.00	0
	0	0	78	7	20	1.8	0.4	0		0.1	0.34	0.24	2.5	0.04	109	0.00	0
	0	5	596	60	73	2.3	0.6	1		0.1	0.17	0.06	0.7	0.14	76	0.00	0
	0	1	21	36	111	2.1	1.6	1			1.02	0.09	2.3	0.24	71	0.00	0
	0	3	173	12	75	1.2	0.9	0		0.1	0.13	0.06	1.8	0.17	16	0.00	0
	0	2	122	10	41	1.2	0.9			0.2	0.13	0.06	1.9	0.10	13	0.00	0
	0	5	1	1	0	0.0	0.0	0		0.0	0.00	0.01	0.0	0.00	0	0.00	0
	24	71	57	257	12	0.2	1.1	59			0.01	0.11	0.1	0.03	6	0.45	0
	184	483	159	36	15	1.2	0.7	115		1.8	0.05	0.22	0.8	0.11	20	0.57	2
	22	504	75	5	4	0.5	0.8	8	0	0.1	0.09	0.05	1.2	0.06	2	0.58	0
	29	600	76	6	7	0.8	1.2	0		0.1	0.02	0.07	1.2	0.05	4	0.86	
	23	593	74	5	6	0.7	1.1	0		0.1	0.03	0.06	1.3	0.06	2	0.80	1
	25	716	86	6	6	0.7	1.1	0		0.0	0.10	0.06	1.4	0.06	2	0.74	0
	38	527	73	51	8	0.6	0.6	0	0	0.1	0.03	0.06	1.4	0.09	3	0.82	0
	50	620	201	203	11	2.8	1.6	60			0.45	0.14	2.1	0.24	2	0.37	2
	48	642	81	48	6	0.8	1.4	0		0.3	0.02	0.08	1.9	0.10	4	0.13	0
	60	399	102	62	21	2.4	0.7			1.9	0.18	0.20	2.4	0.20	220	0.06	0

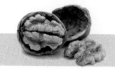

Nutrient Composition of Foods

Food Name	Qty	Measure	Wt (g)	H₂0 (g)	Energy (kcal)	Protein (g)	Carb (g)	Fiber (g)	Total Sugars (g)	Fat (g)	Sat (g)	Mono (g)	Poly (g)
French Toast, Prepared w/ 2% Lowfat Milk	2	Slice	130	71	298	10	33	3.8		14	3.5	5.9	3.4
Fritter, Banana	2	Item	68	28	221	3	22	1.4	9	14	3.0	6.0	4.0
Fritter, Corn	1	Item	35	10	132	3	14	0.7	1	7	1.6	3.2	2.2
Frosting, Chocolate	1	Serving	38	6	151	0	24	0.3	22	7	2.1	3.4	0.8
Frosting, Cream Cheese	1	Serving	38	6	158	0	26	0.0	24	7	1.7	1.4	2.3
Frosting, Creamy Chocolate Mix	1	Item	32.3	0	126	0	30	0.8		2			
Frosting, Creamy Vanilla	1	Serving	38	6	159	0	26	0.0	24	6	1.1	1.8	3.0
Frosting, Sour Cream Flavored	1	Serving	38	5	157	0	26	0.0	26	7	1.9	3.4	0.9
Frozen Dessert, RICE DREAM Cappuccino Non Dairy	1/2	Cup	92		150	0	23	1.0	17	6	0.5		
Frozen Dessert, SOY DREAM Butter Pecan Non Dairy	1/2	Fl Oz	70		160	1	17	2.0	9	10	1.0		
Fruit Cocktail, Canned Extra Heavy Syrup	1/2	Cup	130	99	114	1	30	1.4		0	0.0	0.0	0.0
Fruit Cocktail, Canned Extra Light Syrup	1/2	Cup	123	108	55	0	14	1.4	13	0	0.0	0.0	0.0
Fruit Cocktail, Canned Heavy Syrup	1/2	Cup	124	100	91	0	23	1.2	22	0	0.0	0.0	0.0
Fruit Cocktail, Canned Juice	1	Cup	237	207	109	1	28	2.4	26	0	0.0	0.0	0.0
Fruit Cocktail, Canned Light Syrup	1/2	Cup	121	102	69	0	18	1.2	17	0	0.0	0.0	0.0
Fruit Cocktail, Canned Water	1	Cup	237	215	76	1	20	2.4	18	0	0.0	0.0	0.0
Fruit Pop, Frozen Fruit & Juice	1	Item	92	72	80	1	19	0.9	16	0	0.0	0.0	0.0
Fruit Punch, ALL SPORT	8	Fl Oz	240		60	0	16	0.0	16	0	0.0	0.0	0.0
Fruit Snack, Fruit Leather	1	Item	23	3	81	0	18	0.8		1	0.9	0.1	0.0
Fruit Snacks, BETTY CROCKER FRUIT ROLL-UPS	1	Item	14		50	0	12	0.0	7	1	0.0		
Fruit, Breadfruit	1/4	Item	96	68	99	1	26	4.7	11	0	0.0	0.0	0.1
Fruit, Candied	100	Gram	100	17	321	0	83	1.6	81	0	0.0	0.0	0.0
Fruit, Canned, DEL MONTE Pineapple Chunks, in Heavy Syrup	1/2	Cup	123		90	0	24	1.0	22	0	0.0	0.0	0.0
Fruit, Canned, DEL MONTE Pineapple Chunks, in Its Own Juice	1/2	Cup	122		70	0	17	1.0	15	0	0.0	0.0	0.0
Fruit, Mixed w/ Prune, Apricot, Pear, Dried	1 1/2	Ounce	42.53	13	103	1	27	3.3		0	0.0	0.1	0.0
Fruit, Mixed, Canned in Heavy Syrup	1	Cup	255	205	184	1	48	2.6	46	0	0.0	0.0	0.1
Fruit, Mixed, Sweetened, Frozen, Thawed	1	Cup	250	184	245	4	61	4.8	54	0	0.1	0.1	0.2
FUDGESICLE, Ice Cream Bar	1	Item	73	44	122	4	20	1.1	13	3	2.0	0.7	0.1
FULL THROTTLE Energy Drink, Citrus	16	fl oz	473	413	220	0	58	0	58	0	0	0	0
Garden Cress, Boiled w/ Salt	1	Cup	135	125	31	3	5	0.9	4	1	0.0	0.3	0.3
GARDENBURGER BBQ Chik'n	1	Item	142		250	14	30	5.0	20	8	1.0		
GARDENBURGER Black Bean	1	Item	71		80	8	11	4.0	0	2	0.0		
GARDENBURGER Homestyle	1	Item	71		110	12	6	4.0	0	5	0.5		
GARDENBURGER Meatballs	6	Item	85		110	12	8	4.0	0	5	1.0		
GARDENBURGER Meatless Meatloaf w/ Gravy	1	Item	142		130	12	12	4.0	1	4	1.0		
GARDENBURGER Meatless Riblets w/ Sauce	1	Item	142		160	17	11	4.0	7	5	0.0		
GARDENBURGER Meatless Sweet & Sour Pork	1	Serving	142		170	8	30	2.0	19	2	0.0		
GARDENBURGER Original	2 1/2	Ounce	70.8		90	10	8	3.0	1	2	0.5		

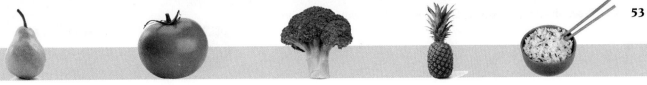

Trans (g)	Chol (mg)	Sodium (mg)	Potas (mg)	Calc (mg)	Magn (mg)	Iron (mg)	Zinc (mg)	Vit A (RAE)	Vit D (μg)	Vit E (mg α)	Thiam (mg)	Ribo (mg)	Niacin (mg)	Vit B6 (mg)	Folate (DFE)	Vit B12 (μg)	Vit C (mg)
	151	623	174	130	22	2.2	0.9	161			0.27	0.42	2.1	0.10	74	0.40	0
	39	28	179	26	16	0.8	0.3	31		0.3	0.09	0.14	0.9	0.16	29	0.16	3
	23	166	67	43	8	0.9	0.3	13	0	0.1	0.09	0.11	0.9	0.02	34	0.08	1
	0	70	74	3	8	0.5	0.1			0.6	0.01	0.01	0.0	0.00	0	0.00	0
	0	73	13	1	1	0.1	0.0	0			0.00	0.00	0.0	0.00	0	0.00	0
	0	25	58	4	12	0.4	0.3	0			0.00	0.01	0.0	0.03	1	0.00	0
0.0	0	70	13	1	0	0.1	0.0	0		0.6	0.00	0.11	0.1	0.00	3	0.00	0
	0	78	74	1	1	0.0	0.0				0.00	0.01	0.3	0.00	0	0.00	0
	0	100	60	20		0.7											1
	0	65	10	0		0.0		0									0
	0	8	112	8	7	0.4	0.1	13			0.02	0.02	0.5	0.06	4	0.00	2
	0	5	128	10	7	0.4	0.1	15			0.04	0.01	0.6	0.06	4	0.00	4
	0	7	109	7	6	0.4	0.1	12		0.5	0.02	0.02	0.5	0.06	4	0.00	2
	0	9	225	19	17	0.5	0.2	36		0.9	0.03	0.04	1.0	0.12	7	0.00	6
	0	7	108	7	6	0.4	0.1	12		0.6	0.02	0.02	0.5	0.06	4	0.00	2
	0	9	223	12	17	0.6	0.2	31		0.9	0.04	0.03	0.9	0.12	7	0.00	5
	0	4	49	5	4	0.2	0.0	1		0.0	0.01	0.02	0.1	0.02	6	0.00	9
0.0	0	55	50										2.0	0.20		0.60	6
	0	18	32	7	5	0.2	0.0	1			0.01	0.01	0.0	0.07	1	0.00	16
0.0	0	55		0		0.0		0	0								15
	0	2	470	16	24	0.5	0.1	0		0.1	0.11	0.03	0.9	0.10	13	0.00	28
	0	98	57	18	4	0.2	0.1	1		0.0	0.00	0.00	0.0	0.00	0	0.00	0
0.0	0	10		0		0.4		0	0								12
0.0	0	10		0		0.4		0	0								12
	0	8	339	16	17	1.2	0.2	52			0.02	0.07	0.8	0.07	2	0.00	2
	0	10	214	3	13	0.9	0.2	26			0.04	0.10	1.5	0.09	8	0.00	176
	0	8	328	18	15	0.7	0.1	40			0.04	0.09	1.0	0.06	20	0.00	188
	18	53	219	85	23	0.5	0.7	96		0.1	0.03	0.13	0.1	0.02	4	0.22	0
0	0	160	14.19	0	14.19	0	0	0	0	0	0.118	0	40	4	0	12	0
	0	329	477	82	35	1.1	0.2	331		0.7	0.08	0.22	1.1	0.21	50	0.00	31
0.0	0	890		150		1.1											0
0.0	0	330		40		1.4											0
0.0	0	380		80		1.4											0
0.0	0	400		60		1.8											0
0.0	0	520		80		0.7											2
0.0	0	720		60		1.8											4
0.0	0	630		40		0.7											18
0.0	0	490	193	80	30	1.1	0.9		0		0.10	0.15	1.1	0.08		0.11	1

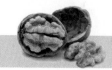

Nutrient Composition of Foods

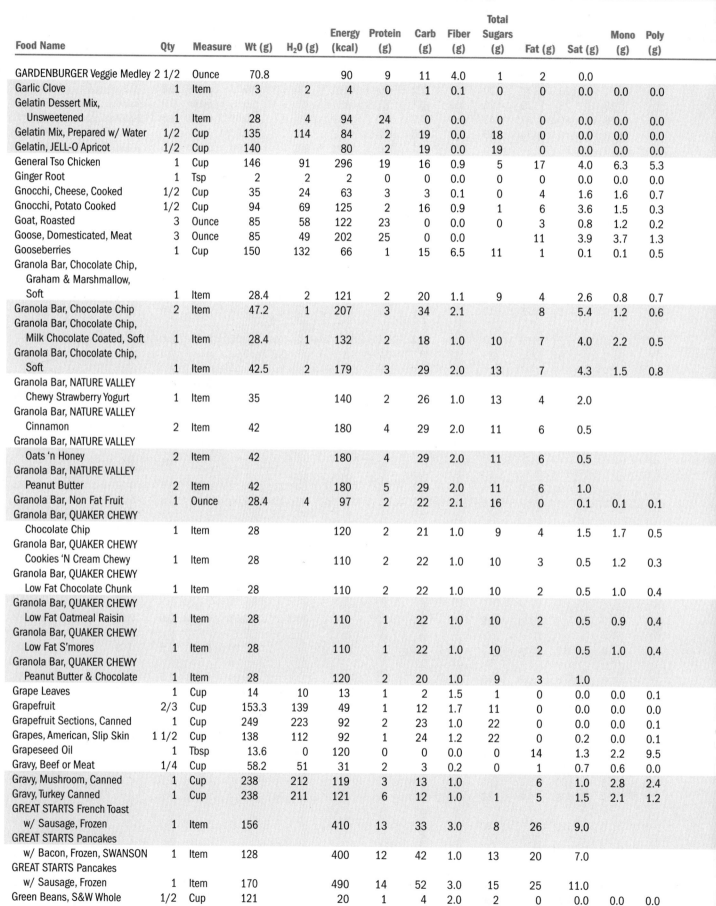

Food Name	Qty	Measure	Wt (g)	H₂0 (g)	Energy (kcal)	Protein (g)	Carb (g)	Fiber (g)	Total Sugars (g)	Fat (g)	Sat (g)	Mono (g)	Poly (g)
GARDENBURGER Veggie Medley	2 1/2	Ounce	70.8		90	9	11	4.0	1	2	0.0		
Garlic Clove	1	Item	3	2	4	0	1	0.1	0	0	0.0	0.0	0.0
Gelatin Dessert Mix, Unsweetened	1	Item	28	4	94	24	0	0.0	0	0	0.0	0.0	0.0
Gelatin Mix, Prepared w/ Water	1/2	Cup	135	114	84	2	19	0.0	18	0	0.0	0.0	0.0
Gelatin, JELL-O Apricot	1/2	Cup	140		80	2	19	0.0	19	0	0.0	0.0	0.0
General Tso Chicken	1	Cup	146	91	296	19	16	0.9	5	17	4.0	6.3	5.3
Ginger Root	1	Tsp	2	2	2	0	0	0.0	0	0	0.0	0.0	0.0
Gnocchi, Cheese, Cooked	1/2	Cup	35	24	63	3	3	0.1	0	4	1.6	1.6	0.7
Gnocchi, Potato Cooked	1/2	Cup	94	69	125	2	16	0.9	1	6	3.6	1.5	0.3
Goat, Roasted	3	Ounce	85	58	122	23	0	0.0	0	3	0.8	1.2	0.2
Goose, Domesticated, Meat	3	Ounce	85	49	202	25	0	0.0		11	3.9	3.7	1.3
Gooseberries	1	Cup	150	132	66	1	15	6.5	11	1	0.1	0.1	0.5
Granola Bar, Chocolate Chip, Graham & Marshmallow, Soft	1	Item	28.4	2	121	2	20	1.1	9	4	2.6	0.8	0.7
Granola Bar, Chocolate Chip	2	Item	47.2	1	207	3	34	2.1		8	5.4	1.2	0.6
Granola Bar, Chocolate Chip, Milk Chocolate Coated, Soft	1	Item	28.4	1	132	2	18	1.0	10	7	4.0	2.2	0.5
Granola Bar, Chocolate Chip, Soft	1	Item	42.5	2	179	3	29	2.0	13	7	4.3	1.5	0.8
Granola Bar, NATURE VALLEY Chewy Strawberry Yogurt	1	Item	35		140	2	26	1.0	13	4	2.0		
Granola Bar, NATURE VALLEY Cinnamon	2	Item	42		180	4	29	2.0	11	6	0.5		
Granola Bar, NATURE VALLEY Oats 'n Honey	2	Item	42		180	4	29	2.0	11	6	0.5		
Granola Bar, NATURE VALLEY Peanut Butter	2	Item	42		180	5	29	2.0	11	6	1.0		
Granola Bar, Non Fat Fruit	1	Ounce	28.4	4	97	2	22	2.1	16	0	0.1	0.1	0.1
Granola Bar, QUAKER CHEWY Chocolate Chip	1	Item	28		120	2	21	1.0	9	4	1.5	1.7	0.5
Granola Bar, QUAKER CHEWY Cookies 'N Cream Chewy	1	Item	28		110	2	22	1.0	10	3	0.5	1.2	0.3
Granola Bar, QUAKER CHEWY Low Fat Chocolate Chunk	1	Item	28		110	2	22	1.0	10	2	0.5	1.0	0.4
Granola Bar, QUAKER CHEWY Low Fat Oatmeal Raisin	1	Item	28		110	1	22	1.0	10	2	0.5	0.9	0.4
Granola Bar, QUAKER CHEWY Low Fat S'mores	1	Item	28		110	1	22	1.0	10	2	0.5	1.0	0.4
Granola Bar, QUAKER CHEWY Peanut Butter & Chocolate	1	Item	28		120	2	20	1.0	9	3	1.0		
Grape Leaves	1	Cup	14	10	13	1	2	1.5	1	0	0.0	0.0	0.1
Grapefruit	2/3	Cup	153.3	139	49	1	12	1.7	11	0	0.0	0.0	0.0
Grapefruit Sections, Canned	1	Cup	249	223	92	2	23	1.0	22	0	0.0	0.0	0.1
Grapes, American, Slip Skin	1 1/2	Cup	138	112	92	1	24	1.2	22	0	0.2	0.0	0.1
Grapeseed Oil	1	Tbsp	13.6	0	120	0	0	0.0	0	14	1.3	2.2	9.5
Gravy, Beef or Meat	1/4	Cup	58.2	51	31	2	3	0.2	0	1	0.7	0.6	0.0
Gravy, Mushroom, Canned	1	Cup	238	212	119	3	13	1.0		6	1.0	2.8	2.4
Gravy, Turkey Canned	1	Cup	238	211	121	6	12	1.0	1	5	1.5	2.1	1.2
GREAT STARTS French Toast w/ Sausage, Frozen	1	Item	156		410	13	33	3.0	8	26	9.0		
GREAT STARTS Pancakes w/ Bacon, Frozen, SWANSON	1	Item	128		400	12	42	1.0	13	20	7.0		
GREAT STARTS Pancakes w/ Sausage, Frozen	1	Item	170		490	14	52	3.0	15	25	11.0		
Green Beans, S&W Whole	1/2	Cup	121		20	1	4	2.0	2	0	0.0	0.0	0.0

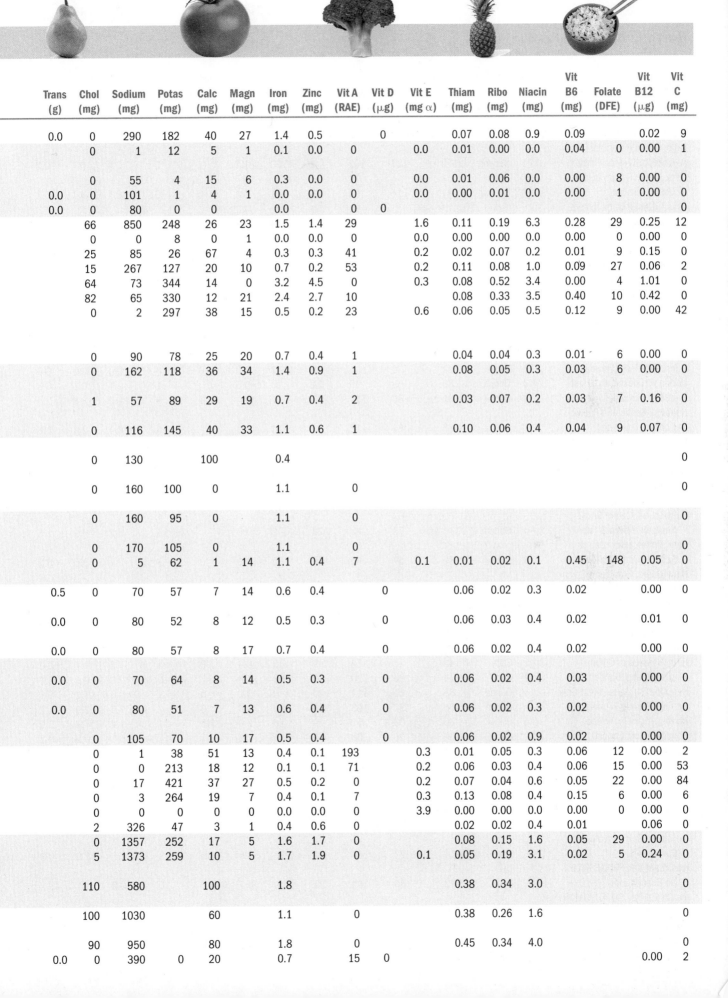

Trans (g)	Chol (mg)	Sodium (mg)	Potas (mg)	Calc (mg)	Magn (mg)	Iron (mg)	Zinc (mg)	Vit A (RAE)	Vit D (μg)	Vit E (mg α)	Thiam (mg)	Ribo (mg)	Niacin (mg)	Vit B6 (mg)	Folate (DFE)	Vit B12 (μg)	Vit C (mg)
0.0	0	290	182	40	27	1.4	0.5		0		0.07	0.08	0.9	0.09		0.02	9
	0	1	12	5	1	0.1	0.0	0		0.0	0.01	0.00	0.0	0.04	0	0.00	1
	0	55	4	15	6	0.3	0.0	0		0.0	0.01	0.06	0.0	0.00	8	0.00	0
0.0	0	101	1	4	1	0.0	0.0	0		0.0	0.00	0.01	0.0	0.00	1	0.00	0
0.0	0	80	0	0		0.0			0	0								0
	66	850	248	26	23	1.5	1.4	29		1.6	0.11	0.19	6.3	0.28	29	0.25	12
	0	0	8	0	1	0.0	0.0	0		0.0	0.00	0.00	0.0	0.00	0	0.00	0
	25	85	26	67	4	0.3	0.3	41		0.2	0.02	0.07	0.2	0.01	9	0.15	0
	15	267	127	20	10	0.7	0.2	53		0.2	0.11	0.08	1.0	0.09	27	0.06	2
	64	73	344	14	0	3.2	4.5	0		0.3	0.08	0.52	3.4	0.00	4	1.01	0
	82	65	330	12	21	2.4	2.7	10			0.08	0.33	3.5	0.40	10	0.42	0
	0	2	297	38	15	0.5	0.2	23		0.6	0.06	0.05	0.5	0.12	9	0.00	42
	0	90	78	25	20	0.7	0.4	1			0.04	0.04	0.3	0.01	6	0.00	0
	0	162	118	36	34	1.4	0.9	1			0.08	0.05	0.3	0.03	6	0.00	0
	1	57	89	29	19	0.7	0.4	2			0.03	0.07	0.2	0.03	7	0.16	0
	0	116	145	40	33	1.1	0.6	1			0.10	0.06	0.4	0.04	9	0.07	0
	0	130		100		0.4											0
	0	160	100	0		1.1		0									0
	0	160	95	0		1.1		0									0
	0	170	105	0		1.1		0									0
	0	5	62	1	14	1.1	0.4	7		0.1	0.01	0.02	0.1	0.45	148	0.05	0
0.5	0	70	57	7	14	0.6	0.4	0			0.06	0.02	0.3	0.02		0.00	0
0.0	0	80	52	8	12	0.5	0.3	0			0.06	0.03	0.4	0.02		0.01	0
0.0	0	80	57	8	17	0.7	0.4	0			0.06	0.02	0.4	0.02		0.00	0
0.0	0	70	64	8	14	0.5	0.3	0			0.06	0.02	0.4	0.03		0.00	0
0.0	0	80	51	7	13	0.6	0.4	0			0.06	0.02	0.3	0.02		0.00	0
	0	105	70	10	17	0.5	0.4	0			0.06	0.02	0.9	0.02		0.00	0
	0	1	38	51	13	0.4	0.1	193		0.3	0.01	0.05	0.3	0.06	12	0.00	2
	0	0	213	18	12	0.1	0.1	71		0.2	0.06	0.03	0.4	0.06	15	0.00	53
	0	17	421	37	27	0.5	0.2	0		0.2	0.07	0.04	0.6	0.05	22	0.00	84
	0	3	264	19	7	0.4	0.1	7		0.3	0.13	0.08	0.4	0.15	6	0.00	6
	0	0	0	0	0	0.0	0.0	0		3.9	0.00	0.00	0.0	0.00	0	0.00	0
	2	326	47	3	1	0.4	0.6	0			0.02	0.02	0.4	0.01		0.06	0
	0	1357	252	17	5	1.6	1.7	0			0.08	0.15	1.6	0.05	29	0.00	0
	5	1373	259	10	5	1.7	1.9	0		0.1	0.05	0.19	3.1	0.02	5	0.24	0
	110	580		100		1.8					0.38	0.34	3.0				0
	100	1030		60		1.1		0			0.38	0.26	1.6				0
	90	950		80		1.8		0			0.45	0.34	4.0				0
0.0	0	390	0	20		0.7		15	0							0.00	2

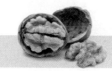

Nutrient Composition of Foods

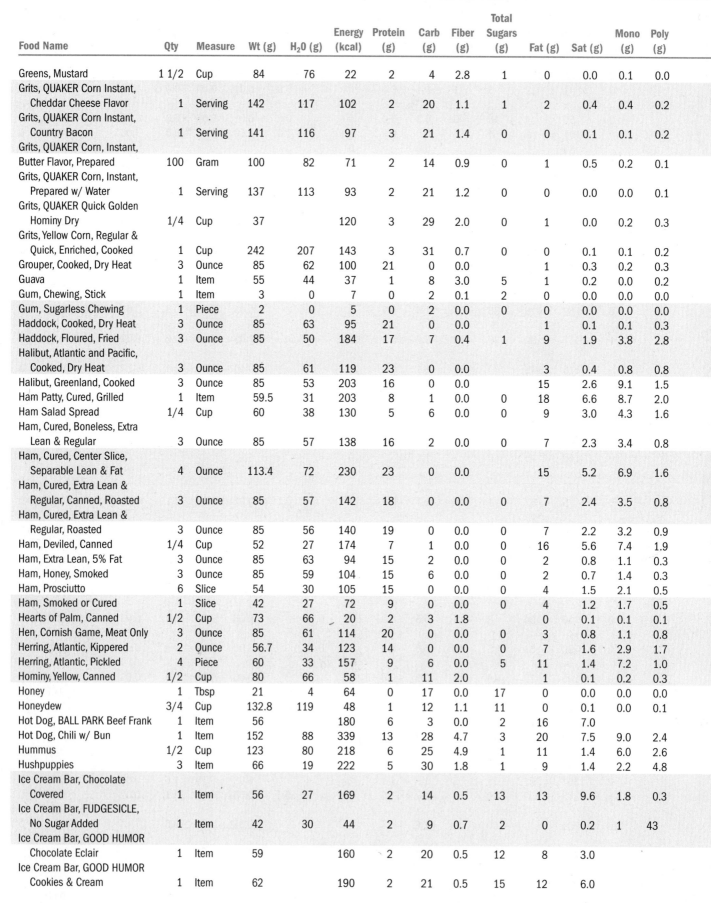

Food Name	Qty	Measure	Wt (g)	H₂0 (g)	Energy (kcal)	Protein (g)	Carb (g)	Fiber (g)	Total Sugars (g)	Fat (g)	Sat (g)	Mono (g)	Poly (g)
Greens, Mustard	1 1/2	Cup	84	76	22	2	4	2.8	1	0	0.0	0.1	0.0
Grits, QUAKER Corn Instant, Cheddar Cheese Flavor	1	Serving	142	117	102	2	20	1.1	1	2	0.4	0.4	0.2
Grits, QUAKER Corn Instant, Country Bacon	1	Serving	141	116	97	3	21	1.4	0	0	0.1	0.1	0.2
Grits, QUAKER Corn, Instant, Butter Flavor, Prepared	100	Gram	100	82	71	2	14	0.9	0	1	0.5	0.2	0.1
Grits, QUAKER Corn, Instant, Prepared w/ Water	1	Serving	137	113	93	2	21	1.2	0	0	0.0	0.0	0.1
Grits, QUAKER Quick Golden Hominy Dry	1/4	Cup	37		120	3	29	2.0	0	1	0.0	0.2	0.3
Grits, Yellow Corn, Regular & Quick, Enriched, Cooked	1	Cup	242	207	143	3	31	0.7	0	0	0.1	0.1	0.2
Grouper, Cooked, Dry Heat	3	Ounce	85	62	100	21	0	0.0		1	0.3	0.2	0.3
Guava	1	Item	55	44	37	1	8	3.0	5	1	0.2	0.0	0.2
Gum, Chewing, Stick	1	Item	3	0	7	0	2	0.1	2	0	0.0	0.0	0.0
Gum, Sugarless Chewing	1	Piece	2	0	5	0	2	0.0	0	0	0.0	0.0	0.0
Haddock, Cooked, Dry Heat	3	Ounce	85	63	95	21	0	0.0		1	0.1	0.1	0.3
Haddock, Floured, Fried	3	Ounce	85	50	184	17	7	0.4	1	9	1.9	3.8	2.8
Halibut, Atlantic and Pacific, Cooked, Dry Heat	3	Ounce	85	61	119	23	0	0.0		3	0.4	0.8	0.8
Halibut, Greenland, Cooked	3	Ounce	85	53	203	16	0	0.0		15	2.6	9.1	1.5
Ham Patty, Cured, Grilled	1	Item	59.5	31	203	8	1	0.0	0	18	6.6	8.7	2.0
Ham Salad Spread	1/4	Cup	60	38	130	5	6	0.0	0	9	3.0	4.3	1.6
Ham, Cured, Boneless, Extra Lean & Regular	3	Ounce	85	57	138	16	2	0.0	0	7	2.3	3.4	0.8
Ham, Cured, Center Slice, Separable Lean & Fat	4	Ounce	113.4	72	230	23	0	0.0		15	5.2	6.9	1.6
Ham, Cured, Extra Lean & Regular, Canned, Roasted	3	Ounce	85	57	142	18	0	0.0	0	7	2.4	3.5	0.8
Ham, Cured, Extra Lean & Regular, Roasted	3	Ounce	85	56	140	19	0	0.0	0	7	2.2	3.2	0.9
Ham, Deviled, Canned	1/4	Cup	52	27	174	7	1	0.0	0	16	5.6	7.4	1.9
Ham, Extra Lean, 5% Fat	3	Ounce	85	63	94	15	2	0.0	0	2	0.8	1.1	0.3
Ham, Honey, Smoked	3	Ounce	85	59	104	15	6	0.0	0	2	0.7	1.4	0.3
Ham, Prosciutto	6	Slice	54	30	105	15	0	0.0	0	4	1.5	2.1	0.5
Ham, Smoked or Cured	1	Slice	42	27	72	9	0	0.0	0	4	1.2	1.7	0.5
Hearts of Palm, Canned	1/2	Cup	73	66	20	2	3	1.8		0	0.1	0.1	0.1
Hen, Cornish Game, Meat Only	3	Ounce	85	61	114	20	0	0.0	0	3	0.8	1.1	0.8
Herring, Atlantic, Kippered	2	Ounce	56.7	34	123	14	0	0.0	0	7	1.6	2.9	1.7
Herring, Atlantic, Pickled	4	Piece	60	33	157	9	6	0.0	5	11	1.4	7.2	1.0
Hominy, Yellow, Canned	1/2	Cup	80	66	58	1	11	2.0		1	0.1	0.2	0.3
Honey	1	Tbsp	21	4	64	0	17	0.0	17	0	0.0	0.0	0.0
Honeydew	3/4	Cup	132.8	119	48	1	12	1.1	11	0	0.1	0.0	0.1
Hot Dog, BALL PARK Beef Frank	1	Item	56		180	6	3	0.0	2	16	7.0		
Hot Dog, Chili w/ Bun	1	Item	152	88	339	13	28	4.7	3	20	7.5	9.0	2.4
Hummus	1/2	Cup	123	80	218	6	25	4.9	1	11	1.4	6.0	2.6
Hushpuppies	3	Item	66	19	222	5	30	1.8	1	9	1.4	2.2	4.8
Ice Cream Bar, Chocolate Covered	1	Item	56	27	169	2	14	0.5	13	13	9.6	1.8	0.3
Ice Cream Bar, FUDGESICLE, No Sugar Added	1	Item	42	30	44	2	9	0.7	2	0	0.2	1	43
Ice Cream Bar, GOOD HUMOR Chocolate Eclair	1	Item	59		160	2	20	0.5	12	8	3.0		
Ice Cream Bar, GOOD HUMOR Cookies & Cream	1	Item	62		190	2	21	0.5	15	12	6.0		

Trans (g)	Chol (mg)	Sodium (mg)	Potas (mg)	Calc (mg)	Magn (mg)	Iron (mg)	Zinc (mg)	Vit A (RAE)	Vit D (μg)	Vit E (mg α)	Thiam (mg)	Ribo (mg)	Niacin (mg)	Vit B6 (mg)	Folate (DFE)	Vit B12 (μg)	Vit C (mg)
	0	21	297	87	27	1.2	0.2	441		1.7	0.07	0.09	0.7	0.15	157	0.00	59
	0	508	47	16	11	7.9	0.2	1		0.1	0.16	0.18	2.1	0.04	70	0.06	0
	0	413	56	6	7	7.8	0.2	0		0.0	0.17	0.19	2.3	0.04	45	0.00	0
	0	247	28	79	6	5.4	0.1	8			0.11	0.12	1.5	0.02		0.00	0
	0	288	38	8	10	8.0	0.2			0.0	0.16	0.19	2.2	0.06	78	0.00	0
	0	0	60	0	15	1.4	0.3		0		0.15	0.14	1.2	0.10		0.00	0
	0	5	51	7	12	1.5	0.2	5		0.0	0.20	0.13	1.7	0.05	136	0.00	0
	40	45	404	18	31	1.0	0.4	43			0.07	0.01	0.3	0.30	9	0.59	0
	0	1	229	10	12	0.1	0.1	17		0.4	0.04	0.02	0.6	0.06	27	0.00	126
	0	0	0	0	0	0.0	0.0	0		0.0	0.00	0.00	0.0	0.00	0	0.00	0
	0	0	0	0	0	0.0	0.0	0		0.0	0.00	0.00	0.0	0.00	0	0.00	0
	63	74	339	36	43	1.1	0.4	16			0.03	0.04	3.9	0.29	11	1.18	0
	65	338	278	48	37	1.4	0.5	19		0.4	0.10	0.09	3.6	0.24	20	0.96	0
	35	59	490	51	91	0.9	0.5	46			0.06	0.08	6.1	0.34	12	1.17	0
	50	88	293	3	28	0.7	0.4	15			0.06	0.09	1.6	0.41	1	0.82	0
	43	632	145	5	6	1.0	1.1	0		0.3	0.21	0.11	1.9	0.10	2	0.42	0
	22	547	90	5	6	0.4	0.7	0		1.0	0.26	0.07	1.3	0.09	1	0.46	0
	45	1087	253	6	15	0.8	1.7	0		0.2	0.76	0.20	4.3	0.32	3	0.68	0
	61	1572	382	8	18	0.9	2.1	0			0.96	0.23	5.5	0.53	5	0.91	0
	35	908	299	6	17	0.9	2.0	0		0.2	0.82	0.21	4.3	0.34	4	0.71	0
	48	1178	308	7	16	1.2	2.2	0		0.2	0.63	0.24	4.5	0.30	3	0.58	0
	32	670	112	3	5	0.4	0.8	0		0.1	0.19	0.10	1.6	0.11	3	0.47	1
	41	941	298	8	14	0.7	1.6	0		0.2	0.79	0.19	4.3	0.39	3	0.64	0
	19	765	140	5	7	0.3	0.8	0			0.34	0.09	1.9	0.20	2	0.32	1
	38	1455	275	5	14	0.6	1.5	0		0.2	0.31	0.13	2.1	0.23	3	0.48	0
	24	606	162	3	9	0.6	1.1	0		0.1	0.31	0.13	2.4	0.14	1	0.29	0
	0	311	129	42	28	2.3	0.8	0			0.01	0.04	0.3	0.02	28	0.00	6
	90	54	213	11	16	0.7	1.3	17		0.2	0.06	0.19	5.3	0.30	2	0.26	1
	46	520	253	48	26	0.9	0.8	23	2	0.9	0.07	0.18	2.5	0.23	8	10.60	1
	8	522	41	46	5	0.7	0.3	155	10	1.0	0.02	0.08	2.0	0.10	1	2.56	0
	0	168	7	8	13	0.5	0.8	5			0.00	0.00	0.0	0.00	1	0.00	0
0.0	0	1	11	1	0	0.1	0.0	0		0.0	0.00	0.01	0.0	0.01	0	0.00	0
	0	24	303	8	13	0.2	0.1	4		0.0	0.05	0.02	0.6	0.12	25	0.00	24
	35	550	360	0		0.7		0									4
	36	1093	342	88	41	4.0	2.4	20		0.5	0.29	0.25	3.3	0.17	84	0.76	1
	0	298	213	60	36	1.9	1.3			0.9	0.11	0.06	0.5	0.49	73	0.00	10
	30	441	95	183	16	2.0	0.4	27		0.8	0.23	0.22	1.8	0.07	90	0.13	0
	20	35	104	57	9	0.1	0.3	52		0.1	0.02	0.11	0.1	0.02	2	0.17	0
	1	43		42		0.4											0
	5	60		40		0.7											0
	10	120		60		0.4											0

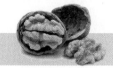

Nutrient Composition of Foods

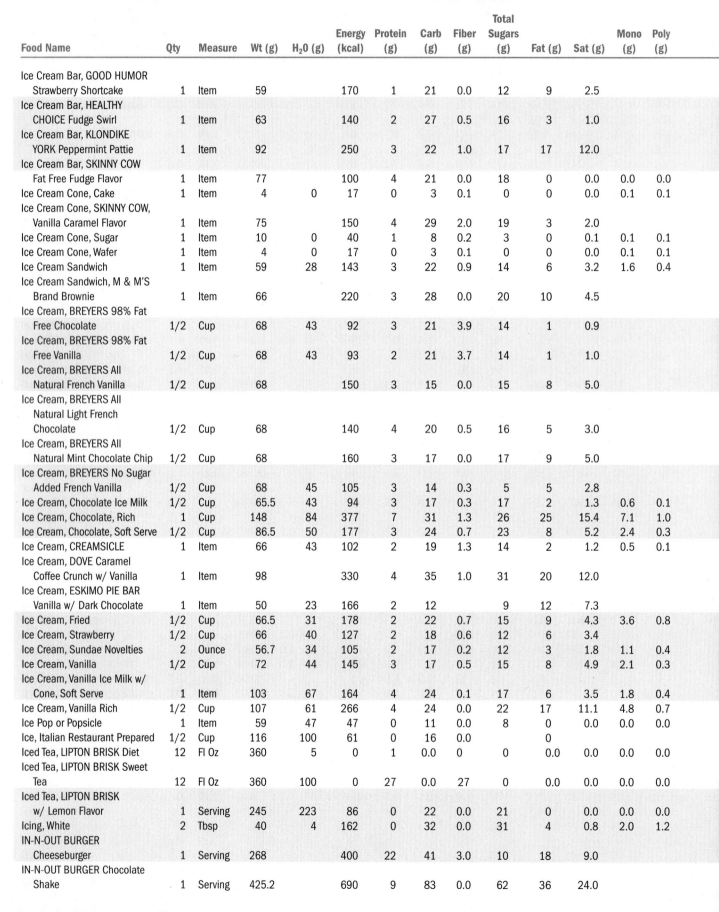

Food Name	Qty	Measure	Wt (g)	H₂0 (g)	Energy (kcal)	Protein (g)	Carb (g)	Fiber (g)	Total Sugars (g)	Fat (g)	Sat (g)	Mono (g)	Poly (g)
Ice Cream Bar, GOOD HUMOR Strawberry Shortcake	1	Item	59		170	1	21	0.0	12	9	2.5		
Ice Cream Bar, HEALTHY CHOICE Fudge Swirl	1	Item	63		140	2	27	0.5	16	3	1.0		
Ice Cream Bar, KLONDIKE YORK Peppermint Pattie	1	Item	92		250	3	22	1.0	17	17	12.0		
Ice Cream Bar, SKINNY COW Fat Free Fudge Flavor	1	Item	77		100	4	21	0.0	18	0	0.0	0.0	0.0
Ice Cream Cone, Cake	1	Item	4	0	17	0	3	0.1	0	0	0.0	0.1	0.1
Ice Cream Cone, SKINNY COW, Vanilla Caramel Flavor	1	Item	75		150	4	29	2.0	19	3	2.0		
Ice Cream Cone, Sugar	1	Item	10	0	40	1	8	0.2	3	0	0.1	0.1	0.1
Ice Cream Cone, Wafer	1	Item	4	0	17	0	3	0.1	0	0	0.0	0.1	0.1
Ice Cream Sandwich	1	Item	59	28	143	3	22	0.9	14	6	3.2	1.6	0.4
Ice Cream Sandwich, M & M'S Brand Brownie	1	Item	66		220	3	28	0.0	20	10	4.5		
Ice Cream, BREYERS 98% Fat Free Chocolate	1/2	Cup	68	43	92	3	21	3.9	14	1	0.9		
Ice Cream, BREYERS 98% Fat Free Vanilla	1/2	Cup	68	43	93	2	21	3.7	14	1	1.0		
Ice Cream, BREYERS All Natural French Vanilla	1/2	Cup	68		150	3	15	0.0	15	8	5.0		
Ice Cream, BREYERS All Natural Light French Chocolate	1/2	Cup	68		140	4	20	0.5	16	5	3.0		
Ice Cream, BREYERS All Natural Mint Chocolate Chip	1/2	Cup	68		160	3	17	0.0	17	9	5.0		
Ice Cream, BREYERS No Sugar Added French Vanilla	1/2	Cup	68	45	105	3	14	0.3	5	5	2.8		
Ice Cream, Chocolate Ice Milk	1/2	Cup	65.5	43	94	3	17	0.3	17	2	1.3	0.6	0.1
Ice Cream, Chocolate, Rich	1	Cup	148	84	377	7	31	1.3	26	25	15.4	7.1	1.0
Ice Cream, Chocolate, Soft Serve	1/2	Cup	86.5	50	177	3	24	0.7	23	8	5.2	2.4	0.3
Ice Cream, CREAMSICLE	1	Item	66	43	102	2	19	1.3	14	2	1.2	0.5	0.1
Ice Cream, DOVE Caramel Coffee Crunch w/ Vanilla	1	Item	98		330	4	35	1.0	31	20	12.0		
Ice Cream, ESKIMO PIE BAR Vanilla w/ Dark Chocolate	1	Item	50	23	166	2	12		9	12	7.3		
Ice Cream, Fried	1/2	Cup	66.5	31	178	2	22	0.7	15	9	4.3	3.6	0.8
Ice Cream, Strawberry	1/2	Cup	66	40	127	2	18	0.6	12	6	3.4		
Ice Cream, Sundae Novelties	2	Ounce	56.7	34	105	2	17	0.2	12	3	1.8	1.1	0.4
Ice Cream, Vanilla	1/2	Cup	72	44	145	3	17	0.5	15	8	4.9	2.1	0.3
Ice Cream, Vanilla Ice Milk w/ Cone, Soft Serve	1	Item	103	67	164	4	24	0.1	17	6	3.5	1.8	0.4
Ice Cream, Vanilla Rich	1/2	Cup	107	61	266	4	24	0.0	22	17	11.1	4.8	0.7
Ice Pop or Popsicle	1	Item	59	47	47	0	11	0.0	8	0	0.0	0.0	0.0
Ice, Italian Restaurant Prepared	1/2	Cup	116	100	61	0	16	0.0		0			
Iced Tea, LIPTON BRISK Diet	12	Fl Oz	360	5	0	1	0.0	0	0	0.0	0.0	0.0	0.0
Iced Tea, LIPTON BRISK Sweet Tea	12	Fl Oz	360	100	0	27	0.0	27	0	0.0	0.0	0.0	0.0
Iced Tea, LIPTON BRISK w/ Lemon Flavor	1	Serving	245	223	86	0	22	0.0	21	0	0.0	0.0	0.0
Icing, White	2	Tbsp	40	4	162	0	32	0.0	31	4	0.8	2.0	1.2
IN-N-OUT BURGER Cheeseburger	1	Serving	268		400	22	41	3.0	10	18	9.0		
IN-N-OUT BURGER Chocolate Shake	1	Serving	425.2		690	9	83	0.0	62	36	24.0		

Trans (g)	Chol (mg)	Sodium (mg)	Potas (mg)	Calc (mg)	Magn (mg)	Iron (mg)	Zinc (mg)	Vit A (RAE)	Vit D (µg)	Vit E (mg α)	Thiam (mg)	Ribo (mg)	Niacin (mg)	Vit B6 (mg)	Folate (DFE)	Vit B12 (µg)	Vit C (mg)
	5	60		40		0.4											0
	5	150		20		1.8											0
	20	50		80		0.7											0
0.0	3	60		100		0.7											0
	0	6	4	1	1	0.1	0.0	0		0.0	0.01	0.01	0.2	0.00	12	0.00	0
	4	85		80		0.0											0
	0	32	15	4	3	0.4	0.1	0		0.0	0.05	0.04	0.5	0.01	24	0.00	0
	0	6	4	1	1	0.1	0.0	0		0.0	0.01	0.01	0.2	0.00	12	0.00	0
	20	37	122	60	12	0.3	0.4	53		0.2	0.03	0.12	0.2	0.03	5	0.18	0
	25	135		40		0.2											1
	5	51		86		0.6											0
	5	50		83		0.1											1
	50	45		100		0.0											0
	30	50		100		0.7											0
	20	40		100		0.0											0
	36	59		103		0.1											1
	6	41	155	94	13	0.2	0.4	16		0.1	0.03	0.12	0.1	0.03	4	0.29	1
	89	84	352	210	47	1.5	0.9	297		0.7	0.04	0.25	0.3	0.05	7	0.27	1
	22	43	192	103	19	0.3	0.5	67		0.2	0.03	0.13	0.1	0.03	4	0.32	1
	8	39	98	55	7	0.1	0.4	47		0.0	0.02	0.08	0.1	0.02	4	0.14	2
	35	110		100		0.2										0.00	1
	14	34		60				0									
	23	154	122	213	11	1.9	1.9	123		0.2	0.18	0.30	2.2	0.24	72	0.83	3
	19	40	124	79	9	0.1	0.2	63			0.03	0.17	0.1	0.03	8	0.20	5
	7	54	120	68	11	0.1	0.3	74		0.1	0.02	0.11	0.4	0.03	3	0.22	1
	32	58	143	92	10	0.1	0.5	85	1	0.2	0.03	0.17	0.1	0.04	4	0.28	0
	28	92	169	153	15	0.2	0.6	60	0	0.4	0.05	0.26	0.3	0.06	18	0.21	1
	98	65	168	125	12	0.4	0.5	195	1	0.5	0.04	0.18	0.1	0.05	9	0.42	0
	0	4	9	0	1	0.3	0.1	0		0.0	0.00	0.00	0.0	0.00	0	0.00	0
	0	5	7	1	0	0.1	0.0				0.01	0.01	0.8	0.00	6	0.00	1
0.0	0	75	75						0								
0.0	0	75	90						0								
0.0	0	51	47	2	0	0.0	0.0	0									
	0	76	6	4	0	0.0	0.0	44		0.3	0.00	0.01	0.0	0.00	0	0.02	0
	60	1080		200		3.6		182									12
	95	350		300		0.7		143									0

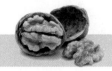

Nutrient Composition of Foods

Food Name	Qty	Measure	Wt (g)	H₂0 (g)	Energy (kcal)	Protein (g)	Carb (g)	Fiber (g)	Total Sugars (g)	Fat (g)	Sat (g)	Mono (g)	Poly (g)
IN-N-OUT BURGER DOUBLE													
DOUBLE Cheeseburger	1	Serving	330		590	37	41	3.0	10	32	17.0		
IN-N-OUT BURGER French Fries	1	Serving	125		400	7	54	2.0	0	18	5.0		
IN-N-OUT BURGER Hamburger	1	Serving	243		310	16	41	3.0	10	10	4.0		
IN-N-OUT BURGER Strawberry													
Shake	1	Serving	425.2		690	9	91	0.0	75	33	22.0		
IN-N-OUT BURGER Vanilla Shake	1	Serving	425.2		680	9	78	0.0	57	37	25.0		
Instant Breakfast, CARNATION,													
No Sugar Added, Prepared	9	Fl Oz	255	217	150	13	24	0.0		1			
Instant Breakfast, CARNATION,													
Prepared w/ Milk	9	Fl Oz	270	217	220	13	39	0.0	17	1			
Jack Mackerel, Solids, Canned	2	Ounce	56.7	39	88	13	0	0.0	0	4	1.1	1.3	0.9
Jackfruit	3/4	Cup	123.8	91	116	2	30	2.0	23	0	0.1	0.1	0.1
Jam or Preserves	1	Tbsp	20	6	56	0	14	0.2	10	0	0.0	0.0	0.0
Jelly	1	Tbsp	21	6	56	0	15	0.2	11	0	0.0	0.0	0.0
Jerky, Beef	1	Ounce	28.4	7	116	9	3	0.5	3	7	3.1	3.2	0.3
Jew's Ear, Dried	1	Cup	24	3	72	1	19			0			
Juice Blend, Fruit 100% Juice	8	Fl Oz	248	214	131	1	32	0.2	31	0	0.1	0.0	0.1
Juice Drink, SUNNY DELIGHT	8	Fl Oz	240		130	0	33	0.0	31	0	0.0	0.0	0.0
Juice Drink, TANG Orange Mix	8	Fl Oz	240		90	0	23	0.0	23	0	0.0	0.0	0.0
Juice, Apple, Unsweetened	8	Fl Oz	248	218	117	0	29	0.2	27	0	0.0	0.0	0.1
Juice, Carrot, Canned	8	Fl Oz	236	210	94	2	22	1.9	9	0	0.1	0.0	0.2
Juice, Celery Vegetable	8	Fl Oz	236	222	42	2	9	3.8	6	0	0.1	0.1	0.2
Juice, Cranberry Drink	8	Fl Oz	253	216	144	0	36	0.3	34	0	0.0	0.0	0.1
Juice, Cranberry Juice Cocktail	8	Fl Oz	253	218	137	0	34	0.0	30	0	0.0	0.0	0.1
Juice, Grape Unsweetened	8	Fl Oz	248	209	151	1	37	0.2	37	0	0.1	0.0	0.0
Juice, Lemon	1	Fl Oz	30.5	28	8	0	3	0.1	1	0	0.0	0.0	0.0
Juice, Lime	1	Tsp	5.1	5	1	0	0	0.0	0	0	0.0	0.0	0.0
Juice, OCEAN SPRAY Cranberry	8	Fl Oz	240		130	0	33	0.0	33	0	0.0	0.0	0.0
Juice, Orange	8	Fl Oz	248	219	112	2	26	0.5	21	0	0.1	0.1	0.1
Juice, Pineapple, Unsweetened	8	Fl Oz	250	216	133	1	32	0.5	25	0	0.0	0.0	0.1
Juice, POM WONDERFUL	8	Ounce	240		160	0	40	0.0	34	0	0.0	0.0	0.0
Juice, Prune Canned	8	Fl Oz	256	208	182	2	45	2.6	42	0	0.0	0.1	0.0
Juice, Purple Passion Fruit	8	Fl Oz	247	211	126	1	34	0.5	33	0	0.0	0.0	0.1
Juice, Tangerine	8	Fl Oz	247	220	106	1	25	0.5	24	0	0.1	0.1	0.1
Juice, Tomato Canned	8	Fl Oz	243	228	41	2	10	1.0	9	0	0.0	0.0	0.1
Juice, Tomato No Salt Added	8	Fl Oz	243	228	41	2	10	1.0	9	0	0.0	0.0	0.1
Juice, V8 100% Vegetable	8	Fl Oz	240		50	2	10	2.0	7	0	0.0	0.0	0.0
Juice, V8 Low Sodium	8	Fl Oz	240		50	0	13	2.0	8	0	0.0	0.0	0.0
Juice, V8 Spicy Hot	8	Fl Oz	240		50	2	10	1.0	7	0	0.0	0.0	0.0
Juice, Yellow Passion Fruit	8	Fl Oz	247	208	148	2	36	0.5		0	0.0	0.1	0.3
Jujube	5	Ounce	141.7	110	112	2	29			0			
Jujube, Dried	1 1/2	Ounce	42.5	8	122	2	31			0			
Kale	1 1/4	Cup	83.8	71	42	3	8	1.7	2	1	0.1	0.0	0.3
Kale, Scotch	1 1/4	Cup	83.8	73	35	2	7	1.4		1	0.1	0.0	0.2
Kale, Scotch, Boiled, Drained	2/3	Cup	86.6	79	24	2	5	1.0	2	0	0.0	0.0	0.2
Ketchup or Catsup	1	Tbsp	15	10	15	0	4	0.0	3	0	0.0	0.0	0.0
Kielbasa, HEALTHY CHOICE													
Low Fat Polska	2	Ounce	56		80	7	6	0.0	2	3	1.0	0.7	0.2
Kiwi Fruit or Chinese Gooseberries	1	Item	76	63	46	1	11	2.3	7	0	0.0	0.0	0.2
Knockwurst or Knackwurst	2	Ounce	56	31	174	6	2	0.0	0	16	5.8	7.3	1.7
Kohlrabi	1	Cup	135	123	36	2	8	4.9	4	0	0.0	0.0	0.1
Kumquats	1	Item	19	15	13	0	3	1.2	2	0	0.0	0.0	0.0
Lamb Leg & Shoulder	3	Ounce	85	48	190	29	0	0.0	0	7	2.7	3.0	0.7
Lamb Leg, Shank Half,													
Domestic, Choice, Lean	4	Ounce	113	84	142	23	0	0.0		5	1.7	1.9	0.4
Lamb Leg, Sirloin Chops	3	Ounce	85	51	200	22	0			12	5.5	4.7	0.5

Trans (g)	Chol (mg)	Sodium (mg)	Potas (mg)	Calc (mg)	Magn (mg)	Iron (mg)	Zinc (mg)	Vit A (RAE)	Vit D (μg)	Vit E (mg α)	Thiam (mg)	Ribo (mg)	Niacin (mg)	Vit B6 (mg)	Folate (DFE)	Vit B12 (μg)	Vit C (mg)
	115	1520		350		5.4		229									12
	0	245		20		1.8		0									0
	35	730		40		3.6		75									12
	85	280		300		0.0		134									0
	90	390		300		0.0		145									0
		200	650	500	100	4.5	3.8		3		0.40	0.50	5.0	0.50		1.50	30
		220	640	500	100	4.5	3.8		3		0.40	0.50	5.0	0.50		1.50	30
	45	215	110	137	21	1.2	0.6	74	4	0.6	0.02	0.12	3.5	0.12	3	3.93	1
	0	4	375	42	46	0.7	0.5	19			0.04	0.14	0.5	0.13	17	0.00	8
	0	6	15	4	1	0.1	0.0	0		0.0	0.00	0.02	0.0	0.00	2	0.00	2
	0	6	11	1	1	0.0	0.0			0.0	0.00	0.01	0.0	0.00	0	0.00	0
	14	627	169	6	14	1.5	2.3	0		0.1	0.04	0.04	0.5	0.05	38	0.28	0
	0	17	170	27	35	1.5	1.8	0			0.20	0.08	0.7	0.23	38	0.00	0
	0	7	325	22	20	0.8	0.1	2	0	0.1	0.08	0.07	0.5	0.15	12	0.00	59
0.0	0	130		0		0.0		50	0		0.23						60
0.0	0	0	50	80		0.0						0.17	2.0	0.20			60
	0	7	295	17	7	0.9	0.1			0.0	0.05	0.04	0.2	0.07	0	0.00	2
	0	68	689	57	33	1.1	0.4	2256		2.7	0.22	0.13	0.9	0.51	9	0.00	20
	0	215	670	99	28	1.0	0.3	68	0	0.8	0.09	0.12	0.8	0.21	52	0.00	14
	0	5	46	8	5	0.4	0.2		0	0.0	0.03	0.03	0.1	0.05	0	0.00	90
	0	5	35	8	3	0.3	0.1			0.6	0.00	0.00	0.1	0.00	0	0.00	107
	0	7	327	22	25	0.6	0.1		0	0.0	0.07	0.10	0.6	0.17	7	0.00	0
0.0	0	0	38	2	2	0.0	0.0	0		0.0	0.01	0.00	0.0	0.02	4	0.00	14
	0	0	6	1	0	0.0	0.0	0		0.0	0.00	0.00	0.0	0.00	1	0.00	2
0.0	0	35	30	0		0.0		0	0								60
	0	2	496	27	27	0.5	0.1	25		0.1	0.22	0.07	1.0	0.10	74	0.00	124
	0	5	325	33	30	0.8	0.3			0.1	0.15	0.05	0.5	0.25	45	0.00	25
0.0	0	10	430	0		0.0		0									0
	0	10	707	31	36	3.0	0.5			0.3	0.04	0.18	2.0	0.56	0	0.00	10
	0	15	687	10	42	0.6	0.1	89		0.0	0.00	0.32	3.6	0.12	17	0.00	74
	0	2	440	44	20	0.5	0.1	32		0.3	0.15	0.05	0.2	0.10	12	0.00	77
	0	654	556	24	27	1.0	0.4	56		0.8	0.12	0.08	1.6	0.27	49	0.00	44
	0	24	556	24	27	1.0	0.4	56		0.8	0.12	0.08	1.6	0.27	49	0.00	44
0.0	0	620	520	40	26	0.7	0.5	200	0		0.10	0.07	1.7	0.34		0.00	60
0.0	0	140	900	40		0.7		200	0		0.04	0.04	1.5			0.00	60
0.0	0	720	480	40	26	0.7	0.5	100	0		0.10	0.07	1.8	0.34		0.00	30
	0	15	687	10	42	0.9	0.1	299			0.00	0.25	5.5	0.15	20	0.00	45
	0	4	354	30	14	0.7	0.1	3			0.03	0.06	1.3	0.11		0.00	98
	0	4	226	34	16	0.8	0.1				0.09	0.15	0.2			0.00	6
	0	36	374	113	28	1.4	0.4	644			0.09	0.11	0.8	0.23	24	0.00	101
	0	59	377	172	74	2.5	0.3	130			0.06	0.05	1.1	0.19	23	0.00	109
	0	39	237	114	49	1.7	0.2	87			0.03	0.03	0.7	0.12	11	0.00	46
	0	167	57	3	3	0.1	0.0	7		0.2	0.00	0.07	0.2	0.02	2	0.00	2
	25	480		20		0.7		0									2
	0	2	237	26	13	0.2	0.1	3		1.1	0.02	0.02	0.3	0.05	19	0.00	70
	34	527	113	6	6	0.4	0.9	0		0.3	0.19	0.08	1.6	0.10	1	0.67	0
	0	27	473	32	26	0.5	0.0	3		0.6	0.07	0.03	0.5	0.20	22	0.00	84
	0	2	35	12	4	0.2	0.0	3		0.0	0.01	0.02	0.1	0.01	3	0.00	8
	92	60	221	13	24	2.4	5.6	0		0.2	0.06	0.20	5.1	0.10	18	2.32	0
	73	69	329	7	31	2.1	4.4	0		0.2	0.16	0.28	7.0	0.19	26	2.99	0
	72	54	286	12	21	2.0	4.1	0			0.11	0.33	4.6	0.37		2.59	

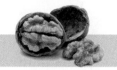

Nutrient Composition of Foods

Food Name	Qty	Measure	Wt (g)	H₂0 (g)	Energy (kcal)	Protein (g)	Carb (g)	Fiber (g)	Total Sugars (g)	Fat (g)	Sat (g)	Mono (g)	Poly (g)
Lamb Leg, Whole	4	Ounce	113	74	245	21	0	0.0		17	8.7	6.6	0.8
Lamb, Ground, Broiled	3	Ounce	85	47	241	21	0	0.0	0	17	6.9	7.1	1.2
Lambsquarters	3	Ounce	85	72	37	4	6	3.4		1	0.1	0.1	0.3
Lard	1	Tbsp	12.8	0	115	0	0	0.0	0	13	5.0	5.8	1.4
Lasagna w/ Meat & Sauce, Frozen	3	Ounce	85	62	108	7	11	1.0		4	1.9	1.5	0.3
Lasagna w/ Meat or Poultry	1	Cup	250	167	390	24	40	2.8	7	15	7.7	4.8	0.8
Lasagna, AMY'S Vegetable	1	Serving	269		300	16	35	5.0	5	12	4.5		
Lasagna, Cheese, Frozen	3	Ounce	85	63	105	5	12		3	4	1.6	1.3	0.8
Lasagna, Enriched, Dry	2	Ounce	56.6	6	210	7	42	1.8	1	1	0.2	0.1	0.3
Leeks	1	Cup	89	74	54	1	13	1.6	3	0	0.0	0.0	0.1
Lemon	1	Item	108	94	22	1	12	5.1	3	0	0.0	0.0	0.1
Lemonade	8	Fl Oz	248	213	131	0	34	0.2	33	0	0.0	0.0	0.0
Lemongrass or Citronella	1	Cup	67	47	66	1	17	1.3		0	0.1	0.0	0.1
Lentil Wafers (Papad), Broiled	10	Item	90	3	334	23	54	16.7	0	3	1.0	0.5	1.0
Lentils, Boiled	1/2	Cup	99	69	115	9	20	7.8	2	0	0.1	0.1	0.2
Lettuce, Butterhead, Boston	1 1/2	Cup	82.5	79	11	1	2	0.9	1	0	0.0	0.0	0.1
Lettuce, Iceberg Leaves	10	Piece	80	77	11	1	2	1.0	1	0	0.0	0.0	0.1
Lettuce, Leaf	1	Cup	36	34	5	0	1	0.5	0	0	0.0	0.0	0.0
Lettuce, Red Leaf, Fresh	1	Cup	28	27	4	0	1	0.3	0	0			
Lettuce, Romaine, Shredded	1 1/2	Cup	84	79	14	1	3	1.8	1	0	0.0	0.0	0.1
Lime	1	Item	67	59	20	0	7	1.9	1	0	0.0	0.0	0.0
Limeade	8	Fl Oz	247	220	104	0	26	0.0	22	0			
Ling, Cooked, Dry Heat	3	Ounce	85	63	94	21	0	0.0		1	0.1	0.1	0.2
Lingcod, Cooked, Dry Heat	3	Ounce	85	64	93	19	0	0.0		1	0.2	0.4	0.3
Lingcod, Raw	4	Ounce	113	92	96	20	0	0.0		1	0.2	0.4	0.3
Liver Pate, Goose, Smoked	4	Tbsp	52	19	240	6	2	0.0		23	7.5	13.3	0.4
Lobster Newburg	1	Cup	244	149	605	30	12	0.2	0	49	29.7	14.2	2.3
Lobster, Spiny, Cooked	3	Ounce	85	57	122	22	3	0.0		2	0.3	0.3	0.6
Loganberries, Frozen	1	Cup	147	124	81	2	19	7.8	11	0	0.0	0.0	0.3
Longans	1	Item	3.2	3	2	0	0	0.0		0			
Longans, Dried	1 1/2	Ounce	42.5	7	122	2	31			0			
Loquats	1	Cup	149	129	70	1	18	2.5		0	0.1	0.0	0.1
Lotus Root	1	Item	115	91	85	3	20	5.6		0	0.0	0.0	0.0
Lychee	3/4	Cup	142.5	117	94	1	24	1.9	22	1	0.1	0.2	0.2
Lychee, Dried	16	Item	40	9	111	2	28	1.8	26	0	0.1	0.1	0.1
Macaroni & Cheese, Prepared	1	Cup	200	122	390	15	41	1.6	7	19	7.9	6.4	2.9
Macaroni, Whole Wheat, Cooked	1	Cup	140	94	174	7	37	3.9	1	1	0.1	0.1	0.3
Mackerel, Salted	3	Ounce	85	37	259	16	0	0.0	0	21	6.1	7.1	5.3
Mackerel, Spanish, Cooked	3	Ounce	85	58	134	20	0	0.0		5	1.5	1.8	1.5
Mahi Mahi, Cooked	3	Ounce	85	61	93	20	0	0.0		1	0.2	0.1	0.2
Mango	1	Item	207	169	135	1	35	3.7	31	1	0.1	0.2	0.1
Mango, Dried	1/3	Cup	33.6	5	106	0	27	1.8	25	0	0.1	0.1	0.0
Margarine	1	Tbsp	14.1	2	105	0	0	0.0	0	12	2.3	5.2	3.7
Margarine, CANNOLA, Soft	1	Tbsp	14		100	0	0	0.0	0	11	1.0	6.0	3.0
Margarine, Fat Free, PROMISE	1	Tbsp	14	13	5	0	0	0.0	0	0	0.0	0.0	0.0
Margarine, FLEISCHMANN'S Original 40% Corn Oil, Stick	1	Tbsp	14		100	0	0	0.0	0	11	2.0	3.5	3.5
Margarine, PARKAY Original	1	Tbsp	14	3	90	0	0	0.0	0	10	2.0	3.0	3.0
Margarine, PROMISE 37%	1	Tbsp	14		45	0	0	0.0	0	5	1.0	1.0	2.5
Margarine, PROMISE 40%	1	Tbsp	14	8	50	0	0	0.0	0	6	1.5	1.0	2.5
Margarine, PROMISE Reduced Calorie, 53% Vegetable Oil	1	Tbsp	14	6	70	0	0	0.0	0	7	1.5	1.5	3.5
Margarine, PROMISE ULTRA 24% Vegetable Oil	1	Tbsp	14	10	30	0	0	0.0	0	4	0.0	2.0	1.0
Margarine, PROMISE Stick	1	Tbsp	14	4	90	0	0	0.0	0	10	2.5	2.0	4.0

Trans (g)	Chol (mg)	Sodium (mg)	Potas (mg)	Calc (mg)	Magn (mg)	Iron (mg)	Zinc (mg)	Vit A (RAE)	Vit D (µg)	Vit E (mg α)	Thiam (mg)	Ribo (mg)	Niacin (mg)	Vit B6 (mg)	Folate (DFE)	Vit B12 (µg)	Vit C (mg)
	86	45	177	9	19	1.8	3.0	0		0.2	0.16	0.43	7.8	0.15	1	2.78	0
	82	69	288	19	20	1.5	4.0	0		0.1	0.09	0.21	5.7	0.12	16	2.22	0
	0	37	384	263	29	1.0	0.4	493			0.14	0.37	1.0	0.23	26	0.00	68
	12	0	0	0	0	0.0	0.0	0		0.1	0.00	0.00	0.0	0.00	0	0.00	0
	13	238	134	87	16	0.7	0.9	0			0.05	0.12	1.1	0.06		0.63	18
	60	903	460	300	50	3.6	3.7	90		1.4	0.23	0.35	4.0	0.26	105	0.95	9
0.0	20	680		250		1.8											9
	10	234	136	96	17	0.6	0.8	0		0.7	0.10	0.12	1.0	0.05		0.52	14
	0	3	92	10	30	2.0	0.7	0		0.1	0.51	0.23	4.1	0.08	222	0.00	0
	0	18	160	53	25	1.9	0.1	74		0.8	0.05	0.03	0.4	0.21	57	0.00	11
	0	3	157	66	13	0.8	0.1	2			0.05	0.04	0.2	0.12		0.00	83
	0	7	50	10	5	0.5	0.1			0.0	0.02	0.07	0.1	0.02	2	0.00	13
	0	4	484	44	40	5.5	1.5				0.04	0.09	0.7	0.05	50	0.00	2
	4	1571	900	129	244	7.0	3.1	12	0	0.0	0.25	0.23	1.3	0.25	197	0.00	0
	0	2	365	19	36	3.3	1.3			0.1	0.17	0.07	1.0	0.18	179	0.00	1
	0	4	196	29	11	1.0	0.2	137		0.1	0.05	0.05	0.3	0.07	60	0.00	3
	0	8	113	14	6	0.3	0.1	20	0	0.1	0.03	0.02	0.1	0.03	23	0.00	2
	0	10	70	13	5	0.3	0.1	133		0.1	0.03	0.03	0.1	0.03	14	0.00	6
	7	52	9	3		0.3	0.1	105		0.0	0.02	0.02	0.1	0.03			1
	0	7	207	28	12	0.8	0.2	244		0.1	0.06	0.06	0.3	0.06	114	0.00	20
	0	1	68	22	4	0.4	0.1	1		0.1	0.02	0.01	0.1	0.03	5	0.00	19
	0	5	22	7	2	0.0	0.0			0.0	0.01	0.01	0.0	0.01	2	0.00	6
	43	147	413	37	69	0.7	0.9	30			0.11	0.20	2.4	0.30	7	0.55	0
	57	65	476	15	28	0.3	0.5	14			0.03	0.12	2.0	0.29	9	3.53	0
	59	67	496	16	29	0.4	0.5	17			0.03	0.13	2.2	0.34	10	4.08	0
	78	362	72	36	7	2.9	0.5	521			0.05	0.16	1.3	0.03	31	4.89	0
	361	981	608	239	56	1.0	4.0	483		2.7	0.10	0.40	1.6	0.16	41	3.90	1
	77	193	177	54	43	1.2	6.2	5			0.01	0.05	4.2	0.15	1	3.44	2
	0	1	213	38	31	0.9	0.5	3		1.3	0.07	0.05	1.2	0.10	38	0.00	22
	0	0	9	0	0	0.0	0.0	0			0.00	0.00	0.0			0.00	3
	0	20	280	19	20	2.3	0.1	0			0.02	0.21	0.4			0.00	12
	0	1	396	24	19	0.4	0.1	113			0.03	0.04	0.3	0.15	21	0.00	1
	0	46	639	52	26	1.3	0.4	0			0.18	0.25	0.5	0.30	15	0.00	51
	0	1	244	7	14	0.4	0.1	0		0.1	0.02	0.09	0.9	0.14	20	0.00	102
	0	1	444	13	17	0.7	0.1	0		0.1	0.00	0.23	1.2	0.04	5	0.00	73
	34	784	258	310	40	2.1	2.1	180		0.7	0.27	0.44	2.2	0.08	100	0.46	0
	0	4	62	21	42	1.5	1.1			0.4	0.15	0.06	1.0	0.11	7	0.00	0
	81	3785	442	56	51	1.2	0.9	40		2.0	0.02	0.16	2.8	0.35	13	10.21	0
	62	56	471	11	32	0.6	0.5	28			0.11	0.18	4.3	0.39	1	5.95	1
	80	96	453	16	32	1.2	0.5	53			0.02	0.07	6.3	0.39	5	0.59	0
	0	4	323	21	19	0.3	0.1	79		2.3	0.12	0.12	1.2	0.28	29	0.00	57
	0	2	153	10	9	0.1	0.0	19	0	1.1	0.04	0.05	0.5	0.11	7	0.00	5
	0	138	6	4	0	0.0	0.0	120		1.3	0.00	0.01	0.0	0.00	0	0.02	0
	0	95		4		0.0											0
0.0	0	90	5	0		0.0			0	0.0	0.00	0.00	0.0				0
	0	115		0		0.0			2								0
	0	105	10	0	0	0.0	0.0				0.00	0.00	0.0	0.00		0.01	0
	0	55		10		0.2											1
	0	55	6	10		0.2					0.00	0.00	0.0				1
	0	80	4	10		0.2					0.00	0.00	0.0				1
	0	55	4	10		0.2					0.00	0.00	0.0				1
	0	90	9	10		0.2					0.00	0.00	0.0				1

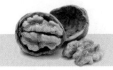

Nutrient Composition of Foods

Food Name	Qty	Measure	Wt (g)	H₂0 (g)	Energy (kcal)	Protein (g)	Carb (g)	Fiber (g)	Total Sugars (g)	Fat (g)	Sat (g)	Mono (g)	Poly (g)
Margarine, SHEDD'S SPREAD COUNTRY CROCK	1	Tbsp	14		80	0	0	0.0	0	8	1.5	2.5	2.5
Margarine, SMART BALANCE Light Buttery Spread	1	Tbsp	14	9	47	0	0	0.0	0	5	1.5	2.0	1.4
Margarine, SMART BALANCE OMEGA PLUS	1	Tbsp	14	4	85	0	0	0.0	0	9	2.7	3.5	2.5
Margarine, SMART BALANCE Regular Buttery	1	Tbsp	14	4	85	0	0	0.0	0	9	2.7	3.6	2.5
Margarine, SMART BEAT Fat Free Squeeze	1	Tbsp	15		5	0	1	0.0	0	0	0.0	0.0	0.0
Margarine, Soft	1	Tbsp	14.1	2	101	0	0	0.0	0	11	1.9	4.0	4.9
Margarine, Whipped	1	Tbsp	9	1	64	0	0	0.0	0	7	1.2	3.2	2.5
Margarine-Like Spread, Reduced Calorie	1	Ounce	28.4	16	101	0	0	0.0	0	11	1.7	5.4	3.8
Marmalade, All Flavors	1	Tbsp	20	7	49	0	13	0.1	12	0	0.0	0.0	0.0
Marshmallow Cream Topping	1	Ounce	28.4	6	91	0	22	0.0	13	0	0.0	0.0	0.0
Marshmallows	4	Item	28.8	5	92	1	23	0.0	17	0	0.0	0.0	0.0
Marshmallows, KRAFT Miniature	1/2	Cup	28		100	0	23	0.0	16	0	0.0	0.0	0.0
Matzos, Thin	1	Item	26	1	100	3	22	0.0	1	0	0.0	0.0	0.0
Mayonnaise, HELLMANN'S/ BEST FOODS JUST 2 GOOD! Reduced Fat Dressing	1	Tbsp	15		25	0	2	0.0	1	2	0.5		
Mayonnaise, HELLMANN'S/ BEST FOODS DIJONNAISE Creamy Dijon Mustard	1	Tsp	5		5	0	1	0.0	0	0	0.0	0.0	0.0
Mayonnaise, HELLMANN'S/ BEST FOODS Real	1	Tbsp	14	2	100	0	0	0.0	0	11	1.5	2.5	6.8
Mayonnaise, KRAFT Light	1	Tbsp	15	8	45	0	2	0.0	1	4	0.5	0.6	1.4
Mayonnaise, KRAFT MIRACLE WHIP FREE Non Fat Dressing	1	Tbsp	16	13	13	0	2	0.3	2	0	0.1		
Mayonnaise, KRAFT MIRACLE WHIP LIGHT Dressing	1	Tbsp	16	10	37	0	2	0.0	2	3	0.5		
Mayonnaise, KRAFT Real	1	Tbsp	14		100	0	0	0.0	0	11	2.0		6.4
Mayonnaise, Light	1	Tbsp	15	8	49	0	1	0.0	1	5	0.8	1.2	2.7
Mayonnaise, SMART BEAT Fat Free	1	Tbsp	15		10	0	3	0.0	1	0	0.0	0.0	0.0
McDONALD'S Bacon Ranch Salad w/ Crispy Chicken, No Dressing	1	Serving	294	226	312	25	21	2.9	4	17	4.9	5.1	3.4
McDONALD'S Bacon, Egg & Cheese Biscuit	1	Item	145	61	441	20	33	1.0	3	27	6.8	10.2	2.0
McDONALD'S Bacon, Egg & Cheese McGriddles	1	Serving	168	77	450	20	44	1.3	16	22	7.3	8.1	3.0
McDONALD'S Baked Apple Pie	1	Item	77	28	249	2	34	1.5	13	12	3.1	7.1	0.8
McDONALD'S BIG MAC w/ Cheese	1	Item	219	112	563	26	44	3.5	9	33	8.3	7.6	0.7
McDONALD'S BIG MAC, No Cheese	1	Item	191	96	495	23	43	2.7		25	8.1	9.7	7.8
McDONALD'S BIG N' TASTY	1	Item	232	134	524	25	39	3.2	9	32	8.6	9.7	6.9
McDONALD'S BIG N' TASTY Hamburger w/ Cheese	1	Item	247	140	573	27	40	3.2	9	36	10.8	10.7	7.1
McDONALD'S Caesar Salad w/ Grilled Chicken, No Dressing	1	Serving	278	231	181	26	11	3.1	5	6	2.9	1.9	0.7

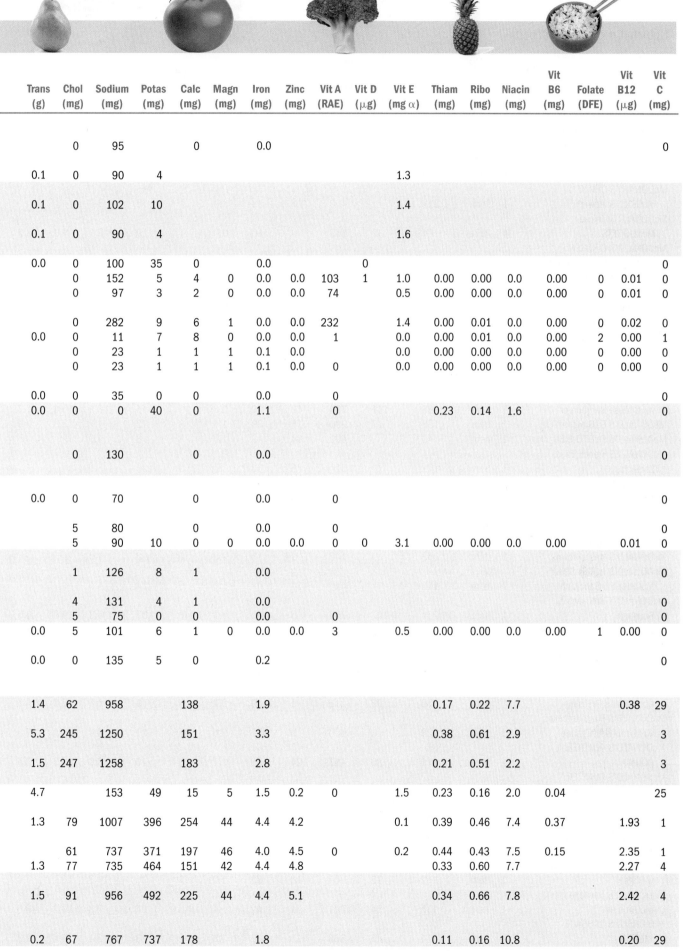

Trans (g)	Chol (mg)	Sodium (mg)	Potas (mg)	Calc (mg)	Magn (mg)	Iron (mg)	Zinc (mg)	Vit A (RAE)	Vit D (μg)	Vit E (mg α)	Thiam (mg)	Ribo (mg)	Niacin (mg)	Vit B6 (mg)	Folate (DFE)	Vit B12 (μg)	Vit C (mg)
	0	95		0		0.0											0
0.1	0	90	4							1.3							
0.1	0	102	10							1.4							
0.1	0	90	4							1.6							
0.0	0	100	35	0		0.0			0								0
	0	152	5	4	0	0.0	0.0	103	1	1.0	0.00	0.00	0.0	0.00	0	0.01	0
	0	97	3	2	0	0.0	0.0	74		0.5	0.00	0.00	0.0	0.00	0	0.01	0
	0	282	9	6	1	0.0	0.0	232		1.4	0.00	0.01	0.0	0.00	0	0.02	0
0.0	0	11	7	8	0	0.0	0.0	1		0.0	0.00	0.01	0.0	0.00	2	0.00	1
	0	23	1	1	1	0.1	0.0			0.0	0.00	0.00	0.0	0.00	0	0.00	0
	0	23	1	1	1	0.1	0.0	0		0.0	0.00	0.00	0.0	0.00	0	0.00	0
0.0	0	35	0	0		0.0		0									0
0.0	0	0	40	0		1.1		0			0.23	0.14	1.6				0
	0	130		0		0.0											0
0.0	0	70		0		0.0		0									0
	5	80		0		0.0		0									0
	5	90	10	0	0	0.0	0.0	0	0	3.1	0.00	0.00	0.0	0.00		0.01	0
	1	126	8	1		0.0											0
	4	131	4	1		0.0											0
	5	75	0	0		0.0		0									0
0.0	5	101	6	1	0	0.0	0.0	3		0.5	0.00	0.00	0.0	0.00	1	0.00	0
0.0	0	135	5	0		0.2											0
1.4	62	958		138		1.9					0.17	0.22	7.7			0.38	29
5.3	245	1250		151		3.3					0.38	0.61	2.9				3
1.5	247	1258		183		2.8					0.21	0.51	2.2				3
4.7		153	49	15	5	1.5	0.2	0		1.5	0.23	0.16	2.0	0.04			25
1.3	79	1007	396	254	44	4.4	4.2			0.1	0.39	0.46	7.4	0.37		1.93	1
	61	737	371	197	46	4.0	4.5	0		0.2	0.44	0.43	7.5	0.15		2.35	1
1.3	77	735	464	151	42	4.4	4.8				0.33	0.60	7.7			2.27	4
1.5	91	956	492	225	44	4.4	5.1				0.34	0.66	7.8			2.42	4
0.2	67	767	737	178		1.8					0.11	0.16	10.8			0.20	29

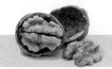

Nutrient Composition of Foods

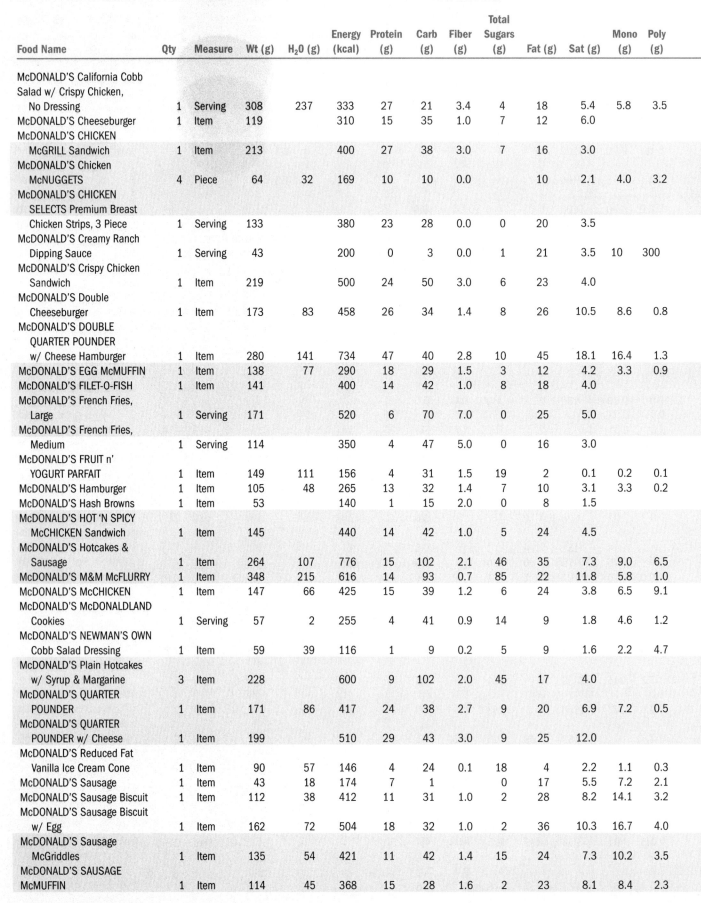

Food Name	Qty	Measure	Wt (g)	H₂0 (g)	Energy (kcal)	Protein (g)	Carb (g)	Fiber (g)	Total Sugars (g)	Fat (g)	Sat (g)	Mono (g)	Poly (g)
McDONALD'S California Cobb Salad w/ Crispy Chicken, No Dressing	1	Serving	308	237	333	27	21	3.4	4	18	5.4	5.8	3.5
McDONALD'S Cheeseburger	1	Item	119		310	15	35	1.0	7	12	6.0		
McDONALD'S CHICKEN McGRILL Sandwich	1	Item	213		400	27	38	3.0	7	16	3.0		
McDONALD'S Chicken McNUGGETS	4	Piece	64	32	169	10	10	0.0		10	2.1	4.0	3.2
McDONALD'S CHICKEN SELECTS Premium Breast Chicken Strips, 3 Piece	1	Serving	133		380	23	28	0.0	0	20	3.5		
McDONALD'S Creamy Ranch Dipping Sauce	1	Serving	43		200	0	3	0.0	1	21	3.5	10	300
McDONALD'S Crispy Chicken Sandwich	1	Item	219		500	24	50	3.0	6	23	4.0		
McDONALD'S Double Cheeseburger	1	Item	173	83	458	26	34	1.4	8	26	10.5	8.6	0.8
McDONALD'S DOUBLE QUARTER POUNDER w/ Cheese Hamburger	1	Item	280	141	734	47	40	2.8	10	45	18.1	16.4	1.3
McDONALD'S EGG McMUFFIN	1	Item	138	77	290	18	29	1.5	3	12	4.2	3.3	0.9
McDONALD'S FILET-O-FISH	1	Item	141		400	14	42	1.0	8	18	4.0		
McDONALD'S French Fries, Large	1	Serving	171		520	6	70	7.0	0	25	5.0		
McDONALD'S French Fries, Medium	1	Serving	114		350	4	47	5.0	0	16	3.0		
McDONALD'S FRUIT n' YOGURT PARFAIT	1	Item	149	111	156	4	31	1.5	19	2	0.1	0.2	0.1
McDONALD'S Hamburger	1	Item	105	48	265	13	32	1.4	7	10	3.1	3.3	0.2
McDONALD'S Hash Browns	1	Item	53		140	1	15	2.0	0	8	1.5		
McDONALD'S HOT 'N SPICY McCHICKEN Sandwich	1	Item	145		440	14	42	1.0	5	24	4.5		
McDONALD'S Hotcakes & Sausage	1	Item	264	107	776	15	102	2.1	46	35	7.3	9.0	6.5
McDONALD'S M&M McFLURRY	1	Item	348	215	616	14	93	0.7	85	22	11.8	5.8	1.0
McDONALD'S McCHICKEN	1	Item	147	66	425	15	39	1.2	6	24	3.8	6.5	9.1
McDONALD'S McDONALDLAND Cookies	1	Serving	57	2	255	4	41	0.9	14	9	1.8	4.6	1.2
McDONALD'S NEWMAN'S OWN Cobb Salad Dressing	1	Item	59	39	116	1	9	0.2	5	9	1.6	2.2	4.7
McDONALD'S Plain Hotcakes w/ Syrup & Margarine	3	Item	228		600	9	102	2.0	45	17	4.0		
McDONALD'S QUARTER POUNDER	1	Item	171	86	417	24	38	2.7	9	20	6.9	7.2	0.5
McDONALD'S QUARTER POUNDER w/ Cheese	1	Item	199		510	29	43	3.0	9	25	12.0		
McDONALD'S Reduced Fat Vanilla Ice Cream Cone	1	Item	90	57	146	4	24	0.1	18	4	2.2	1.1	0.3
McDONALD'S Sausage	1	Item	43	18	174	7	1		0	17	5.5	7.2	2.1
McDONALD'S Sausage Biscuit	1	Item	112	38	412	11	31	1.0	2	28	8.2	14.1	3.2
McDONALD'S Sausage Biscuit w/ Egg	1	Item	162	72	504	18	32	1.0	2	36	10.3	16.7	4.0
McDONALD'S Sausage McGriddles	1	Item	135	54	421	11	42	1.4	15	24	7.3	10.2	3.5
McDONALD'S SAUSAGE McMUFFIN	1	Item	114	45	368	15	28	1.6	2	23	8.1	8.4	2.3

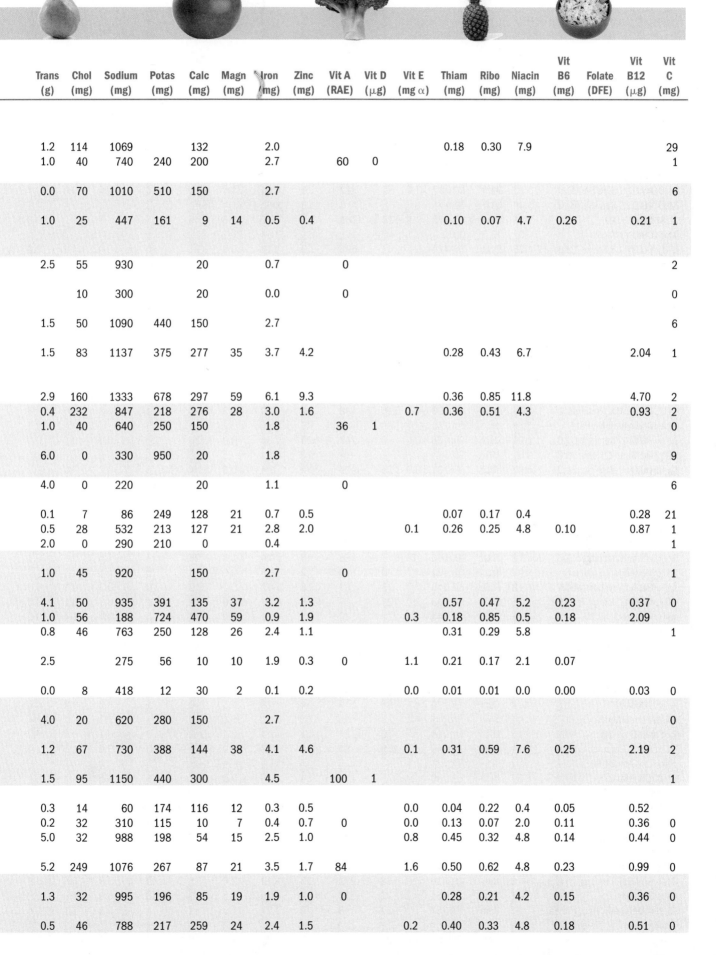

Trans (g)	Chol (mg)	Sodium (mg)	Potas (mg)	Calc (mg)	Magn (mg)	Iron (mg)	Zinc (mg)	Vit A (RAE)	Vit D (µg)	Vit E (mg α)	Thiam (mg)	Ribo (mg)	Niacin (mg)	Vit B6 (mg)	Folate (DFE)	Vit B12 (µg)	Vit C (mg)
1.2	114	1069		132		2.0					0.18	0.30	7.9				29
1.0	40	740	240	200		2.7		60	0								1
0.0	70	1010	510	150		2.7											6
1.0	25	447	161	9	14	0.5	0.4				0.10	0.07	4.7	0.26		0.21	1
2.5	55	930		20		0.7		0									2
	10	300		20		0.0		0									0
1.5	50	1090	440	150		2.7											6
1.5	83	1137	375	277	35	3.7	4.2				0.28	0.43	6.7			2.04	1
2.9	160	1333	678	297	59	6.1	9.3				0.36	0.85	11.8			4.70	2
0.4	232	847	218	276	28	3.0	1.6			0.7	0.36	0.51	4.3			0.93	2
1.0	40	640	250	150		1.8		36	1								0
6.0	0	330	950	20		1.8											9
4.0	0	220		20		1.1		0									6
0.1	7	86	249	128	21	0.7	0.5				0.07	0.17	0.4			0.28	21
0.5	28	532	213	127	21	2.8	2.0			0.1	0.26	0.25	4.8	0.10		0.87	1
2.0	0	290	210	0		0.4											1
1.0	45	920		150		2.7		0									1
4.1	50	935	391	135	37	3.2	1.3				0.57	0.47	5.2	0.23		0.37	0
1.0	56	188	724	470	59	0.9	1.9			0.3	0.18	0.85	0.5	0.18		2.09	
0.8	46	763	250	128	26	2.4	1.1				0.31	0.29	5.8				1
2.5		275	56	10	10	1.9	0.3	0		1.1	0.21	0.17	2.1	0.07			
0.0	8	418	12	30	2	0.1	0.2			0.0	0.01	0.01	0.0	0.00		0.03	0
4.0	20	620	280	150		2.7											0
1.2	67	730	388	144	38	4.1	4.6			0.1	0.31	0.59	7.6	0.25		2.19	2
1.5	95	1150	440	300		4.5		100	1								1
0.3	14	60	174	116	12	0.3	0.5			0.0	0.04	0.22	0.4	0.05		0.52	
0.2	32	310	115	10	7	0.4	0.7	0		0.0	0.13	0.07	2.0	0.11		0.36	0
5.0	32	988	198	54	15	2.5	1.0			0.8	0.45	0.32	4.8	0.14		0.44	0
5.2	249	1076	267	87	21	3.5	1.7	84		1.6	0.50	0.62	4.8	0.23		0.99	0
1.3	32	995	196	85	19	1.9	1.0	0			0.28	0.21	4.2	0.15		0.36	0
0.5	46	788	217	259	24	2.4	1.5			0.2	0.40	0.33	4.8	0.18		0.51	0

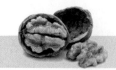

Nutrient Composition of Foods

Food Name	Qty	Measure	Wt (g)	H₂0 (g)	Energy (kcal)	Protein (g)	Carb (g)	Fiber (g)	Total Sugars (g)	Fat (g)	Sat (g)	Mono (g)	Poly (g)
McDONALD'S SAUSAGE													
McMUFFIN w/ Egg	1	Item	164	83	446	21	29	1.6	3	28	9.7	10.4	3.0
McDONALD'S Sausage, Egg &													
Cheese McGriddles	1	Serving	199	94	561	21	44	1.2	16	35	11.7	13.9	4.6
McDONALD'S Scrambled Eggs	2	Item	101		180	15	5	0.0	0	11	4.0		
McDONALD'S Side Salad	1	Item	87	82	17	1	4	1.4	2	0	0.0	0.0	0.1
McDONALD'S Strawberry													
Sundae	1	Serving	178	114	281	6	50	0.0	45	7	3.6	1.7	0.3
McDONALD'S Vanilla													
TRIPLE THICK Shake, Large	16	Fl Oz	444	287	693	15	118	0.0	91	20	10.0	4.9	0.9
McDONALD'S Cinnamon Roll	1	Each	105	21	418	8	56	2.0	26	19	4.7	9.5	3.0
Meat Loaf	3	Ounce	85	54	173	14	6	0.3	1	10	3.4	4.5	0.3
Meat, Scrapple, Sliced, Cooked	2	Slice	50	30	114	4	7	0.2	0	7	2.5	3.3	0.9
Meat, Tongue Pot Roast	1	Slice	110	55	342	23	0	0.1	0	28	9.8	12.7	0.9
Meatloaf, TYSON Seasoned Beef	5	Ounce	141.7		320	14	16	0.0	5	23	10.0		
Melon, Casaba	1	Cup	170	156	48	2	11	1.5	10	0	0.0	0.0	0.1
Meringue	1	Item	22	4	71	2	16	0.0	16	0	0.0	0.0	0.0
Milk, Chocolate Malted Mix,													
Prepared w/ Milk	8	Fl Oz	265	216	225	9	30	1.3	18	9	5.0	2.2	0.6
Milk, Chocolate, Reduced Fat	8	Fl Oz	250	205	195	7	30	1.7	24	5	2.9	1.1	0.2
Milk, Cocoa Mix, Prepared	8	Fl Oz	250	216	138	2	29	1.3	26	1	0.8	0.5	0.0
Milk, Dry Instant Nonfat													
w/ Added Vitamin A	1	Cup	68	3	247	24	36	0.0	36	0	0.3	0.1	0.0
Milk, Evaporated Nonfat or													
Skim	2	Tbsp	31.9	25	25	2	4	0.0	4	0	0.0	0.0	0.0
Milk, Goat	8	Fl Oz	244	212	168	9	11	0.0	11	10	6.5	2.7	0.4
Milk, Indian Buffalo	8	Fl Oz	244	203	237	9	13	0.0		17	11.2	4.4	0.4
Milk, LACTAID Low Fat	1	Cup	240		110	8	13	0.0	12	3	1.5		
Milk, LACTAID Whole	1	Cup	240		150	8	12	0.0	12	8	5.0		
Milk, Lowfat, 1%	8	Fl Oz	244	219	102	8	12	0.0	13	2	1.5	0.7	0.1
Milk, Lowfat Chocolate	8	Fl Oz	250	211	158	8	26	1.3	25	3	1.5	0.8	0.1
Milk, Malted Mix, Fortified	3	Tsp	21	0	79	2	18	0.0	14	0			
Milk, Nonfat Low Lactose	8	Fl Oz	245	223	83	8	12	0.0	12	0	0.3	0.1	0.0
Milk, Nonfat, Skim or Fat Free	8	Fl Oz	245	223	83	8	12	0.0	12	0	0.3	0.1	0.0
Milk, Reduced Fat, 2%	8	Fl Oz	244	218	122	8	11	0.0	12	5	3.1	1.4	0.2
Milk, Sheep	8	Fl Oz	245	198	265	15	13	0.0		17	11.3	4.2	0.8
Milk, Sweetened Condensed	1	Cup	306	83	984	24	167	0.0	167	27	16.8	7.4	1.0
Milk, Whole, 3.3%	8	Fl Oz	244	216	146	8	11	0.0	13	8	4.6	2.0	0.5
Milkshake, Chocolate	8	Fl Oz	227.2	164	270	7	48	0.7	47	6	3.8	1.8	0.2
Milkshake, Vanilla	8	Fl Oz	227.2	169	254	9	40	0.0	40	7	4.3	2.0	0.3
Millet, Cooked	1/2	Cup	120	86	143	4	28	1.6	0	1	0.2	0.2	0.6
Miso, Fermented Soybean													
Sauce	1	Tbsp	15	9	24	1	4	0.4	3	0	0.1	0.1	0.2
Miso Soup, Prepared	1	Cup	240	218.7	84	6	8	2.0	1.9	3.4	0.6	1.1	1.4
Mix, SUNSHINE CHEEZ-IT													
Original Snack	27	Item	30		160	4	18	0.5	1	8	2.5		
Mix, SUNSHINE CHEEZ-IT Party													
Mix Snack	1/2	Cup	30		120	3	21	1.0	1	5	1.0		
Molasses	1	Tbsp	20	4	58	0	15	0.0	11	0	0.0	0.0	0.0
Molasses, Blackstrap	1	Tbsp	20	6	47	0	12	0.0	9	0	0.0	0.0	0.0
Monkfish, Cooked, Dry Heat	3	Ounce	85	67	82	16	0	0.0		2	0.3	0.2	0.7
MONSTER Energy Drink	8	fl oz	240	212	100	0	27	0	27	0	0	0	0
Moo Goo Gai Pan	1	Cup	216	168	272	15	12	2.6	5	19	3.8	6.8	6.8
Moo Shi Pork	1	Cup	151	77	512	19	5	0.6	2	46	6.9	15.8	21.2
Muffin, Blueberry, Ready to Eat	1	Item	57	22	158	3	27	1.5	11	4	0.8	1.1	1.4
Muffin, Carrot w/ Raisins and													
Nuts	1	Item	57	20	173	3	25	1.0	9	7	0.9	2.1	3.1

Trans (g)	Chol (mg)	Sodium (mg)	Potas (mg)	Calc (mg)	Magn (mg)	Iron (mg)	Zinc (mg)	Vit A (RAE)	Vit D (µg)	Vit E (mg α)	Thiam (mg)	Ribo (mg)	Niacin (mg)	Vit B6 (mg)	Folate (DFE)	Vit B12 (µg)	Vit C (mg)
0.6	256	932	284	285	30	3.3	2.0			0.7	0.43	0.57	4.8			1.15	0
1.7	263	1295	291	191	28	3.0	2.1				0.34	0.58	4.2	0.25		1.06	0
0.0	435	180	140	60		1.8		147									0
0.0	0	10	191	21		0.6					0.04	0.03	0.2			0.00	14
0.4	23	84	308	196	20	0.2	0.7	144		0.0	0.07	0.35	0.2	0.09		0.87	3
1.1	62	235	781	537	53	0.3	1.9			0.0	0.17	0.93	0.5	0.21		2.44	
4.4	61	397	147	60	20	1.8	0.9	132		1.9	0.32	0.28	2.5	0.11			0
	67	352	234	44	16	1.8	3.1	13		0.2	0.06	0.18	3.0	0.14	16	1.21	0
	26	263	72	3	5	0.7	0.4	250		0.1	0.04	0.12	0.9	0.04	1	0.12	1
	158	1370	228	14	20	3.3	49.0	1		0.5	0.02	0.35	3.8	0.11	7	2.81	2
	60	940		20		1.8											0
	0	15	309	19	19	0.6	0.1	0		0.1	0.03	0.05	0.4	0.28	14	0.00	37
	0	25	24	1	2	0.0	0.0	0		0.0	0.00	0.07	0.0	0.00	0	0.01	0
	27	159	456	260	40	0.6	1.1	69	3	0.2	0.14	0.49	0.7	0.12	24	1.11	0
	20	165	308	485	35	0.6	1.0	160		0.1	0.11	1.41	0.4	0.06	5	0.83	0
	3	178	245	53	30	0.4	0.5		0	0.2	0.04	0.20	0.2	0.04	0	0.45	1
	12	379	1176	849	81	0.2	3.0	489	8	0.0	0.29	1.20	0.6	0.24	35	2.75	4
	1	37	106	93	9	0.1	0.3	38	1	0.0	0.01	0.10	0.1	0.02	3	0.08	0
	27	122	498	327	34	0.1	0.7	139	1	0.2	0.12	0.34	0.7	0.11	2	0.17	3
	46	127	434	412	76	0.3	0.5	129			0.13	0.33	0.2	0.06	15	0.88	6
	10	125		300		0.0		100	3								0
	35	125		300		0.0		58	3								0
	12	107	366	290	27	0.1	1.0	142	2	0.0	0.05	0.45	0.2	0.09	12	1.07	0
	8	153	425	288	33	0.6	1.0	145	3	0.1	0.10	0.42	0.3	0.10	13	0.85	2
	0	54	203	79	14	2.7	0.1	667		0.0	0.89	0.76	8.9	0.89	3	0.10	27
	5	103	382	306	27	0.1	1.0	149	2	0.0	0.10	0.44	0.2	0.10	12	1.30	0
	5	103	382	306	27	0.1	1.0	149	2	0.0	0.11	0.45	0.2	0.09	12	1.30	0
	20	100	366	285	27	0.1	1.0	134	2	0.1	0.10	0.45	0.2	0.09	12	1.12	0
	66	108	336	473	44	0.2	1.3	108			0.16	0.87	1.0	0.15	17	1.74	10
	104	389	1137	870	80	0.6	2.9	227		0.5	0.27	1.27	0.6	0.16	34	1.35	8
	24	98	349	276	24	0.1	1.0	68	2	0.1	0.11	0.45	0.3	0.09	12	1.07	0
	25	252	509	300	36	0.7	1.1	41	1	0.1	0.11	0.50	0.3	0.06	11	0.73	0
	27	216	416	332	27	0.2	0.9	57	0	0.1	0.07	0.44	0.3	0.10	16	1.18	0
	0	2	74	4	53	0.8	1.1			0.0	0.13	0.10	1.6	0.13	23	0.00	0
	0	246	13	5	3	0.2	0.2	0		0.0	0.01	0.02	0.1	0.01	2	0.00	0
	0	988.8	362.4	64.8	36	1.9	0.9	232.8		1.0	0.07	0.16	2.7	0.16	58	0.2	5
0.0	0	250		40		0.7											0
0.0	0	290		20		1.1		0									0
	0	7	293	41	48	0.9	0.1	0		0.0	0.01	0.00	0.2	0.13	0	0.00	0
0.0	0	11	498	172	43	3.5	0.2	0	0	0.0	0.01	0.01	0.2	0.14	0	0.00	0
	27	20	436	9	23	0.3	0.5	12			0.02	0.06	2.2	0.24	7	0.88	1
0	0	180	7.2	0	2.4	0	0	0	0	0	0	1.7	20	2	0	6	0
	35	305	480	130	35	1.6	1.6	104		2.1	0.16	0.33	4.4	0.33	45	0.32	34
	172	1052	334	32	26	1.6	1.8	50		5.4	0.50	0.37	2.9	0.31	21	0.83	8
	17	255	70	32	9	0.9	0.3	13		0.5	0.08	0.07	0.6	0.01	66	0.33	1
	18	246	107	80	10	1.2	0.3	69		0.8	0.14	0.15	1.2	0.04	45	0.10	1

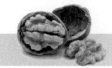

Nutrient Composition of Foods

Food Name	Qty	Measure	Wt (g)	H₂0 (g)	Energy (kcal)	Protein (g)	Carb (g)	Fiber (g)	Total Sugars (g)	Fat (g)	Sat (g)	Mono (g)	Poly (g)
Muffin, Corn Mix, Prepared	1	Item	50	15	161	4	25	1.2	9	5	1.4	2.6	0.6
Muffin, English, Sourdough	1	Item	57	24	134	4	26	1.5	2	1	0.1	0.2	0.5
Muffin, English, Apple & Cinnamon	1	Item	57	23	137	5	27	1.5	8	1	0.3	0.5	0.2
Muffin, English, Mixed Grain	1	Item	66	27	155	6	31	1.8	1	1	0.2	0.5	0.4
Muffin, English, Toasted	1	Item	50	19	128	4	25	1.5	2	1	0.1	0.2	0.5
Muffin, English, Whole Wheat	1	Item	66	30	134	6	27	4.4	5	1	0.2	0.3	0.6
Muffin, Pumpkin w/ Raisins	1	Item	57	16	177	2	34	1.0	22	4	0.7	1.4	1.8
Mulberries	1	Cup	140	123	60	2	14	2.4	11	1	0.0	0.1	0.3
Mullet, Striped, Cooked	3	Ounce	85	60	128	21	0	0.0		4	1.2	1.2	0.8
Mushrooms	1	Cup	96	89	21	3	3	1.0	2	0	0.0	0.0	0.2
Mushrooms, DYNASTY Whole Straw, Drained	1/2	Cup	91	82	35	4	3	2.0	0	1	0.0		
Mushrooms, Enoki	30	Item	90	80	38	2	6	2.3	0	0	0.0	0.0	0.1
Mushrooms, Portabella, Grilled	100	Gram	100	89	35	4	5	2.4	0	1	0.1	0.0	0.2
Mushrooms, Shiitake, Cooked	1/2	Cup	72.5	61	41	1	10	1.5	3	0	0.0	0.0	0.0
Mushrooms, Straw, Canned	1/2	Cup	91	82	29	3	4	2.3		1	0.1	0.0	0.2
Mushrooms, White, Stir-Fried	1	Cup	108	98	28	4	4	1.9	0	0	0.0	0.0	0.2
Mussel, Blue, Cooked	3	Ounce	85	52	146	20	6	0.0		4	0.7	0.9	1.0
Mussels, Blue, Raw	4	Ounce	113	91	98	13	4	0.0	0	3	0.5	0.6	0.7
Mustard, GREY POUPON Dijon	1	Tsp	5		5	0	0	0.0	0	0	0.0	0.0	0.0
Mustard, Yellow	1	Tsp	5	4	3	0	0	0.2	0	0	0.0	0.1	0.0
Mutton, Roasted (Navajo)	3	Ounce	85	46	199	28	0			9	4.4	3.8	0.7
Nachos	1	Serving	113	46	346	9	36			19	7.8	8.0	2.2
Nachos w/ Beans & Cheese	1	Cup	90	50	206	8	19	4.5	1	11	4.5	4.4	1.5
Nachos w/ Beans, No Cheese	1	Cup	88	52	172	6	22	5.3	1	7	1.7	3.5	1.6
Nachos w/Beef, Beans & Cheese	1	Cup	132	65	366	19	24	4.8	1	22	9.3	9.0	2.0
Nachos w/ Cheese	1	Cup	58	13	258	10	16	1.6	0	17	8.2	7.0	1.2
Nachos w/ Cheese & Sour Cream	1	Cup	58	32	165	4	7	0.5	0	14	7.8	4.6	0.7
Nachos w/ Chicken & Cheese	1	Cup	87	42	251	20	10	1.0	0	14	6.0	5.6	1.5
Nachos w/ Chili	1	Cup	132	86	222	8	25	6.2	2	11	3.6	5.6	1.1
Nectar, Apricot, Canned	8	Fl Oz	251	213	141	1	36	1.5	35	0	0.0	0.1	0.0
Noodles, Egg, Enriched, Cooked	3/4	Cup	120	81	166	5	30	1.4	0	2	0.5	0.7	0.7
Noodles, Ramen, Beef	1/2	Item	42.5		190	5	26			8			
Noodles, Rice, Chow Fun	1/2	Cup	80	59	86	1	19	0.6	0	0	0.1	0.1	0.1
Noodles, Rice, Cooked	5	Ounce	141.7	105	155	1	35	1.4		0	0.0	0.0	0.0
Noodles, Soba, Cooked	3/4	Cup	142.5	104	141	7	31			0	0.0	0.0	0.0
Noodles, Somen, Cooked	3/4	Cup	132	90	173	5	36			0	0.0	0.0	0.1
Noodles, Spinach Egg, Enriched, Cooked	3/4	Cup	120	82	158	6	29	2.8	0	2	0.4	0.6	0.4
Nopales (Cactus Leaves)	1	Cup	86	81	14	1	3	1.9	1	0	0.0	0.0	0.0
Nuggets, Meatless BOCA BURGER Chik 'n	4	Item	87		180	14	17	3.0	2	7	1.0		
Nuts, Almonds, Blanched	1/4	Cup	36.2	2	211	8	7	3.8	2	18	1.4	11.7	4.4
Nuts, Almonds, Dry Roasted, Salted	1/4	Cup	34.5	1	206	8	7	4.1	2	18	1.4	11.6	4.4
Nuts, Cashews, Dry Roasted	1	Cup	137	2	786	21	45	4.1	7	64	12.5	37.4	10.7
Nuts, Cashews, Oil Roasted	1	Cup	129	4	748	22	39	4.3	6	62	10.9	33.4	11.0
Nuts, Chestnuts, Chinese	1	Ounce	28.4	12	64	1	14		3	0	0.0	0.2	0.1
Nuts, Dried Brazil, Unblanched	1/4	Cup	35	1	230	5	4	2.6	1	23	5.3	8.6	7.2
Nuts, Dried Ginkgo	1	Ounce	28.4	4	99	3	21			1	0.1	0.2	0.2
Nuts, Dried Hickorynut	1	Cup	120	3	788	15	22	7.7		77	8.4	39.1	26.3
Nuts, Dried Japanese Chestnuts	1/4	Cup	38.8	4	140	2	32			0	0.1	0.3	0.1
Nuts, Ginkgo	1	Ounce	28.4	16	52	1	11			0	0.1	0.2	0.2
Nuts, Hazelnuts or Filberts	1/4	Cup	33.8	2	212	5	6	3.3	1	21	1.5	15.4	2.7

Trans (g)	Chol (mg)	Sodium (mg)	Potas (mg)	Calc (mg)	Magn (mg)	Iron (mg)	Zinc (mg)	Vit A (RAE)	Vit D (μg)	Vit E (mg α)	Thiam (mg)	Ribo (mg)	Niacin (mg)	Vit B6 (mg)	Folate (DFE)	Vit B12 (μg)	Vit C (mg)
	31	398	66	38	11	1.0	0.3	21			0.12	0.14	1.1	0.05	45	0.08	0
	0	264	75	30	12	1.4	0.4	0			0.25	0.16	2.2	0.02	57	0.02	0
0.0	0	189	99	65	13	2.6	0.6			0.2	0.24	0.12	2.1	0.04	64	0.00	1
	0	275	103	129	27	2.0	0.9	0		0.0	0.28	0.21	2.4	0.03	74	0.00	0
	0	252	72	95	11	1.4	0.4	0		0.2	0.19	0.14	1.9	0.02	63	0.02	0
	0	420	139	175	47	1.6	1.1			0.3	0.20	0.09	2.3	0.11	32	0.00	0
	26	150	85	30	9	1.1	0.2	120		0.6	0.10	0.10	0.8	0.03	31	0.06	1
	0	14	272	55	25	2.6	0.2	1		1.2	0.04	0.14	0.9	0.07	8	0.00	51
	54	60	390	26	28	1.2	0.7	36			0.09	0.09	5.4	0.42	9	0.21	1
	0	5	305	3	9	0.5	0.5	0	2	0.0	0.08	0.39	3.5	0.10	15	0.04	2
	0	410		9		1.0		0									0
	0	3	331	1	14	1.0	0.5	0		0.0	0.11	0.09	4.2	0.08	47	0.00	0
	0	10	521	4	15	0.6	0.7	0		0.0	0.08	0.47	6.0	0.07	19	0.00	0
	0	3	85	2	10	0.3	1.0	0		0.0	0.03	0.12	1.1	0.12	15	0.00	0
	0	349	71	9	6	1.3	0.6	0	2		0.01	0.06	0.2	0.01	35	0.00	0
	0	13	428	4	12	0.3	0.6	0		0.0	0.10	0.50	4.3	0.05	22	0.00	0
	48	314	228	28	31	5.7	2.3	77			0.26	0.36	2.6	0.09	65	20.41	12
	32	324	363	29	39	4.5	1.8	54		0.6	0.18	0.24	1.8	0.06	48	13.61	9
0.0	0	120		0		0.0		0									0
	0	56	8	4	2	0.1	0.0	0		0.0	0.00	0.00	0.0	0.00	0	0.00	0
	93	115	348	9	26	4.0	5.0	0		0.7	0.05	0.26	5.5	0.32		3.78	
	18	816	172	272	55	1.3	1.8	149			0.19	0.37	1.5	0.20	10	0.82	1
	19	331	203	145	35	1.3	1.3	39		0.8	0.05	0.10	0.3	0.12	48	0.12	3
	4	282	221	48	36	1.4	1.0	1		0.9	0.05	0.05	0.3	0.13	52	0.00	3
	55	461	313	251	50	2.2	3.4	70		1.3	0.07	0.21	1.9	0.27	50	1.02	2
	35	337	82	276	31	0.6	1.4	88		1.0	0.03	0.17	0.3	0.10	9	0.27	0
	28	124	83	131	14	0.2	0.5	98		0.5	0.02	0.11	0.1	0.04	7	0.20	0
	64	245	143	179	30	1.0	1.9	63		0.7	0.04	0.19	3.3	0.19	9	0.28	0
	20	690	450	82	67	4.2	2.5	20		1.3	0.07	0.15	0.7	0.20	28	0.00	2
	0	8	286	18	13	1.0	0.2	166		0.8	0.02	0.04	0.7	0.06	3	0.00	2
0.0	35	6	46	14	25	1.8	0.8	7		0.2	0.35	0.16	2.5	0.06	166	0.11	0
	0	770		20		2.7											1
	0	47	15	3	8	0.1	0.2	0	0	0.0	0.02	0.00	0.6	0.09	1	0.00	0
	0	27	6	6	4	0.2	0.4	0			0.03	0.01	0.1	0.01	4	0.00	0
	0	86	50	6	13	0.7	0.2	0			0.13	0.04	0.7	0.06	10	0.00	0
	0	213	38	11	3	0.7	0.3	0			0.03	0.04	0.1	0.02	3	0.00	0
	40	14	44	23	29	1.3	0.8	12		0.7	0.29	0.15	1.8	0.14	113	0.17	0
	0	18	221	141	45	0.5	0.2	20		0.0	0.01	0.04	0.4	0.06	3	0.00	8
0.0	0	500		40		1.4											0
	0	10	249	78	100	1.3	1.1			9.0	0.07	0.20	1.3	0.04	11	0.00	0
	0	117	257	92	99	1.6	1.2			9.0	0.03	0.30	1.3	0.04	11	0.00	0
	0	22	774	62	356	8.2	7.7	0		1.3	0.27	0.27	1.9	0.35	95	0.00	0
	0	17	822	55	352	7.8	6.9	0		1.2	0.47	0.28	2.2	0.42	32	0.00	0
	0	1	127	5	24	0.4	0.2	3			0.05	0.05	0.2	0.12	19	0.00	10
	0	1	231	56	132	0.9	1.4	0		2.0	0.22	0.01	0.1	0.04	8	0.00	0
	0	4	283	6	15	0.5	0.2	16			0.12	0.05	3.3	0.18	30	0.00	8
	0	1	523	73	208	2.5	5.2	8			1.04	0.16	1.1	0.23	48	0.00	2
	0	13	298	28	45	1.3	1.0	2			0.31	0.15	1.4	0.26	42	0.00	24
	0	2	145	1	8	0.3	0.1	8			0.06	0.03	1.7	0.09	15	0.00	4
	0	0	230	38	55	1.6	0.8	0		5.1	0.22	0.04	0.6	0.19	38	0.00	2

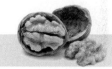

Nutrient Composition of Foods

Food Name	Qty	Measure	Wt (g)	H₂0 (g)	Energy (kcal)	Protein (g)	Carb (g)	Fiber (g)	Total Sugars (g)	Fat (g)	Sat (g)	Mono (g)	Poly (g)
Nuts, Hazelnuts or Filberts, Dry Roasted, No Salt Added	1	Ounce	28.3	1	183	4	5	2.7	1	18	1.3	13.2	2.4
Nuts, Macadamia, Dry Roasted	1/4	Cup	33.5	1	241	3	4	2.7	1	25	4.0	19.9	0.5
Nuts, Macadamia, Dry Roasted, w/ Salt Added	1/4	Cup	33.5	1	240	3	4	2.7	1	25	4.0	19.9	0.5
Nuts, Macadamia, Raw	1	Cup	134	2	962	11	19	11.5	6	102	16.2	78.9	2.0
Nuts, Mixed w/ Peanuts, Dry Roasted, w/ Salt Added	1/4	Cup	34.2	1	203	6	9	3.1	2	18	2.4	10.8	3.7
Nuts, Mixed w/ Peanuts, Oil Roasted	1	Cup	142	3	876	24	30	14.1	6	80	12.4	45.0	18.9
Nuts, Mixed w/o Peanuts, Oil Roasted, w/ Salt Added	1/4	Cup	36	1	221	6	8	2.0	2	20	3.3	11.9	4.1
Nuts, Peanuts, All Types, Dry Roasted, Salted	1/4	Cup	36.5	1	214	9	8	2.9	2	18	2.5	9.0	5.7
Nuts, Peanuts, Spanish, Oil Roasted	1/4	Cup	36.8	1	213	10	6	3.3	2	18	2.8	8.1	6.3
Nuts, Peanuts, Spanish, Oil Roasted, Salted	1/4	Cup	36.8	1	213	10	6	3.3	2	18	2.8	8.1	6.3
Nuts, Peanuts, Spanish, Raw	1/4	Cup	36.5	2	208	10	6	3.5	2	18	2.8	8.2	6.3
Nuts, Pecan Halves, Oil Roasted	1	Cup	110	1	787	10	14	10.4	4	83	8.0	45.1	25.9
Nuts, Pecans	1	Cup	109	4	753	11	16	10.5	4	86	7.3	44.5	23.6
Nuts, Pignoli, PROGRESSO	1	Ounce	28.3		170	10	2	0.0	0	13	1.0	2.0	2.0
Nuts, Pistachio	1	Cup	123	5	685	25	34	12.7	9	55	6.7	28.7	16.6
Nuts, Walnuts, English or Persian	1/4	Cup	29.2	1	191	4	4	2.0	1	19	1.8	2.6	13.8
Octopus, Common, Cooked	3	Ounce	85	51	139	25	4	0.0	0	2	0.4	0.3	0.4
Oil, Canola	1	Tbsp	13.6	0	120	0	0	0.0	0	14	1.0	8.0	4.0
Oil, Cod Liver	1	Tbsp	13.6	0	123	0	0	0.0		14	3.1	6.4	3.1
Oil, Corn	1	Tbsp	13.6	0	120	0	0	0.0	0	14	1.8	3.8	7.4
Oil, ENOVA Brand	1	Tbsp	14		120	0	0	0.0	0	14	0.5	5.0	8.0
Oil, Flaxseed	1	Tbsp	13	0	115	0	0	0.0	0	13	1.2	2.6	8.6
Oil, Olive	1	Tbsp	13.5	0	119	0	0	0.0	0	14	1.9	9.8	1.4
Oil, Sesame	1	Tbsp	13.6	0	120	0	0	0.0	0	14	1.9	5.4	5.7
Oil, Soybean	1	Tbsp	13.6	0	120	0	0	0.0	0	14	2.0	3.2	7.9
Oil, Vegetable, BENECOL Light Spread	1	Tbsp	14		45	0	0	0.0	0	5	0.5	2.5	2.0
Oil, Vegetable, BENECOL Regular Spread	1	Tbsp	14		80	0	0	0.0	0	9	1.0	4.0	3.0
Okra	3/4	Cup	75	68	23	2	5	2.4	1	0	0.0	0.0	0.0
Olives, Black, Ripe, Canned	3	Item	13.2	11	15	0	1	0.4	0	1	0.2	1.0	0.1
Olives, Green, Pickled, Canned	100	Gram	100	75	145	1	4	3.3	1	15	2.0	11.3	1.3
Olives, Green, Pimiento Stuffed	4	Item	16	12	20	0	1	0.5	0	2	0.3	1.6	0.2
Omelet, Cheese	1	Item	75	52	140	9	2	0.0	2	10	4.1	3.8	1.3
Omelet, Egg	1	Item	61	46	93	6	0	0.0	0	7	2.1	3.0	1.3
Omelet, Ham	1	Item	75	52	138	11	1	0.0	1	10	3.1	4.2	1.4
Omelet, Ham & Cheese	1	Item	77	51	152	11	2	0.0	2	11	4.4	4.2	1.4
Omelet, Mushroom	1	Item	73	57	91	6	2	0.4	2	6	1.9	2.5	1.1
Onions, Chopped	1/2	Cup	80	71	34	1	8	1.1	3	0	0.0	0.0	0.1
Orange	1	Item	131	114	62	1	15	3.1	12	0	0.0	0.0	0.0
Orange Roughy, Cooked	3	Ounce	85	57	89	19	0	0.0	0	1	0.0	0.4	0.2
Orange Sections	3/4	Cup	135	117	63	1	16	3.2	13	0	0.0	0.0	0.0
Orange, Florida	3/4	Cup	138.8	121	64	1	16	3.3	13	0	0.0	0.1	0.1
Orange, Navel California	3/4	Cup	123.8	106	61	1	16	2.7	11	0	0.0	0.0	0.0
Ostrich, Tip Trimmed, Cooked	3	Ounce	85	58	123	24	0	0.0	0	2	0.9	0.8	0.4
Oyster, Baked or Broiled	3	Ounce	85	69	89	6	3	0.0	0	6	1.3	2.1	1.9
Oyster, Eastern, Breaded, Fried	3	Ounce	85	55	168	7	10	0.5		11	2.7	4.0	2.8
Oysters Rockefeller	1	Cup	224	162	302	18	22	3.8	2	17	7.6	4.6	2.4
Paella w/ Seafood	1	Cup	240	165	346	21	40	1.7	2	11	2.1	6.3	1.6

Trans (g)	Chol (mg)	Sodium (mg)	Potas (mg)	Calc (mg)	Magn (mg)	Iron (mg)	Zinc (mg)	Vit A (RAE)	Vit D (μg)	Vit E (mg α)	Thiam (mg)	Ribo (mg)	Niacin (mg)	Vit B6 (mg)	Folate (DFE)	Vit B12 (μg)	Vit C (mg)
	0	0	214	35	49	1.2	0.7	1		4.3	0.10	0.03	0.6	0.18	25	0.00	1
	0	1	122	23	40	0.9	0.4	0		0.2	0.24	0.03	0.8	0.12	3	0.00	0
	0	89	122	23	40	0.9	0.4	0		0.2	0.24	0.03	0.8	0.12	3	0.00	0
	0	7	493	114	174	4.9	1.7	0		0.7	1.60	0.22	3.3	0.37	15	0.00	2
	0	229	204	24	77	1.3	1.3			3.7	0.07	0.07	1.6	0.10	17	0.00	0
	0	16	825	153	334	4.6	7.2	1			0.71	0.32	7.2	0.34	118	0.00	1
	0	110	196	38	90	0.9	1.7			3.0	0.18	0.18	0.7	0.07	20	0.00	0
	0	297	240	20	64	0.8	1.2	0		2.8	0.16	0.04	4.9	0.09	53	0.00	0
	0	2	285	37	62	0.8	0.7	0			0.12	0.03	5.5	0.09	46	0.00	0
	0	159	285	37	62	0.8	0.7	0			0.12	0.03	5.5	0.09	46	0.00	0
	0	8	272	39	69	1.4	0.8	0			0.25	0.05	5.8	0.13	88	0.00	0
	0	1	431	74	133	2.7	4.9	6		2.8	0.52	0.12	1.3	0.20	17	0.00	1
	0	0	447	76	132	2.8	4.9	3		1.5	0.72	0.14	1.3	0.23	24	0.00	1
	0	0	80	0		1.8		0	0		0.06	0.02	0.2				0
	0	1	1261	132	149	5.1	2.7	34		2.8	1.07	0.20	1.6	2.09	63	0.00	6
	0	1	129	29	46	0.9	0.9			0.2	0.10	0.04	0.3	0.16	29	0.00	0
	82	391	536	90	51	8.1	2.9	77		1.0	0.05	0.06	3.2	0.55	20	30.62	7
	0	0	0	0	0	0.0	0.0	0		2.3	0.00	0.00	0.0	0.00	0	0.00	0
	78	0	0	0	0	0.0	0.0	4080	34			0.00	0.0	0.00	0	0.00	0
0.0	0	0	0	0	0	0.0	0.0	0		1.9	0.00	0.00	0.0	0.00	0	0.00	0
0.0	0	0		0		0.0		0		6.0							0
	0	0	0	0	0	0.0	0.0	0		2.3	0.00	0.00	0.0	0.00	0	0.00	0
	0	0	0	0	0	0.1	0.0	0		1.9	0.00	0.00	0.0	0.00	0	0.00	0
	0	0	0	0	0	0.0	0.0	0		0.2	0.00	0.00	0.0	0.00	0	0.00	0
	0	0	0	0	0	0.0	0.0	0		1.3	0.00	0.00	0.0	0.00	0	0.00	0
0.0	0	110		10		0.2			2								1
0.0	0	110		10		0.2			1								1
	0	6	227	61	43	0.6	0.5	14		0.3	0.15	0.05	0.8	0.16	66	0.00	16
	0	115	1	12	1	0.4	0.0	3		0.2	0.00	0.00	0.0	0.00	0	0.00	0
	0	1556	42	52	11	0.5	0.0	20		3.8	0.02	0.01	0.2	0.03	3	0.00	0
	0	214	9	7	2	0.1	0.0	6		0.5	0.00	0.00	0.0	0.01	0	0.00	2
	213	411	129	124	12	0.9	1.0	122		0.6	0.04	0.32	0.1	0.08	19	0.74	0
	217	98	70	29	6	0.9	0.6	95	0	0.6	0.04	0.25	0.0	0.07	24	0.67	0
	188	478	146	42	11	1.0	1.1	80		0.6	0.17	0.27	1.1	0.15	16	0.66	0
	196	504	148	110	12	0.9	1.2	107	1	0.6	0.11	0.31	0.6	0.11	17	0.73	0
	185	289	107	45	9	0.9	0.7	85		0.6	0.05	0.23	0.3	0.07	18	0.55	0
	0	2	115	18	8	0.2	0.1			0.0	0.04	0.02	0.1	0.12	15	0.00	5
	0	0	237	52	13	0.1	0.1	14		0.2	0.11	0.05	0.4	0.08	39	0.00	70
	68	59	154	9	15	1.0	0.3	20		1.6	0.04	0.05	1.5	0.06	4	0.40	0
	0	0	244	54	14	0.1	0.1	15	0	0.2	0.12	0.05	0.4	0.08	41	0.00	72
	0	0	234	60	14	0.1	0.1	15		0.2	0.14	0.06	0.6	0.07	24	0.00	62
	0	1	205	53	14	0.2	0.1	15		0.2	0.08	0.06	0.5	0.10	42	0.00	73
	72	68	308	5	21	2.4	4.1	0		0.2	0.20	0.25	6.1	0.46	13	5.32	0
	43	404	125	36	37	5.3	72.2	60		1.0	0.07	0.06	1.0	0.05	8	14.71	3
	69	355	208	53	49	5.9	74.1	77			0.13	0.17	1.4	0.05	37	13.29	3
	90	1113	627	226	130	10.0	97.6	625		3.8	0.41	0.42	4.5	0.29	150	20.90	27
	46	1265	374	43	31	6.3	2.0	62		1.5	0.29	0.20	6.5	0.27	118	12.36	36

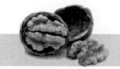

Nutrient Composition of Foods

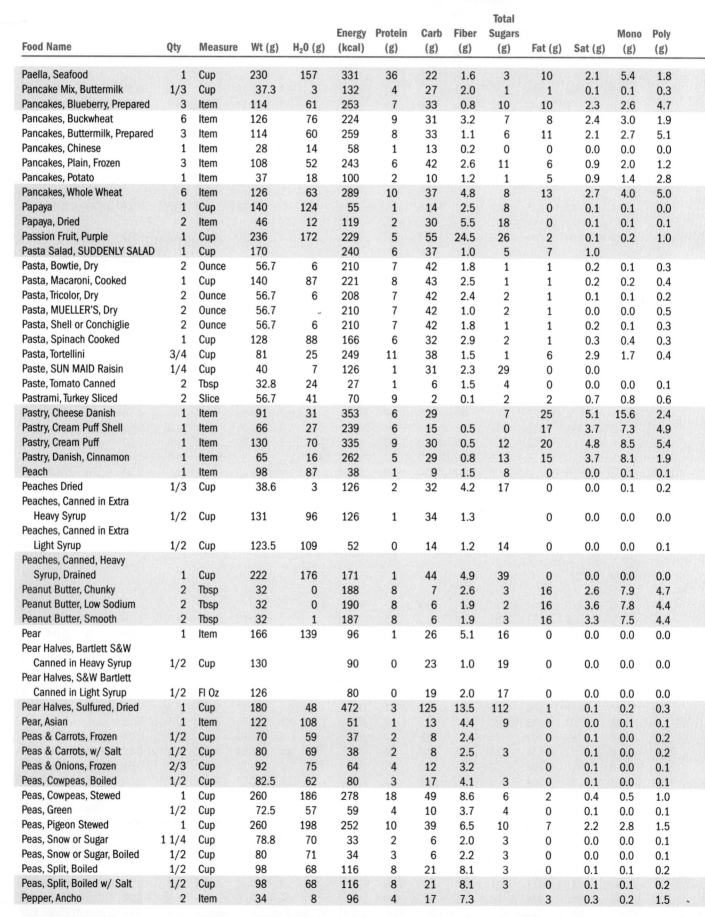

Food Name	Qty	Measure	Wt (g)	H₂0 (g)	Energy (kcal)	Protein (g)	Carb (g)	Fiber (g)	Total Sugars (g)	Fat (g)	Sat (g)	Mono (g)	Poly (g)
Paella, Seafood	1	Cup	230	157	331	36	22	1.6	3	10	2.1	5.4	1.8
Pancake Mix, Buttermilk	1/3	Cup	37.3	3	132	4	27	2.0	1	1	0.1	0.1	0.3
Pancakes, Blueberry, Prepared	3	Item	114	61	253	7	33	0.8	10	10	2.3	2.6	4.7
Pancakes, Buckwheat	6	Item	126	76	224	9	31	3.2	7	8	2.4	3.0	1.9
Pancakes, Buttermilk, Prepared	3	Item	114	60	259	8	33	1.1	6	11	2.1	2.7	5.1
Pancakes, Chinese	1	Item	28	14	58	1	13	0.2	0	0	0.0	0.0	0.0
Pancakes, Plain, Frozen	3	Item	108	52	243	6	42	2.6	11	6	0.9	2.0	1.2
Pancakes, Potato	1	Item	37	18	100	2	10	1.2	1	5	0.9	1.4	2.8
Pancakes, Whole Wheat	6	Item	126	63	289	10	37	4.8	8	13	2.7	4.0	5.0
Papaya	1	Cup	140	124	55	1	14	2.5	8	0	0.1	0.1	0.0
Papaya, Dried	2	Item	46	12	119	2	30	5.5	18	0	0.1	0.1	0.1
Passion Fruit, Purple	1	Cup	236	172	229	5	55	24.5	26	2	0.1	0.2	1.0
Pasta Salad, SUDDENLY SALAD	1	Cup	170		240	6	37	1.0	5	7	1.0		
Pasta, Bowtie, Dry	2	Ounce	56.7	6	210	7	42	1.8	1	1	0.2	0.1	0.3
Pasta, Macaroni, Cooked	1	Cup	140	87	221	8	43	2.5	1	1	0.2	0.2	0.4
Pasta, Tricolor, Dry	2	Ounce	56.7	6	208	7	42	2.4	2	1	0.1	0.1	0.2
Pasta, MUELLER'S, Dry	2	Ounce	56.7		210	7	42	1.0	2	1	0.0	0.0	0.5
Pasta, Shell or Conchiglie	2	Ounce	56.7	6	210	7	42	1.8	1	1	0.2	0.1	0.3
Pasta, Spinach Cooked	1	Cup	128	88	166	6	32	2.9	2	1	0.3	0.4	0.3
Pasta, Tortellini	3/4	Cup	81	25	249	11	38	1.5	1	6	2.9	1.7	0.4
Paste, SUN MAID Raisin	1/4	Cup	40	7	126	1	31	2.3	29	0	0.0		
Paste, Tomato Canned	2	Tbsp	32.8	24	27	1	6	1.5	4	0	0.0	0.0	0.1
Pastrami, Turkey Sliced	2	Slice	56.7	41	70	9	2	0.1	2	2	0.7	0.8	0.6
Pastry, Cheese Danish	1	Item	91	31	353	6	29		7	25	5.1	15.6	2.4
Pastry, Cream Puff Shell	1	Item	66	27	239	6	15	0.5	0	17	3.7	7.3	4.9
Pastry, Cream Puff	1	Item	130	70	335	9	30	0.5	12	20	4.8	8.5	5.4
Pastry, Danish, Cinnamon	1	Item	65	16	262	5	29	0.8	13	15	3.7	8.1	1.9
Peach	1	Item	98	87	38	1	9	1.5	8	0	0.0	0.1	0.1
Peaches Dried	1/3	Cup	38.6	3	126	2	32	4.2	17	0	0.0	0.1	0.2
Peaches, Canned in Extra Heavy Syrup	1/2	Cup	131	96	126	1	34	1.3		0	0.0	0.0	0.0
Peaches, Canned in Extra Light Syrup	1/2	Cup	123.5	109	52	0	14	1.2	14	0	0.0	0.0	0.1
Peaches, Canned, Heavy Syrup, Drained	1	Cup	222	176	171	1	44	4.9	39	0	0.0	0.0	0.0
Peanut Butter, Chunky	2	Tbsp	32	0	188	8	7	2.6	3	16	2.6	7.9	4.7
Peanut Butter, Low Sodium	2	Tbsp	32	0	190	8	6	1.9	2	16	3.6	7.8	4.4
Peanut Butter, Smooth	2	Tbsp	32	1	187	8	6	1.9	3	16	3.3	7.5	4.4
Pear	1	Item	166	139	96	1	26	5.1	16	0	0.0	0.0	0.0
Pear Halves, Bartlett S&W Canned in Heavy Syrup	1/2	Cup	130		90	0	23	1.0	19	0	0.0	0.0	0.0
Pear Halves, S&W Bartlett Canned in Light Syrup	1/2	Fl Oz	126		80	0	19	2.0	17	0	0.0	0.0	0.0
Pear Halves, Sulfured, Dried	1	Cup	180	48	472	3	125	13.5	112	1	0.1	0.2	0.3
Pear, Asian	1	Item	122	108	51	1	13	4.4	9	0	0.0	0.1	0.1
Peas & Carrots, Frozen	1/2	Cup	70	59	37	2	8	2.4		0	0.1	0.0	0.2
Peas & Carrots, w/ Salt	1/2	Cup	80	69	38	2	8	2.5	3	0	0.1	0.0	0.2
Peas & Onions, Frozen	2/3	Cup	92	75	64	4	12	3.2		0	0.1	0.0	0.1
Peas, Cowpeas, Boiled	1/2	Cup	82.5	62	80	3	17	4.1	3	0	0.1	0.0	0.1
Peas, Cowpeas, Stewed	1	Cup	260	186	278	18	49	8.6	6	2	0.4	0.5	1.0
Peas, Green	1/2	Cup	72.5	57	59	4	10	3.7	4	0	0.1	0.0	0.1
Peas, Pigeon Stewed	1	Cup	260	198	252	10	39	6.5	10	7	2.2	2.8	1.5
Peas, Snow or Sugar	1 1/4	Cup	78.8	70	33	2	6	2.0	3	0	0.0	0.0	0.1
Peas, Snow or Sugar, Boiled	1/2	Cup	80	71	34	3	6	2.2	3	0	0.0	0.0	0.1
Peas, Split, Boiled	1/2	Cup	98	68	116	8	21	8.1	3	0	0.1	0.1	0.2
Peas, Split, Boiled w/ Salt	1/2	Cup	98	68	116	8	21	8.1	3	0	0.1	0.1	0.2
Pepper, Ancho	2	Item	34	8	96	4	17	7.3		3	0.3	0.2	1.5

Trans (g)	Chol (mg)	Sodium (mg)	Potas (mg)	Calc (mg)	Magn (mg)	Iron (mg)	Zinc (mg)	Vit A (RAE)	Vit D (μg)	Vit E (mg α)	Thiam (mg)	Ribo (mg)	Niacin (mg)	Vit B6 (mg)	Folate (DFE)	Vit B12 (μg)	Vit C (mg)
	168	642	552	120	60	5.9	2.9	131		3.0	0.17	0.12	3.3	0.43	62	8.83	34
	0	489	71	128	12	1.1	0.3			0.1	0.23	0.14	1.4	0.07	84	0.00	0
	64	470	157	235	18	2.0	0.6	57			0.22	0.31	1.7	0.06	60	0.23	3
	71	576	252	276	82	2.1	1.4	57		0.4	0.20	0.29	1.5	0.20	26	0.44	0
	66	595	165	179	17	1.9	0.7	34			0.23	0.33	1.8	0.05	64	0.21	0
	0	1	18	5	4	0.1	0.2	0		0.0	0.01	0.01	0.3	0.03	1	0.00	0
	19	545	134	77	15	2.4	0.4	69		0.3	0.37	0.55	3.1	0.16	120	0.10	0
	35	283	230	12	13	0.6	0.3	12		0.1	0.06	0.06	0.6	0.17	17	0.11	10
	74	770	296	244	64	2.1	1.6	59		1.6	0.18	0.29	2.3	0.17	21	0.47	0
	0	4	360	34	14	0.1	0.1	77		1.0	0.04	0.04	0.5	0.03	53	0.00	87
	0	9	783	73	30	0.3	0.2	84	0	2.2	0.06	0.08	0.9	0.05	58	0.00	38
	0	66	821	28	68	3.8	0.2	151		0.0	0.00	0.31	3.5	0.24	33	0.00	71
	0	880	190	40		1.8		0			0.38	0.17	2.0				0
	0	3	92	10	30	2.0	0.7	0		0.1	0.51	0.23	4.1	0.08	222	0.00	0
	0	1	63	10	25	1.9	0.7	0		0.1	0.38	0.19	2.4	0.07	167	0.00	0
	0	24	162	19	26	2.4	0.4	5			0.59	0.30	4.2	0.07	261	0.00	0
	0	0		0		1.8		0			0.53	0.26	3.0				0
	0	3	92	10	30	2.0	0.7	0		0.1	0.51	0.23	4.1	0.08	222	0.00	0
	42	8	47	23	31	1.4	0.8	13			0.23	0.17	1.3	0.14	123	0.18	0
	34	279	72	123	17	1.2	0.8	31		0.1	0.25	0.25	2.2	0.03	95	0.13	0
	0	8	306	16	13	1.2	0.1		0		0.06	0.04	0.3	0.10		0.00	0
	0	259	333	12	14	1.0	0.2	25		1.4	0.02	0.05	1.0	0.07	4	0.00	7
	39	556	196	6	8	2.4	1.2	2		0.1	0.03	0.14	2.0	0.15	3	0.14	9
	20	319	116	70	15	1.8	0.6	45			0.26	0.21	2.5	0.06	83	0.23	3
	129	368	64	24	8	1.3	0.5	183		1.9	0.14	0.24	1.0	0.05	50	0.26	0
	174	443	150	86	16	1.5	0.8	185		1.9	0.16	0.36	1.1	0.08	68	0.47	0
	14	241	81	46	12	0.5	0.5	3			0.12	0.07	0.7	0.03	21	0.07	0
	0	0	186	6	9	0.2	0.2	16		0.7	0.02	0.03	0.8	0.02	4	0.00	6
	0	4	522	15	22	2.1	0.3	27			0.02	0.04	1.9	0.06	3	0.00	4
	0	10	109	4	7	0.4	0.1	9			0.01	0.03	0.7	0.02	4	0.00	2
	0	6	91	6	6	0.4	0.1	17			0.03	0.03	1.0	0.02	4	0.00	4
	0	13	209	7	11	0.6	0.2	84		1.6	0.03	0.06	1.4	0.04	7	0.00	6
	0	156	238	14	51	0.6	0.9	0		2.0	0.03	0.04	4.4	0.13	29	0.00	0
	0	5	214	12	51	0.6	0.9	0	0	2.5	0.03	0.03	4.3	0.14	24	0.00	0
	0	146	206	14	49	0.6	0.9	0		2.9	0.02	0.03	4.3	0.17	23	0.00	0
	0	2	198	15	12	0.3	0.2	2		0.2	0.02	0.04	0.3	0.05	12	0.00	7
0.0	0	15	70	0		0.0		0	0							0.00	0
0.0	0	10		0		0.0											1
	0	11	959	61	59	3.8	0.7			0.1	0.02	0.26	2.5	0.13	0	0.00	13
	0	0	148	5	10	0.0	0.0	0		0.1	0.01	0.01	0.3	0.03	10	0.00	5
	0	55	136	19	13	0.8	0.4	333			0.13	0.06	1.0	0.07	25	0.00	8
	0	243	126	18	13	0.8	0.4	374		0.4	0.18	0.05	0.9	0.07	21	0.00	6
	0	56	187	21	19	1.4	0.4	25			0.27	0.10	1.6	0.13	41	0.00	13
	0	3	345	106	43	0.9	0.8	33		0.2	0.08	0.12	1.2	0.05	105	0.00	2
	0	606	793	88	127	6.0	2.4	75		0.8	0.48	0.17	1.4	0.25	322	0.00	10
	0	4	177	18	24	1.1	0.9	28		0.1	0.19	0.10	1.5	0.12	47	0.00	29
	8	996	887	57	91	2.2	1.4	107		0.9	0.42	0.23	2.8	0.24	148	0.05	41
	0	3	158	34	19	1.6	0.2	43		0.3	0.12	0.06	0.5	0.13	33	0.00	47
	0	3	192	34	21	1.6	0.3	42		0.3	0.10	0.06	0.4	0.12	23	0.00	38
	0	2	355	14	35	1.3	1.0			0.0	0.19	0.06	0.9	0.05	64	0.00	0
	0	233	355	14	35	1.3	1.0			0.0	0.19	0.06	0.9	0.05	64	0.00	0
	0	15	820	21	38	3.7	0.5	347			0.06	0.77	2.2	1.20	23	0.00	1

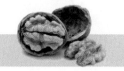

Nutrient Composition of Foods

Food Name	Qty	Measure	Wt (g)	H₂0 (g)	Energy (kcal)	Protein (g)	Carb (g)	Fiber (g)	Total Sugars (g)	Fat (g)	Sat (g)	Mono (g)	Poly (g)
Pepper, Banana	1/4	Cup	31	28	8	1	2	1.1	1	0	0.0	0.0	0.1
Pepper, Green Bell or Sweet	1/2	Cup	74.5	70	15	1	3	1.3	2	0	0.0	0.0	0.0
Pepper, Green, Stuffed	1	Item	250	163	415	21	41	5.3	9	19	6.8	7.6	1.3
Pepper, Red Bell or Sweet	1/2	Cup	74.5	69	19	1	4	1.5	3	0	0.0	0.0	0.1
Pepper, Serrano	1/4	Cup	26.2	24	8	0	2	1.0	1	0	0.0	0.0	0.1
Pepper, Yellow Bell or Sweet	1	Item	186	171	50	2	12	1.7	5	0	0.1	0.0	0.2
Peppers, Green Chili, Canned	1/4	Cup	34.8	32	7	0	2	0.6		0	0.0	0.0	0.1
Peppers, Jalapeno	1/8	Cup	22.5	21	7	0	1	0.6	1	0	0.0	0.0	0.1
Peppers, Pasilla, Dried	4	Item	28	4	97	3	14	7.5		4			
Persimmon, Japanese	1	Item	168	135	118	1	31	6.0	21	0	0.0	0.1	0.1
Persimmons, Japanese, Dried	1	Item	34	8	93	0	25	4.9		0	0.0	0.0	0.0
Pickle, Dill	1	Item	30	28	5	0	1	0.4	1	0	0.0	0.0	0.0
Pickle, Sour	1	Ounce	28.4	27	3	0	1	0.3	0	0	0.0	0.0	0.0
Pickle, Sweet or Gherkin	1	Ounce	28.4	19	33	0	9	0.3	4	0	0.0	0.0	0.0
Pickle, Sweet Relish	1	Tbsp	15	9	20	0	5	0.2	2	0	0.0	0.0	0.0
Pickles, Bread and Butter	1	Slice	8	6	6	0	2	0.1	1	0	0.0	0.0	0.0
Pickles, Chowchow	1	Cup	245	169	296	4	65	3.7	32	2	0.4	0.4	1.0
Pie Crust, Graham Cracker	1	Slice	29.8	1	148	1	19	0.4	11	7	1.6	3.4	2.1
Pie Crust, OREO	1	Slice	28		130	1	19	1.0	9	7	1.5		
Pie Crust, Baked	1	Slice	16	2	82	1	8	0.2	1	5	1.7	2.5	0.6
Pie, Apple, Prepared	1	Piece	155	73	411	4	58	2.3	48	19	4.7	8.4	5.2
Pie, Banana Cream, Prepared	1	Piece	144	70	387	6	47	1.0	17	20	5.4	8.2	4.7
Pie, Blueberry, Ready to Eat	1	Slice	125	66	290	2	44	1.3	12	13	2.1	5.3	4.4
Pie, Cherry, Ready to Eat	1	Slice	125	58	325	3	50	1.0	18	14	3.2	7.3	2.6
Pie, Chocolate Chiffon	1	Slice	99	36	315	6	41	1.4	24	15	4.4	6.1	3.4
Pie, Chocolate Crème	1	Slice	113	49	344	3	38	2.3	22	22	5.6	12.6	2.7
Pie, Coconut Custard	1	Slice	104	51	270	6	31	1.9	31	14	6.1	5.7	1.2
Pie, Egg Custard, Ready to Eat	1	Slice	105	64	221	6	22	1.7	12	12	2.5	5.0	3.9
Pie, Lemon Meringue	1	Slice	113	47	303	2	53	1.4	27	10	2.0	3.0	4.1
Pie, Mince, Prepared	1	Piece	165	62	477	4	79	4.3	47	18	4.4	7.7	4.7
Pie, Pumpkin Ready to Eat	1	Slice	109	63	229	4	30	2.9	15	10	1.9	4.4	3.4
Pie, Raspberry, 1 Crust	1	Slice	137	68	329	3	52	5.5	29	13	2.5	5.7	4.2
Pie, Shoo Fly	1	Slice	114	26	404	4	69	1.0	39	13	2.6	5.5	3.8
Pie, Vanilla Cream Prepared	1	Slice	126	59	350	6	41	0.8	16	18	5.1	7.6	4.3
Pike, Northern, Cooked	3	Ounce	85	62	96	21	0	0.0		1	0.1	0.2	0.2
Pimentos, Canned	1	Tsp	4	4	1	0	0	0.1	0	0	0.0	0.0	0.0
Pineapple	1	Cup	155	134	74	1	20	2.2	14	0	0.0	0.0	0.1
Pizza, Cheese	2	Slice	126	60	281	15	41	2.6		6	3.1	2.0	1.0
Pizza, Cheese w/ Vegetables, Thin Crust	2	Slice	140	77	298	13	35	2.5	4	12	4.9	4.7	1.6
Pizza, Cheese, Thick Crust	2	Slice	142	55	406	14	55	2.6	3	14	5.2	5.9	1.9
Pizza, Pepperoni, Frozen	1	Serving	146	62	432	16	42	3.2		22	7.1	10.0	3.4
Pizza, Sausage & Pepperoni Frozen	1	Serving	146	71	385	16	36	2.3		20	6.3	7.8	2.6
Plantain	1	Cup	148	97	181	2	47	3.4	22	1	0.2	0.0	0.1
Plum	1	Cup	165	144	76	1	19	2.3	16	0	0.0	0.2	0.1
Plums, Purple, Canned in Extra Heavy Syrup	1/2	Cup	130.5	95	132	0	34	1.3		0	0.0	0.1	0.0
Plums, Purple, Canned in Heavy Syrup	1/2	Cup	129	98	115	0	30	1.2	29	0	0.0	0.1	0.0
Plums, Purple, Canned in Light Syrup	1/2	Cup	126	105	79	0	21	1.1	19	0	0.0	0.1	0.0
Plums, Purple, Canned in Water	1	Cup	249	220	102	1	27	2.2	25	0	0.0	0.0	0.0
Popcorn Cakes	2	Item	20	1	77	2	16	0.6	0	1	0.1	0.2	0.3
Popcorn, Air Popped	3 3/4	Cup	30	1	116	4	23	4.4	0	1	0.2	0.3	0.7
Popcorn, Caramel	1	Cup	35.2	1	152	1	28	1.8	19	5	1.3	1.0	1.6

Trans (g)	Chol (mg)	Sodium (mg)	Potas (mg)	Calc (mg)	Magn (mg)	Iron (mg)	Zinc (mg)	Vit A (RAE)	Vit D (µg)	Vit E (mg α)	Thiam (mg)	Ribo (mg)	Niacin (mg)	Vit B6 (mg)	Folate (DFE)	Vit B12 (µg)	Vit C (mg)
0	4	79	4	5	0.1	0.1	5		0.2	0.03	0.02	0.4	0.11	9	0.00	26
0	2	130	7	7	0.3	0.1	13		0.3	0.04	0.02	0.4	0.17	8	0.00	60
58	1630	813	113	58	4.9	4.3	35		2.6	0.41	0.36	6.8	0.53	68	1.45	94
0	1	157	5	9	0.3	0.2	117		1.2	0.04	0.06	0.7	0.22	13	0.00	142
0	3	80	3	6	0.2	0.1	12		0.2	0.01	0.02	0.4	0.13	6	0.00	12
0	4	394	20	22	0.9	0.3	19			0.05	0.05	1.7	0.31	48	0.00	341
0	138	39	13	1	0.5	0.0	2			0.00	0.01	0.2	0.04	19	0.00	12
0	0	48	2	4	0.2	0.1	9		0.1	0.03	0.01	0.3	0.11	11	0.00	10
0	25	622	27	36	2.8	0.4	501			0.05	0.90	2.0	1.18	48	0.00	2
0	2	270	13	15	0.3	0.2	136		1.2	0.05	0.03	0.2	0.17	13	0.00	13
0	1	273	9	11	0.3	0.1	13				0.01	0.1			0.00	0
0	385	35	3	3	0.2	0.0	3		0.0	0.00	0.01	0.0	0.00	0	0.00	1
0	342	7	0	1	0.1	0.0	2		0.0	0.00	0.00	0.0	0.00	0	0.00	0
0	266	9	1	1	0.2	0.0	11	0	0.1	0.00	0.01	0.0	0.00	0	0.00	0
0	122	4	0	1	0.1	0.0	6		0.1	0.00	0.00	0.0	0.00	0	0.00	0
0	54	16	3	0	0.0	0.0	1		0.0	0.00	0.00	0.0	0.00	0	0.00	1
0	1291	490	56	51	3.4	0.6	12		0.4	0.00	0.05	0.0	0.02	12	0.00	15
0	171	26	6	5	0.6	0.1	58		0.7	0.03	0.05	0.6	0.01	11	0.01	0
0	170	55	0		1.4											0
0	104	18	3	3	0.4	0.1	0		0.4	0.04	0.06	0.4	0.01	14	0.00	0
0	327	122	11	11	1.7	0.3	17			0.23	0.17	1.9	0.05	59	0.00	3
73	346	238	108	23	1.5	0.7	88		0.6	0.20	0.30	1.5	0.19	55	0.36	2
0	406	63	10	6	0.4	0.2	55		1.3	0.01	0.04	0.4	0.05	54	0.01	3
0	308	101	15	10	0.6	0.2	65		1.0	0.03	0.04	0.3	0.05	50	0.01	1
107	197	96	23	25	2.2	0.9	50		0.5	0.12	0.20	0.9	0.04	43	0.26	0
6	154	144	41	24	1.2	0.3	0			0.04	0.12	0.8	0.02	19	0.01	0
36	348	182	84	19	0.8	0.7	27			0.09	0.15	0.4	0.01	20	0.09	1
35	252	111	84	12	0.6	0.5	60		1.0	0.04	0.22	0.3	0.05	21	0.45	1
51	165	101	63	17	0.7	0.6	58		1.2	0.07	0.24	0.7	0.03	40	0.19	4
0	419	335	36	23	2.5	0.4	2		0.2	0.25	0.17	2.0	0.11	59	0.00	10
22	307	168	65	16	0.9	0.5	488		1.1	0.06	0.17	0.2	0.06	35	0.28	1
0	201	129	22	22	1.4	0.5	27		1.0	0.14	0.12	1.4	0.05	49	0.00	17
36	242	543	90	84	3.5	0.5	13		0.2	0.22	0.18	2.0	0.22	70	0.09	0
78	328	159	113	16	1.3	0.7	105		0.6	0.18	0.27	1.2	0.06	47	0.38	1
43	42	282	62	34	0.6	0.7	20			0.06	0.07	2.4	0.11	14	1.96	3
0	1	6	0	0	0.1	0.0	5		0.0	0.00	0.00	0.0	0.01	0	0.00	3
0	2	178	20	19	0.4	0.2	5		0.0	0.12	0.05	0.8	0.17	23	0.00	56
19	672	219	233	32	1.2	1.6	147			0.37	0.33	5.0	0.09	87	0.67	3
17	739	294	249	28	2.8	1.4	48		1.1	0.30	0.33	2.8	0.15	90	0.35	15
16	825	243	223	30	3.8	1.5	40		0.9	0.47	0.42	4.1	0.10	148	0.31	4
22	902	289	220	35	3.5	2.2	0			0.33	0.34	3.6	0.14	79	0.83	3
31	854	256	191	26	2.8	1.6	64			0.37	0.33	3.6	0.10	76	0.35	3
0	6	739	4	55	0.9	0.2	83		0.2	0.08	0.08	1.0	0.44	33	0.00	27
0	0	259	10	12	0.3	0.2	28		0.4	0.05	0.04	0.7	0.05	8	0.00	16
0	25	116	12	7	1.1	0.1	17			0.02	0.05	0.4	0.04	4	0.00	1
0	25	117	12	6	1.1	0.1	17		0.2	0.02	0.05	0.4	0.03	4	0.00	1
0	25	117	11	6	1.1	0.1	15		0.2	0.02	0.05	0.4	0.03	4	0.00	1
0	2	314	17	12	0.4	0.2	115		0.4	0.05	0.10	0.9	0.07	7	0.00	7
0	58	65	2	32	0.4	0.8	1		0.1	0.02	0.04	1.2	0.04	4	0.00	0
0	2	99	2	43	1.0	0.9	3		0.1	0.03	0.02	0.7	0.05	9	0.00	0
2	73	38	15	12	0.6	0.2	1		0.4	0.02	0.02	0.8	0.01	2	0.00	0

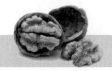

Nutrient Composition of Foods

Food Name	Qty	Measure	Wt (g)	H₂0 (g)	Energy (kcal)	Protein (g)	Carb (g)	Fiber (g)	Total Sugars (g)	Fat (g)	Sat (g)	Mono (g)	Poly (g)
Popcorn, CRACKER JACKS	1/2	Cup	28		120	2	23	1.0	15	2	0.0	0.7	0.6
Popcorn, FRANKLIN CRUNCH 'N MUNCH Buttery Toffee	1 1/4	Ounce	35		170	2	25	1.0	15	6	1.5	1.0	1.0
Popcorn, Oil-Popped, Unsalted	3	Ounce	85	2	443	8	49	8.5	0	24	4.2	6.9	11.4
Popcorn, POP SECRET 94% Fat Free Butter Flavor, Popped	1	Cup	5		20	1	4	0.5	0	0	0.0	0.0	0.0
Popcorn, Popped in Oil	3	Cup	33	0	179	2	19	2.6	0	11	1.8	2.7	6.1
Popcorn, Popped in Oil, Buttered	2	Cup	28	1	146	2	14	2.5	0	9	2.6	2.6	3.5
Popcorn, SMARTFOOD POPCORN White Cheddar	1 3/4	Cup	28		160	3	14	2.0	2	10	2.0	1.3	2.6
Popsicle, Sugar Free CREAMSICLE Pops	1	Item	40	34	20	1	5	3.0	0	1	0.8	0	2
Popsicle, Sugar Free Orange, Cherry, and Grape	1	Item	55	52	12	0	3	0.0	1	0	0.0	0.0	0.0
Pork Leg, Rump, Lean, Roasted	3	Ounce	85	52	175	26	0	0.0		7	2.4	3.2	0.6
Pork Leg, Shank, Lean & Fat, Roasted	3	Ounce	85	46	246	22	0	0.0		17	6.3	7.7	1.6
Pork Loin, Center Cut, Chops, Separable Lean, Broiled	3	Ounce	85	52	172	26	0	0.0		7	2.5	3.1	0.5
Pork Loin, Country Style Ribs, Separable Lean, Braised	3	Ounce	85	51	199	22	0	0.0		12	4.2	5.0	0.9
Pork Loin, Sirloin, Roasts, Boneless, Lean, Roasted	3	Ounce	85	52	168	25	0	0.0	0	7	2.5	3.1	0.6
Pork Rinds, Barbecue Flavor	1	Ounce	28.4	1	153	16	0	.	0	9	3.3	4.3	1.0
Pork Roast, Stuffed	1	Slice	120	76	236	27	3	0.6	1	13	3.8	6.5	1.2
Pork Tongue, Braised	3	Ounce	85	48	230	20	0	0.0		16	5.5	7.4	1.6
Pork, Ground, Cooked	3	Ounce	85	49	225	20	0	0.0		15	4.7	7.8	2.0
Pork, Stewed	1	Cup	200	131	382	36	5	1.0	2	24	6.4	13.3	2.6
Pork, Sweet & Sour	1	Cup	226	174	231	15	25	1.6	14	8	2.1	3.2	2.2
Pot Pie, Beef	1	Cup	252	149	567	20	44	3.0	2	34	8.0	15.2	8.7
Pot Pie, Chicken	1	Cup	252	155	542	23	41	3.5	3	31	9.8	12.5	7.1
Pot Pie, Turkey Frozen	1	Item	397	261	699	26	70	4.4		35	11.4	13.7	5.5
Potato, Sweet	3/4	Cup	99.8	77	86	2	20	3.0	4	0	0.0	0.0	0.0
Potato, Sweet Baked, Peeled	1/2	Cup	100	76	90	2	21	3.3	8	0	0.1	0.0	0.1
Potato, Sweet Boiled, Mashed	1	Cup	328	263	249	4	58	8.2	19	0	0.1	0.0	0.3
Potato, Sweet, Candied	1	Piece	105	70	151	1	29	2.5	14	3	1.4	0.7	0.2
Potatoes, Au Gratin	1/2	Cup	122	89	154	5	19	2.1	2	7	2.9	2.4	1.0
Potatoes, Baked	1	Med	173	130	161	4	37	3.8	2	0	0.1	0.0	0.1
Potatoes, Baked, Flesh Only w/ Salt	1	Med	156	118	145	3	34	2.3	3	0	0.0	0.0	0.1
Potatoes, Baked, Skin Only w/ Salt	1	Med	58	27	115	2	27	4.6	1	0	0.0	0.0	0.0
Potatoes, Boiled in Skin, Flesh Only w/ Salt	1	Med	136	105	118	3	27	2.7	1	0	0.0	0.0	0.1
Potatoes, Canned	1/2	Cup	150	132	66	2	15	2.1		0	0.0	0.0	0.1
Potatoes, French Fried, Frozen, Oven Heated	10	Item	74	46	127	2	21	1.9	0	4	0.8	2.4	0.2
Potatoes, Hashed Brown	1	Cup	156	74	413	5	55	5.0	2	20	2.2	6.3	5.6
Potatoes, Home Fries or Pan Fried	3	Ounce	85	54	157	2	20	1.9	1	8	1.0	2.7	4.1
Potatoes, Mashed Prepared w/ Whole Milk & Butter	2/3	Cup	140	106	158	3	23	2.1	2	6	2.9	1.2	0.2
Potatoes, Mashed w/ Whole Milk	2/3	Cup	140.7	110	117	3	25	2.1	2	1	0.4	0.1	0.1

Trans (g)	Chol (mg)	Sodium (mg)	Potas (mg)	Calc (mg)	Magn (mg)	Iron (mg)	Zinc (mg)	Vit A (RAE)	Vit D (μg)	Vit E (mg α)	Thiam (mg)	Ribo (mg)	Niacin (mg)	Vit B6 (mg)	Folate (DFE)	Vit B12 (μg)	Vit C (mg)
0.0	0	70	55	0		0.7	0.2	0	0		0.03	0.02	0.7				0
	5	190		0		0.0			0								0
	0	3	191	9	92	2.4	2.2	7		2.1	0.11	0.12	1.3	0.18	14	0.00	0
0.0	0	40	10	0		0.0		0									0
	0	264	62	1	27	0.6	0.6	3		1.7	0.04	0.02	0.4	0.03	6	0.00	0
	6	239	57	3	27	0.7	0.7	21		1.3	0.03	0.04	0.4	0.05	4	0.01	0
0.0	5	290	70	40		0.4	0.8	0	0		0.04	0.06	0.8				0
	0	2		9		0.0		0									0
0.0	0	6	6	0	1	0.4	0.3	0									6
	82	55	333	6	25	1.0	2.6	3			0.68	0.30	4.2	0.29	3	0.64	0
	78	50	287	13	19	0.8	2.6	3			0.49	0.26	3.8	0.34	4	0.56	0
	70	51	319	26	23	0.7	2.0	2			0.98	0.26	4.7	0.40	5	0.63	0
	73	54	293	21	15	1.2	3.4	2			0.46	0.24	3.5	0.31	3	0.63	1
	73	48	344	14	23	1.0	2.2	2		0.2	0.76	0.32	4.4	0.40	4	0.65	1
	33	756	51	12	0	0.3	0.2	18			0.02	0.12	1.0	0.04	9	0.04	0
	92	496	412	14	23	1.8	4.1	6		1.0	0.51	0.31	5.1	0.39	7	0.59	8
	124	93	202	16	17	4.2	3.9	0			0.27	0.43	4.5	0.20	3	2.03	1
	89	65	265	7	20	1.3	3.1	4			0.51	0.21	3.1	0.14	5	1.96	2
	108	1230	818	38	48	2.2	3.7	16		2.3	0.90	0.43	8.1	0.62	12	0.86	9
	38	1218	391	29	34	1.4	1.4	16		0.7	0.56	0.21	3.6	0.42	9	0.34	21
	40	1003	428	25	38	3.9	2.8	184		1.1	0.40	0.36	5.2	0.30	113	1.44	9
	68	653	391	66	38	3.3	1.9	260		1.1	0.40	0.40	7.3	0.24	113	0.23	10
	64	1390				4.0											
	0	55	336	30	25	0.6	0.3	707		0.3	0.08	0.06	0.6	0.21	11	0.00	2
	0	36	475	38	27	0.7	0.3	961		0.7	0.11	0.11	1.5	0.29	6	0.00	20
	0	89	754	89	59	2.4	0.7	2581		3.1	0.18	0.15	1.8	0.54	20	0.00	42
	8	74	198	27	12	1.2	0.2	219			0.02	0.04	0.4	0.04	12	0.00	7
	12	392	433	116	27	0.9	0.7	68		0.3	0.08	0.13	1.0	0.26	17	0.09	14
	0	17	926	26	48	1.9	0.6	2		0.1	0.11	0.08	2.4	0.54	48	0.00	17
	0	376	610	8	39	0.5	0.5	0		0.1	0.16	0.03	2.2	0.47	14	0.00	20
	0	149	332	20	25	4.1	0.3	1		0.0	0.07	0.06	1.8	0.36	13	0.00	8
	0	326	515	7	30	0.4	0.4			0.1	0.14	0.03	2.0	0.41	14	0.00	18
	0	326	308	59	21	1.1	0.6	0			0.05	0.03	1.3	0.21	8	0.00	11
	0	24	334	9	19	0.5	0.3	0		0.1	0.10	0.02	1.6	0.14			10
	0	534	899	22	55	0.9	0.7			0.0	0.27	0.05	3.6	0.74	25	0.00	20
	0	263	369	8	21	0.3	0.3			1.0	0.10	0.02	1.3	0.30	10	0.00	11
0.2	15	444	400	34	25	0.4	0.4	49	0	0.2	0.12	0.06	1.5	0.31	11	0.10	8
	3	425	419	34	25	0.4	0.4	6	0	0.0	0.13	0.06	1.6	0.33	11	0.10	9

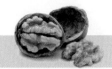

Nutrient Composition of Foods

Food Name	Qty	Measure	Wt (g)	H₂0 (g)	Energy (kcal)	Protein (g)	Carb (g)	Fiber (g)	Total Sugars (g)	Fat (g)	Sat (g)	Mono (g)	Poly (g)
Potatoes, O'Brien, Frozen	3	Ounce	85	68	65	2	15	1.6		0	0.0	0.0	0.1
Potatoes, Red, Flesh & Skin	1	Item	173	133	154	4	34	3.1	3	0	0.0	0.0	0.1
Potatoes, Russet, Flesh & Skin	1	Med	100	79	79	2	18	1.3	1	0	0.0	0.0	0.0
Potatoes, Scalloped Prepared w/ Butter	1	Cup	245	198	211	7	26	4.7		9	5.5	2.5	0.4
Potatoes, Stewed	1/2	Cup	115.5	83	169	2	18	2.3	2	10	2.6	3.4	3.6
Potatoes, Whole, Frozen	1/2	Cup	91	72	71	2	16	1.1	1	0	0.0	0.0	0.1
Pout, Ocean, Cooked, Dry Heat	3	Ounce	85	65	87	18	0	0.0		1	0.3	0.4	0.0
POWERADE Sports Drink, Lemon Lime	8	fl oz	240	225.5	50	0	14	0	14	0	0	0	0
POWERADE Sports Drink, Fruit Punch	8	fl oz	240	225.5	50	0	14	0	14	0	0	0	0
POWERADE Sports Drink, Orange	8	fl oz	240	225.5	50	0	14	0	14	0	0	0	0
POWERADE Sports Drink, Grape	8	fl oz	240	225.5	50	0	14	0	14	0	0	0	0
Pretzel, Chocolate Coated	4	Item	44	1	202	3	31	1.4	16	7	3.4	2.4	0.9
Pretzels, Hard, Salted	10	Item	60	2	228	6	48	1.8	2	2	0.3	0.7	0.7
Pretzels, Stick	1	Ounce	28.4		120	3	22	1.0	1	1	0.0	0.4	0.5
Pretzels, SNYDER'S Butter Snaps	1	Ounce	28.4		120	3	25	1.0	1	1	0.0		
Pretzels, Soft	1	Item	115	17	389	9	80	2.0	0	4	0.8	1.2	1.1
Pretzels, Whole Wheat	1	Ounce	28.4	1	103	3	23	2.2		1	0.2	0.3	0.2
Prunes, Dried	1/4	Cup	42.5	13	102	1	27	3.0	16	0	0.0	0.0	0.0
Prunes, Canned in Heavy Syrup	1	Cup	234	165	246	2	65	8.9		0	0.0	0.3	0.1
Prunes, Stewed, Dried	1	Cup	248	173	265	2	70	7.7	62	0	0.0	0.4	0.1
Prunes, Sweetened w/ Sugar, Stewed	1	Cup	248	161	308	3	82	9.4	45	1	0.0	0.4	0.1
Pudding, Banana Instant Mix, Prepared w/ 2% Milk	1/2	Cup	147	110	154	4	29	0.0	17	2	1.4	0.7	0.2
Pudding, Banana Instant Mix, Prepared w/ Whole Milk	1/2	Cup	147	108	169	4	29	0.0	26	4	2.5	1.2	0.2
Pudding, Bread	1/2	Cup	102	41	286	6	44	1.8	21	10	3.4	3.9	2.1
Pudding, Chocolate Mix, Prepared w/ 2% Milk	1/2	Cup	142	105	155	5	28	0.4	21	3	1.7	0.8	0.1
Pudding, Chocolate Mix, Prepared w/ Whole Milk	1/2	Cup	142	104	169	5	28	1.1	17	4	2.6	1.2	0.3
Pudding, Coconut	1/2	Cup	106.5	57	290	2	25	2.1	16	22	19.3	0.9	0.2
Pudding, Coconut Cream Mix, Prepared w/ 2% Milk	1/2	Cup	147	109	157	4	28	0.1	22	3	2.0	0.9	0.3
Pudding, Coconut Cream Mix, Prepared w/ Whole Milk	1/2	Cup	147	108	172	4	28	0.1	22	5	3.1	1.4	0.4
Pudding, Corn	1	Cup	250	181	328	11	43	3.5	17	13	6.1	3.8	1.4
Pudding, Indian	1/2	Cup	118.5	83	156	5	25	0.7	16	4	2.2	1.2	0.4
Pudding, Lemon Instant Mix, Prepared w/ Whole Milk	1/2	Cup	147	108	169	4	30	0.0	25	4	2.6	1.3	0.2
Pudding, Lemon Instant Mix, Prepared w/ 2% Milk	1/2	Cup	147	109	157	4	30	0.0	25	3	1.4	0.7	0.1
Pudding, Rice	1/2	Cup	112.5	76	151	4	30	0.5	19	2	1.1	0.5	0.1
Pudding, SWISS MISS Butterscotch	1/2	Cup	113		153	3	24	0.0	19	6	1.4		
Pudding, SWISS MISS Fat Free Chocolate	1/2	Cup	99		85	2	22	0.0	15	0	0.0		
Pudding, SWISS MISS Fat Free Tapioca	1/2	Cup	99		80	1	22	0.0	12	0	0.0		

Trans (g)	Chol (mg)	Sodium (mg)	Potas (mg)	Calc (mg)	Magn (mg)	Iron (mg)	Zinc (mg)	Vit A (RAE)	Vit D (μg)	Vit E (mg α)	Thiam (mg)	Ribo (mg)	Niacin (mg)	Vit B6 (mg)	Folate (DFE)	Vit B12 (μg)	Vit C (mg)
		28	212	11	15	0.9	0.2	6			0.05	0.04	1.0	0.18	7	0.00	10
	0	14	943	16	48	1.2	0.7	2		0.1	0.12	0.09	2.8	0.37	47	0.00	22
	0	5	417	13	23	0.9	0.3			0.0	0.08	0.03	1.0	0.35	14	0.00	20
	29	821	926	140	47	1.4	1.0	78			0.17	0.23	2.6	0.44	32	0.00	26
	5	528	380	16	22	0.7	0.3	0		0.8	0.06	0.03	0.9	0.27	13	0.00	12
	0	23	315	7	12	0.9	0.3			0.0	0.14	0.03	1.5	0.23	12	0.00	13
	57	66	436	11	14	0.3	1.1	12			0.08	0.06	2.2	0.24	7	0.88	0
0	0	100	25	0	0	0	0.024	0	0	0	0.026	0	2	0.2	0	0.6	0
0	0	100	25	0	0	0		0					2	0.2		0.6	0
0	0	100	25	0	0	0		0					2	0.2		0.6	0
0	0	100	25	0	0	0		0					2	0.2		0.6	0
	0	250	99	33	18	0.9	0.4	0			0.04	0.09	0.4	0.08	4	0.00	0
0.0	0	814	88	11	17	3.1	0.9	0		0.2	0.28	0.19	3.1	0.03	172	0.00	0
0.0	0	690	32	0		1.4	0.2	0	0		0.23	0.14	2.3			0.00	0
	0	270		0		0.0		0									0
	3	1615	101	26	24	4.5	1.1	0		0.6	0.47	0.33	4.9	0.02	28	0.00	0
	0	58	122	8	9	0.8	0.2	0			0.12	0.08	1.9	0.08	15	0.00	0
	0	1	311	18	17	0.4	0.2	17		0.2	0.02	0.08	0.8	0.09	2	0.00	0
	0	7	529	40	35	1.0	0.4	94			0.08	0.28	2.0	0.48	0	0.00	7
	0	2	796	47	45	1.0	0.5	42		0.5	0.06	0.25	1.8	0.54	0	0.00	7
	0	5	774	52	47	2.6	0.6	35			0.06	0.23	1.7	0.50	0	0.00	7
	9	435	193	150	18	0.1	0.5	68	1		0.05	0.20	0.1	0.05	6	0.44	1
	16	435	188	147	16	0.1	0.5	35			0.05	0.20	0.1	0.05	6	0.44	1
	11	332	163	89	29	1.6	0.7	14		1.2	0.19	0.16	2.0	0.03	59	0.04	0
	10	148	237	159	30	0.5	0.7	67			0.05	0.25	0.1	0.05	6	0.36	1
	13	139	213	136	28	0.5	0.7	34		0.1	0.05	0.27	0.2	0.04	6	0.43	0
	0	88	241	15	34	1.5	0.6	0		0.1	0.03	0.00	0.7	0.03	15	0.00	3
	9	362	194	150	21	0.2	0.5	66			0.05	0.20	0.1	0.06	6	0.44	1
	16	362	190	147	21	0.2	0.5	35			0.05	0.20	0.1	0.05	6	0.44	1
0.2	185	703	440	100	38	1.4	1.3	140		0.3	0.17	0.39	2.6	0.34	83	0.68	9
	40	220	345	146	44	1.1	0.6	40		0.2	0.09	0.26	0.7	0.13	31	0.21	0
	16	392	187	146	16	0.1	0.5	35			0.05	0.20	0.1	0.05	6	0.44	1
	9	394	191	148	16	0.1	0.5	68	1		0.05	0.20	0.1	0.05	6	0.44	1
	7	66	201	113	16	0.3	0.5	42		0.1	0.04	0.18	0.3	0.06	5	0.23	0
	1	180		71		0.1		0									0
	0	136		54		0.5		0									0
	0	141	48	44		0.1		0									0

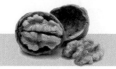

Nutrient Composition of Foods

Food Name	Qty	Measure	Wt (g)	H₂0 (g)	Energy (kcal)	Protein (g)	Carb (g)	Fiber (g)	Total Sugars (g)	Fat (g)	Sat (g)	Mono (g)	Poly (g)
Pudding, SWISS MISS Fat Free Vanilla	1/2	Cup	99		76	2	21	0.0	12	0	0.0		
Pudding, SWISS MISS Tapioca	1	Item	113		138	2	24	0.0	20	4	0.9		
Pudding, SWISS MISS Vanilla	1/2	Cup	113		159	2	25	0.0	19	6	1.2		
Puffs, BUGLES Original Flavor	1 1/3	Cup	30		160	1	18	0.5	1	9	8.0	1.0	
Puffs, or Twists, Corn, Cheese	1	Ounce	28.4	0	158	2	15	0.6	1	10	1.6	3.0	5.3
Pummelo	1	Cup	190	169	72	1	18	1.9	12	0			
Pumpkin	1	Cup	116	106	30	1	8	0.6	2	0	0.1	0.0	0.0
Pumpkin Flowers	2	Item	4	4	1	0	0			0	0.0	0.0	0.0
Pumpkin, Canned	1/2	Cup	122.5	110	42	1	10	3.6	4	0	0.2	0.0	0.0
Purple Plums, Canned in Juice	1	Cup	252	212	146	1	38	2.3	36	0	0.0	0.0	0.0
Purslane, Boiled, Drained	1/2	Cup	57.5	54	10	1	2			0			
Quail, Cooked	3	Ounce	85	51	199	21	0	0.0	0	12	3.4	4.2	3.0
Quesadilla, Beef and Cheese	1	Item	60	23	197	10	13	0.8	0	11	5.3	4.0	1.2
Quesadilla, Cheese	1	Item	54	18	190	8	15	1.0	0	11	5.2	3.6	1.3
Quince	1	Item	92	77	52	0	14	1.7		0	0.0	0.0	0.0
Quinoa, Boiled	1	Cup	185	132.5	222	8	39.4	5.18		3.552			
Rabbit, Domesticated, Roasted	3	Ounce	85	52	168	25	0	0.0	0	7	2.0	1.8	1.3
Radicchio	2	Cup	80	75	18	1	4	0.7	0	0	0.0	0.0	0.1
Radish Sprouts	1	Cup	38	34	16	1	1			1	0.3	0.2	0.4
Radishes	6	Item	27	26	4	0	1	0.4	1	0	0.0	0.0	0.0
Radishes, Oriental (Daikon), Boiled, Drained	1/2	Cup	73.5	70	12	0	3	1.2	1	0	0.1	0.0	0.1
Radishes, White Icicle	3/4	Cup	75	72	11	1	2	1.1		0	0.0	0.0	0.0
Raisins, Golden, Seedless	1/4	Cup	41.2	6	125	1	33	1.7	24	0	0.1	0.0	0.1
Raisins, Seedless	1/4	Cup	36.2	6	108	1	29	1.3	21	0	0.0	0.0	0.0
RAMEN Noodles, Cooked	0.5	Cup	113.5	90.9	103.5	3	15.4	1.0		4.3	0.2	0.2	0.2
Raspberries	1	Cup	123	105	64	1	15	8.0	5	1	0.0	0.1	0.5
Raspberries, Red, Sweetened, Frozen	1/2	Cup	125	91	129	1	33	5.5	27	0	0.0	0.0	0.1
RED BULL Energy Drink	12	fl oz	369	326	166	1	40.3	0	37	0.3	0	0	0
RED BULL Energy Drink, Sugar Free, w/ Added Caffeine	1	Serving	250	246	13	1	2			0			
Red Potato, Flesh & Skin	3	Small	100	81	72	2	16	1.7	1	0	0.0	0.0	0.0
Relish, Cranberry Orange, Canned	1/4	Cup	68.8	37	122	0	32	0.0		0	0.0		
Relish, Hamburger Pickle	1	Tbsp	15	9	19	9	5	0.5		0	0.0	0.0	0.0
Relish, Hot Dog Pickle	1	Tbsp	15	11	14	0	4	0.2		0	0.0	0.0	0.0
Rhubarb	2/3	Cup	81	76	17	1	4	1.5	1	0	0.0	0.0	0.1
Rhubarb, Diced, Frozen	1	Cup	137	128	29	1	7	2.5	2	0	0.0	0.0	0.1
RICE A RONI Beef Flavor, Prepared	1	Cup	240		310	7	51	2.0	3	9	2.0		
Rice Beverage, RICE DREAM	8	Fl Oz	245	217	120	0	25	0.0		2	0.2	1.3	0.3
Rice Cake, Corn Brown	2	Item	18	1	69	2	15	0.5		1	0.1	0.2	0.2
Rice Cake, QUAKER Banana Nut	1	Item	13	0	50	1	11	0.0	5	0	0.0	0.0	0.0
Rice Cake, QUAKER Caramel Apple	1	Item	14		60	1	12	0.0	4	1	0.0	0.2	0.1
Rice Cake, QUAKER Caramel Chocolate Chip	1	Item	15		60	1	13	0.0	4	1	0.0	0.2	0.1
Rice Cake, QUAKER Caramel Corn Mini	7	Item	15		60	1	13	0.0	6	0	0.0	0.0	0.0
Rice Cake, QUAKER Caramel	1	Item	13		50	1	11	0.0	4	0	0.0	0.0	0.0
Rice Cake, QUAKER Chocolate Crunch	1	Item	15	0	60	1	12	0.0	4	1	0.0	0.4	0.2
Rice Cake, QUAKER Cheddar Cheese	9	Item	15		70	1	11	0.0	0	3	0.0	1.7	0.2

Trans (g)	Chol (mg)	Sodium (mg)	Potas (mg)	Calc (mg)	Magn (mg)	Iron (mg)	Zinc (mg)	Vit A (RAE)	Vit D (µg)	Vit E (mg α)	Thiam (mg)	Ribo (mg)	Niacin (mg)	Vit B6 (mg)	Folate (DFE)	Vit B12 (µg)	Vit C (mg)
	1	157		51		0.1		0									0
	1	180		84		0.1		0									0
	1	177		82		0.1		0									0
	0	310	25	0		0.0		0	0		0.09	0.06	0.4				0
0.2	1	254	56	16	6	0.3	0.2	11		1.5	0.04	0.06	1.6	0.02	51	0.14	0
	0	2	410	8	11	0.2	0.2				0.06	0.05	0.4	0.07		0.00	116
	0	1	394	24	14	0.9	0.4	428		1.2	0.06	0.13	0.7	0.07	19	0.00	10
	0	0	7	2	1	0.0		4			0.00	0.00	0.0		2	0.00	1
	0	6	252	32	28	1.7	0.2	953		1.3	0.03	0.07	0.4	0.07	15	0.00	5
	0	3	388	25	20	0.9	0.3	126		0.5	0.06	0.15	1.2	0.07	8	0.00	7
	0	25	281	45	39	0.4	0.1	53			0.02	0.05	0.3	0.04	5	0.00	6
	73	44	184	13	19	3.8	2.6	60		0.6	0.19	0.26	6.7	0.53	5	0.31	2
	32	413	121	165	15	1.3	1.7	50		0.4	0.10	0.16	1.6	0.08	29	0.45	2
	23	469	76	190	14	1.0	0.9	58		0.4	0.11	0.15	0.9	0.03	32	0.10	2
	0	4	181	10	7	0.6	0.0	2			0.02	0.03	0.2	0.04	3	0.00	14
	0	12.95	318.2	31.4	118.4	2.76	2.016	0.463		1.166	0.198	0.204	0.762	0.228	77.7	0	0
	70	40	326	16	18	1.9	1.9	0			0.08	0.18	7.2	0.40	9	7.06	0
	0	18	242	15	10	0.5	0.5	1		1.8	0.01	0.02	0.2	0.05	48	0.00	6
	0	2	33	19	17	0.3	0.2	8			0.04	0.04	1.1	0.11	36	0.00	11
	0	11	63	7	3	0.1	0.1			0.0	0.00	0.01	0.1	0.02	7	0.00	4
	0	10	209	12	7	0.1	0.1	0		0.0	0.00	0.02	0.1	0.03	12	0.00	11
	0	12	210	20	7	0.6	0.1	0			0.02	0.02	0.2	0.06	11	0.00	22
	0	5	308	22	14	0.7	0.1	0		0.0	0.00	0.08	0.5	0.13	1	0.00	1
	0	4	272	18	12	0.7	0.1	0		0.0	0.04	0.05	0.3	0.06	2	0.00	1
17.8	414.5	34.5	8.8	8.5		0.9	0.4		0	0.2	0.10	0.10	0.7	0.03		0.01	0.1
	0	1	186	31	27	0.8	0.5	2		1.1	0.04	0.05	0.7	0.07	26	0.00	32
	0	1	143	19	16	0.8	0.2	4		0.9	0.02	0.06	0.3	0.04	33	0.00	21
	0	140	11	48	11	0.07	0	0	0	0	0.092	2.122	31.365	7.221	0	7.23	0
		210	8	33	8	0.1	0.0	0			0.06	1.44	21.3	2.09		4.38	
	0	6	455	10	22	0.7	0.3			0.0	0.08	0.03	1.1	0.17	18	0.00	20
	0	22	26	8	3	0.1		3			0.02	0.01	0.1			0.00	12
	0	164	11	1	1	0.2	0.0	2			0.00	0.01	0.1	0.00	0	0.00	0
	0	164	12	1	3	0.2	0.0	1			0.01	0.01	0.1	0.00	0	0.00	0
	0	3	234	70	10	0.2	0.1	4		0.3	0.02	0.02	0.2	0.02	6	0.00	7
	0	3	148	266	25	0.4	0.1	7		0.4	0.04	0.04	0.3	0.03	11	0.00	7
	0	1130	121	20		1.8											0
	0	86	69	20	10	0.2	0.2				0.08	0.01	1.9	0.04	91	0.00	1
	0	52	50	2	21	0.2	0.4	0			0.01	0.02	1.2	0.03	3	0.00	0
0.0	0	45	21	1	12	0.1	0.2	0	0		0.03	0.01	0.5	0.04		0.00	0
0.0	0	50	16	1	9	0.1	0.1		0		0.02	0.00	0.4	0.03		0.00	0
0.0	0	20	24	5	10	0.2	0.2		0		0.03	0.01	0.4	0.04		0.01	0
0.0	0	150		4	13	0.1	0.2		0		0.04	0.01	0.6	0.04		0.00	0
0.0	0	25														0.00	
0.0	0	35	36	5	16	0.4	0.2		0		0.05	0.01	0.7	0.05		0.01	0
0.0	0	230	9	1	2	0.0	0.0		0		0.01	0.07	0.2	0.01		0.00	0

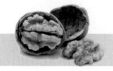

Nutrient Composition of Foods

Food Name	Qty	Measure	Wt (g)	H₂0 (g)	Energy (kcal)	Protein (g)	Carb (g)	Fiber (g)	Total Sugars (g)	Fat (g)	Sat (g)	Mono (g)	Poly (g)
Rice Cake, Sweet (Mochi)	1	Ounce	28.4	12	67	1	15	0.7	0	0	0.0	0.0	0.0
Rice Pilaf	1	Cup	206	148	258	4	44	1.2	1	7	1.3	3.1	2.0
Rice, Arborio, Enriched, Dry	1/4	Cup	45		150	3	35	0.5	0	0	0.0	0.0	0.0
Rice, Basmati, Enriched, Dry	1/4	Cup	45		160	3	36	0.0	0	0	0.0	0.0	0.0
Rice, Brown, Long Grain, Cooked	1/2	Cup	97.5	71	108	3	22	1.8	0	1	0.2	0.3	0.3
Rice, Enriched Long Grain Milled, Dry	1/4	Cup	45	5	160	3	35	0.0	0	0	0.0	0.0	0.0
Rice, White, Long Grain Enriched, Parboiled, Cooked	1/2	Cup	79	88	97	2	21	0.7	0	0	0.1	0.1	0.1
Rice, White, Short Grain Cooked	1/2	Cup	93	64	121	2	27	0.3	0	0	0.0	0.1	0.0
Rice, Wild, Dry	1/4	Cup	40	3	143	6	30	2.5	1	0	0.1	0.1	0.3
Risotto, Cooked	0.8	Cup	47		160	3	37	0.5	0	0	0	0	0
Rockfish, Pacific, Cooked	3	Ounce	85	62	103	20	0	0.0	0	2	0.4	0.4	0.5
ROCKSTAR Energy Drink, Original	8	fl oz	240	209	140	0	31	0	31	0	0	0	0
Roll or Bun, Mixed Grain, Hamburger	1	Item	43	16	113	4	19	1.6	3	3	0.6	1.2	0.5
Roll or Bun, Mixed Grain, Hot Dog	1	Item	43	16	113	4	19	1.6	3	3	0.6	1.2	0.5
Roll, Hamburger, Plain	1	Item	43	15	120	4	21	0.9	3	2	0.5	0.5	0.8
Roll, Hard	1	Item	57	18	167	6	30	1.3	1	2	0.3	0.6	1.0
Roll, Hot Dog, Plain	1	Item	43	15	120	4	21	0.9	3	2	0.5	0.5	0.8
Roll, Kaiser	1	Item	57	18	167	6	30	1.3	1	2	0.3	0.6	1.0
Roll, Rye Dinner	2	Item	56.8	17	162	6	30	2.8	1	2	0.3	0.7	0.4
Roll, Wheat Dinner	2	Item	56.8	21	155	5	26	2.2	1	4	0.9	1.8	0.6
Roll, Whole Wheat Dinner	2	Item	56.8	19	151	5	29	4.3	5	3	0.5	0.7	1.2
Rolls, Pumpernickel	1	Item	36	12	100	4	19	1.9	0	1	0.2	0.2	0.4
ROUND TABLE Buffalo Wings, 6 piece	6	Item	182		420	38	2	0.0	0	28	7.0		
ROUND TABLE Cheese Pizza, Pan Crust	1	Slice	112		290	12	37	2.0	1	10	6.0		
ROUND TABLE Cheese Pizza, Thin Crust	1	Slice	83		210	9	23	1.0	1	8	5.0		
ROUND TABLE CHICKEN & GARLIC GOURMET Pizza, Pan Crust	1	Slice	137		320	14	38	2.0	2	11	6.0		
ROUND TABLE CHICKEN ROSTADORO Pizza, Pan Crust	1	Slice	146		330	15	39	2.0	2	12	6.0		
ROUND TABLE CHICKEN ROSTADORO Pizza, Thin Crust	1	Slice	118		250	12	25	2.0	2	10	5.0		
ROUND TABLE Garlic Bread	1	Serving	132		470	11	59	2.0	1	21	4.5		
ROUND TABLE GOURMET VEGGIE Pizza, Thin Crust	1	Slice	105		220	9	25	2.0	2	9	4.5		
ROUND TABLE GUINEVER'S GARDEN DELIGHT Pizza, Thin Crust	1	Slice	106		210	9	25	2.0	2	7	4.0		
ROUND TABLE Hawaiian Pizza, Pan Crust	1	Slice	135		290	13	38	2.0	2	9	5.0		
ROUND TABLE Hawaiian Pizza, Thin Crust	1	Slice	108		210	10	25	1.0	2	7	4.0		
ROUND TABLE HEARTY BACON SUPREME Pizza, Thin Crust	1	Slice	95		270	12	22	1.0	1	14	6.0		
ROUND TABLE ITALIAN GARLIC SUPREME Pizza, Thin Crust	1	Slice	95		270	11	23	1.0	1	14	6.0		

Trans (g)	Chol (mg)	Sodium (mg)	Potas (mg)	Calc (mg)	Magn (mg)	Iron (mg)	Zinc (mg)	Vit A (RAE)	Vit D (μg)	Vit E (mg α)	Thiam (mg)	Ribo (mg)	Niacin (mg)	Vit B6 (mg)	Folate (DFE)	Vit B12 (μg)	Vit C (mg)
	0	3	7	1	3	0.1	0.3	0		0.0	0.01	0.01	0.2	0.02	1	0.00	0
	0	781	109	23	19	2.3	0.7	66		0.6	0.26	0.03	2.5	0.11	146	0.00	1
0.0	0	0		0		1.4		0			0.23		1.6			0.00	0
0.0	0	0		0		1.4		0			0.23		1.6			0.00	0
	0	5	42	10	42	0.4	0.6	0		0.0	0.09	0.02	1.5	0.14	4	0.00	0
0.0	0	0	40	0		1.4		0			0.23		1.6				0
	0	2	44	15	7	1.4	0.3	0		0.0	0.17	0.02	1.8	0.12	107	0.00	0
	0	0	24	1	7	1.4	0.4	0			0.15	0.01	1.4	0.05	92	0.00	0
0	0	3	171	8	71	0.8	2.4	0		0.3	0.05	0.10	2.7	0.16	38	0.00	0
	0	0		0		1.4		0			0.3		1.6		80		0
	37	65	442	10	29	0.5	0.5	60		1.3	0.04	0.07	3.3	0.23	9	1.02	0
0	0	40	7.2	0	7.2	0	0	0	0	0	0.06	3.4	20	2	0	6	0
	0	197	69	41	19	1.7	0.5	0		0.0	0.20	0.13	1.9	0.04	74	0.00	0
	0	197	69	41	118.4	1.7	0.5	0		0.0	0.20	0.13	1.9	0.04	74	0.00	0
	0	206	40	59	9	1.4	0.3	0		0.0	0.17	0.14	1.8	0.03	73	0.09	0
	0	310	62	54	15	1.9	0.5	0		0.2	0.27	0.19	2.4	0.02	86	0.00	0
	0	206	40	59	9	1.4	0.3	0		0.0	0.17	0.14	1.8	0.03	73	0.09	0
	0	310	62	54	15	1.9	0.5	0		0.2	0.27	0.19	2.4	0.02	86	0.00	0
	0	507	102	17	31	1.5	0.6			0.2	0.22	0.15	2.2	0.04	87	0.00	0
	0	193	65	100	20	2.0	0.5	0		0.2	0.25	0.16	2.3	0.04	52	0.00	0
	0	272	154	60	48	1.4	1.1	0		0.5	0.14	0.09	2.1	0.11	17	0.00	0
	0	205	75	24	19	1.0	0.5	0		0.2	0.14	0.11	1.1	0.04	45	0.00	0
	210	1060		40		1.8											6
	25	680		200		2.7		80									2
	25	530		200		1.4		80									2
	35	780		200		2.7											4
	35	920		200		2.7											6
	30	750		200		2.7											6
	5	910		80		3.6											1
	20	480		200		1.8											5
	20	550		150		1.8											9
	30	770		200		2.7											4
	25	620		150		2.7											5
	30	690		150		1.8											2
	30	620		150		1.4											2

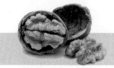

Nutrient Composition of Foods

Food Name	Qty	Measure	Wt (g)	H₂O (g)	Energy (kcal)	Protein (g)	Carb (g)	Fiber (g)	Total Sugars (g)	Fat (g)	Sat (g)	Mono (g)	Poly (g)
ROUND TABLE KING ARTHUR'S SUPREME Pizza, Pan Crust	1	Slice	134		340	13	38	2.0	1	14	6.0		
ROUND TABLE MAUI ZAUI Pizza w/ Red Sauce, Pan Crust	1	Slice	134		320	14	39	2.0	3	11	6.0		
ROUND TABLE Pepperoni Pizza, Pan Crust	1	Slice	111		310	12	37	2.0	1	12	6.0		
ROUND TABLE Pepperoni Pizza, Thin Crust	1	Slice	81		240	10	23	1.0	1	11	5.0		
ROUND TABLE WESTERN BBQ CHICKEN Pizza, Thin Crust	1	Slice	103		240	11	23	1.0	4	9	4.5		
Rutabaga, Boiled, Drained	1	Cup	170	151	66	2	15	3.1	10	0	0.1	0.0	0.2
Sake, Rice Wine	4	Fl Oz	116	91	155	1	6	0.0	0	0	0.0	0.0	0.0
Salad Dressing, Blue Cheese	2	Tbsp	30	10	151	1	2	0.0	1	16	3.0	3.7	8.3
Salad Dressing, Buttermilk	1	Ounce	28.4	14	103	1	2	0.0	1	10	1.7	4.5	3.8
Salad Dressing, Caesar	1	Tbsp	14.7	5	78	0	0	0.0	0	8	1.3	2.0	4.8
Salad Dressing, Coleslaw	1	Tbsp	16	6	62	0	4	0.0	3	5	0.8	1.4	2.9
Salad Dressing, Green Goddess	1	Tbsp	15	7	64	0	1	0.0	1	6	0.9	1.4	3.5
Salad Dressing, Italian	2	Tbsp	29.4	17	86	0	3	0.0	2	8	1.3	1.9	3.8
Salad Dressing, Ranch	1	Tbsp	14	5	68	0	1	0.1	0	7	1.1	1.6	4.0
Salad Dressing, Ranch, KRAFT LIGHT DONE RIGHT!	2	Tbsp	30	18	77	0	3	0.2	1	7	0.6		
Salad Dressing, Reduced Calorie French	1	Tbsp	16	9	32	0	4	0.0	4	2	0.3	0.5	1.2
Salad Dressing, Reduced Calorie Italian	1	Tbsp	14	10	28	0	1	0.0	0	3	0.4	0.7	1.6
Salad Dressing, Russian	1	Tbsp	15	6	53	0	5	0.3	3	4	0.6	0.9	2.2
Salad Dressing, Sesame Seed	1	Tbsp	15	6	66	0	1	0.2	1	7	0.9	1.8	3.8
Salad Dressing, Thousand Island	2	Tbsp	32	15	118	0	5	0.3	5	11	1.6	2.5	5.8
Salad, Carrot Raisin	1/2	Cup	87.5	50	208	1	20	2.1	13	15	2.2	3.7	8.0
Salad, Chicken	1/2	Cup	91	59	208	15	1	0.4	0	16	2.8	4.3	7.5
Salad, Greek	1	Cup	105	86	105	7	3	0.8	2	7	3.5	2.4	0.6
Salad, Green	3/4	Cup	103.5	99	17	1	3	2.2	1	0	0.0	0.0	0.0
Salad, Macaroni	3/4	Cup	132.8	84	255	4	29	1.5	2	14	2.1	3.4	7.5
Salad, Potato	1/2	Cup	125	95	179	3	14	1.6		10	1.8	3.1	4.7
Salad, Potato w/ Egg	3/4	Cup	144.8	105	197	4	23	2.2	2	10	1.8	2.8	4.9
Salad, Spinach, No Dressing	1 1/2	Cup	111	77	161	8	17	2.2	4	7	2.1	3.3	1.0
Salami or Beerwurst, Beef	2	Slice	46	26	127	6	2	0.4	0	10	3.9	4.6	1.0
Salami, Beef and Pork, Cooked	2	Slice	46	28	115	6	1	0.0	0	9	3.7	4.2	0.9
Salami, Turkey	2	Slice	56.7	41	86	9	0	0.1	0	5	1.6	1.8	1.4
Salmon, Atlantic, Cooked	3	Ounce	85	55	175	19	0	0.0		11	2.1	3.8	3.8
Salmon, Chinook	3	Ounce	85	56	196	22	0	0.0		11	2.7	4.9	2.3
Salmon, Chum, Cooked	3	Ounce	85	58	131	22	0	0.0		4	0.9	1.7	1.0
Salmon, Coho, Cooked	3	Ounce	85	57	151	21	0	0.0		7	1.7	3.1	1.7
Salmon, Coho, Wild, Cooked	3	Ounce	85	61	118	20	0	0.0	0	4	0.9	1.3	1.1
Salmon, Smoked Chinook (Lox)	2	Ounce	56.7	41	66	10	0	0.0		2	0.5	1.1	0.6
Salmon, Sockeye, Cooked	3	Ounce	85	53	184	23	0	0.0		9	1.6	4.5	2.0
Salsa	2	Tbsp	32	29	9	0	2	0.5	1	0	0.0	0.0	0.0
Salt, Table	1	Tsp	6	0	0	0	0	0.0	0	0	0.0	0.0	0.0
Sardine, Canned in Oil	2	Item	24	14	50	6	0	0.0	0	3	0.4	0.9	1.2
Sardines in Mustard Sauce	2	Ounce	56.7	38	105	12	0	0.1	0	6	1.5	2.7	1.2
Sauce, Applesauce, Sweetened	1/2	Cup	127.5	101	97	0	25	1.5	21	0	0.0	0.0	0.1
Sauce, Applesauce, Unsweetened	1/2	Cup	122	108	52	0	14	1.5	12	0	0.0	0.0	0.0
Sauce, Barbecue	2	Tbsp	31.2	25	23	1	4	0.4	1	1	0.1	0.2	0.2
Sauce, Cheese	1/4	Cup	63	44	110	4	4	0.3	0	8	3.8	2.4	1.6
Sauce, Cocktail	1/4	Cup	68.2	51	55	1	14	1.1	11	0	0.1	0.1	0.2

Trans (g)	Chol (mg)	Sodium (mg)	Potas (mg)	Calc (mg)	Magn (mg)	Iron (mg)	Zinc (mg)	Vit A (RAE)	Vit D (μg)	Vit E (mg α)	Thiam (mg)	Ribo (mg)	Niacin (mg)	Vit B6 (mg)	Folate (DFE)	Vit B12 (μg)	Vit C (mg)
	35	840		200		2.7											5
	30	860		200		3.6											5
	30	790		200		2.7		77									2
	30	660		150		1.4		77									2
	35	710		150		1.4											9
	0	34	554	82	39	0.9	0.6			0.5	0.14	0.07	1.2	0.17	26	0.00	32
0.0	0	2	29	6	7	0.1	0.0	0	0	0.0	0.00	0.00	0.0	0.00	0	0.00	0
	5	328	11	24	0	0.1	0.1	20	0	1.8	0.00	0.03	0.0	0.01	8	0.08	1
	9	245	43	28	3	0.1	0.1	3		1.0	0.01	0.04	0.0	0.01		0.07	0
	0	158	4	4	0	0.0	0.0	0		0.8	0.00	0.00	0.0	0.00	0	0.00	0
	4	114	1	2	0	0.0	0.0	3	0	0.5	0.00	0.00	0.0	0.00	2	0.03	0
	6	130	9	5	1	0.1	0.0	2	0	0.7	0.00	0.01	0.0	0.00	1	0.04	0
	0	486	14	2	1	0.2	0.0	1		1.5	0.00	0.01	0.0	0.02	0	0.00	0
	5	114	9	4	1	0.1	0.1	1	0	0.7	0.01	0.01	0.0	0.00	1	0.05	0
	8	303	40	8		0.1											0
	0	160	13	2	0	0.1	0.0	2		0.5	0.00	0.00	0.0	0.00	0	0.00	0
	0	199	5	1	0	0.0	0.0	0		0.1	0.00	0.00	0.0	0.00	0	0.01	0
	0	141	26	3	2	0.1	0.0	7		0.5	0.00	0.01	0.1	0.02	1	0.00	1
	0	150	24	3	0	0.1	0.0	0		0.8	0.00	0.00	0.0	0.00	0	0.00	0
	8	276	34	5	3	0.4	0.1	4		1.3	0.46	0.02	0.1	0.00	0	0.00	0
	7	140	298	28	12	0.6	0.2	296		1.3	0.05	0.05	0.6	0.21	11	0.05	5
	50	144	159	19	14	0.7	1.1	26		1.0	0.03	0.10	3.3	0.24	13	0.16	1
	119	410	181	123	19	1.1	0.9	106		0.7	0.07	0.30	1.0	0.15	45	0.58	5
	0	27	178	13	11	0.7	0.2	59			0.03	0.05	0.6	0.08	38	0.00	24
	7	693	88	17	17	1.4	0.5	20		1.0	0.16	0.10	1.4	0.15	106	0.04	1
	85	661	318	24	19	0.8	0.4	40			0.10	0.08	1.1	0.18	9	0.00	13
	67	706	427	20	26	0.7	0.5	38		0.8	0.12	0.10	1.5	0.39	22	0.19	16
	115	341	346	68	40	2.0	0.8	199		1.0	0.19	0.42	2.4	0.15	113	0.34	10
	29	337	112	12	9	0.8	1.0	1	0	0.1	0.11	0.08	1.4	0.11	2	0.53	0
	30	490	91	6	7	1.2	1.0	0	0	0.1	0.11	0.17	1.6	0.10	1	1.68	0
0.0	43	569	122	23	12	0.7	1.3	1	0	0.1	0.24	0.17	2.3	0.24	6	0.56	0
	54	52	327	13	26	0.3	0.4	13			0.29	0.11	6.8	0.55	29	2.38	3
	72	51	429	24	104	0.8	0.5	127			0.04	0.13	8.5	0.39	30	2.44	3
	81	54	468	12	24	0.6	0.5	29			0.08	0.19	7.3	0.39	4	2.94	0
	54	44	391	10	29	0.3	0.4	50			0.09	0.10	6.3	0.48	12	2.70	1
	47	49	369	38	28	0.5	0.5	32		0.7	0.06	0.12	6.8	0.48	11	4.25	1
	13	1134	99	6	10	0.5	0.2	15			0.01	0.06	2.7	0.16	1	1.85	0
	74	56	319	6	26	0.5	0.4	54			0.18	0.15	5.7	0.19	4	4.93	0
	0	192	95	9	5	0.1	0.1	5		0.4	0.01	0.01	0.0	0.06	1	0.00	1
0.0	0	2325	0	1	0	0.0	0.0	0		0.0	0.00	0.00	0.0	0.00	0	0.00	0
	34	121	95	92	9	0.7	0.3	8	2	0.5	0.02	0.05	1.3	0.04	3	2.15	0
	35	235	193	136	19	1.3	0.8	19		0.8	0.02	0.13	2.4	0.07	14	5.10	1
	0	4	78	5	4	0.4	0.1	1		0.3	0.02	0.04	0.2	0.03	1	0.00	2
	0	2	92	4	4	0.1	0.0	1		0.3	0.02	0.03	0.2	0.03	1	0.00	1
	0	255	54	6	6	0.3	0.1	0		0.0	0.01	0.01	0.3	0.02	1	0.00	2
	18	522	19	116	6	0.1	0.6	50			0.00	0.07	0.0	0.01	3	0.09	0
	0	591	227	16	13	0.3	0.2	23	0	0.7	0.01	0.24	0.8	0.09	15	0.00	12

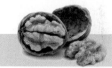

Nutrient Composition of Foods

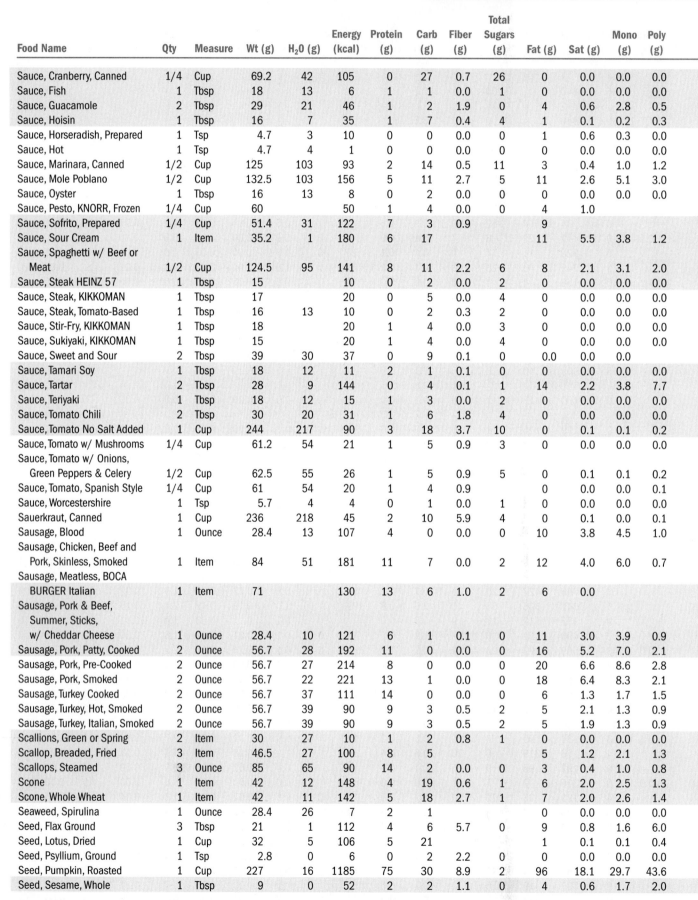

Food Name	Qty	Measure	Wt (g)	H₂0 (g)	Energy (kcal)	Protein (g)	Carb (g)	Fiber (g)	Total Sugars (g)	Fat (g)	Sat (g)	Mono (g)	Poly (g)
Sauce, Cranberry, Canned	1/4	Cup	69.2	42	105	0	27	0.7	26	0	0.0	0.0	0.0
Sauce, Fish	1	Tbsp	18	13	6	1	1	0.0	1	0	0.0	0.0	0.0
Sauce, Guacamole	2	Tbsp	29	21	46	1	2	1.9	0	4	0.6	2.8	0.5
Sauce, Hoisin	1	Tbsp	16	7	35	1	7	0.4	4	1	0.1	0.2	0.3
Sauce, Horseradish, Prepared	1	Tsp	4.7	3	10	0	0	0.0	0	1	0.6	0.3	0.0
Sauce, Hot	1	Tsp	4.7	4	1	0	0	0.0	0	0	0.0	0.0	0.0
Sauce, Marinara, Canned	1/2	Cup	125	103	93	2	14	0.5	11	3	0.4	1.0	1.2
Sauce, Mole Poblano	1/2	Cup	132.5	103	156	5	11	2.7	5	11	2.6	5.1	3.0
Sauce, Oyster	1	Tbsp	16	13	8	0	2	0.0	0	0	0.0	0.0	0.0
Sauce, Pesto, KNORR, Frozen	1/4	Cup	60		50	1	4	0.0	0	4	1.0		
Sauce, Sofrito, Prepared	1/4	Cup	51.4	31	122	7	3	0.9		9			
Sauce, Sour Cream	1	Item	35.2	1	180	6	17			11	5.5	3.8	1.2
Sauce, Spaghetti w/ Beef or Meat	1/2	Cup	124.5	95	141	8	11	2.2	6	8	2.1	3.1	2.0
Sauce, Steak HEINZ 57	1	Tbsp	15		10	0	2	0.0	2	0	0.0	0.0	0.0
Sauce, Steak, KIKKOMAN	1	Tbsp	17		20	0	5	0.0	4	0	0.0	0.0	0.0
Sauce, Steak, Tomato-Based	1	Tbsp	16	13	10	0	2	0.3	2	0	0.0	0.0	0.0
Sauce, Stir-Fry, KIKKOMAN	1	Tbsp	18		20	1	4	0.0	3	0	0.0	0.0	0.0
Sauce, Sukiyaki, KIKKOMAN	1	Tbsp	15		20	1	4	0.0	4	0	0.0	0.0	0.0
Sauce, Sweet and Sour	2	Tbsp	39	30	37	0	9	0.1	0	0.0	0.0	0.0	
Sauce, Tamari Soy	1	Tbsp	18	12	11	2	1	0.1	0	0	0.0	0.0	0.0
Sauce, Tartar	2	Tbsp	28	9	144	0	4	0.1	1	14	2.2	3.8	7.7
Sauce, Teriyaki	1	Tbsp	18	12	15	1	3	0.0	2	0	0.0	0.0	0.0
Sauce, Tomato Chili	2	Tbsp	30	20	31	1	6	1.8	4	0	0.0	0.0	0.0
Sauce, Tomato No Salt Added	1	Cup	244	217	90	3	18	3.7	10	0	0.1	0.1	0.2
Sauce, Tomato w/ Mushrooms	1/4	Cup	61.2	54	21	1	5	0.9	3	0	0.0	0.0	0.0
Sauce, Tomato w/ Onions, Green Peppers & Celery	1/2	Cup	62.5	55	26	1	5	0.9	5	0	0.1	0.1	0.2
Sauce, Tomato, Spanish Style	1/4	Cup	61	54	20	1	4	0.9		0	0.0	0.0	0.1
Sauce, Worcestershire	1	Tsp	5.7	4	4	0	1	0.0	1	0	0.0	0.0	0.0
Sauerkraut, Canned	1	Cup	236	218	45	2	10	5.9	4	0	0.1	0.0	0.1
Sausage, Blood	1	Ounce	28.4	13	107	4	0	0.0	0	10	3.8	4.5	1.0
Sausage, Chicken, Beef and Pork, Skinless, Smoked	1	Item	84	51	181	11	7	0.0	2	12	4.0	6.0	0.7
Sausage, Meatless, BOCA BURGER Italian	1	Item	71		130	13	6	1.0	2	6	0.0		
Sausage, Pork & Beef, Summer, Sticks, w/ Cheddar Cheese	1	Ounce	28.4	10	121	6	1	0.1	0	11	3.0	3.9	0.9
Sausage, Pork, Patty, Cooked	2	Ounce	56.7	28	192	11	0	0.0	0	16	5.2	7.0	2.1
Sausage, Pork, Pre-Cooked	2	Ounce	56.7	27	214	8	0	0.0	0	20	6.6	8.6	2.8
Sausage, Pork, Smoked	2	Ounce	56.7	22	221	13	1	0.0	0	18	6.4	8.3	2.1
Sausage, Turkey Cooked	2	Ounce	56.7	37	111	14	0	0.0	0	6	1.3	1.7	1.5
Sausage, Turkey, Hot, Smoked	2	Ounce	56.7	39	90	9	3	0.5	2	5	2.1	1.3	0.9
Sausage, Turkey, Italian, Smoked	2	Ounce	56.7	39	90	9	3	0.5	2	5	1.9	1.3	0.9
Scallions, Green or Spring	2	Item	30	27	10	1	2	0.8	1	0	0.0	0.0	0.0
Scallop, Breaded, Fried	3	Item	46.5	27	100	8	5			5	1.2	2.1	1.3
Scallops, Steamed	3	Ounce	85	65	90	14	2	0.0	0	3	0.4	1.0	0.8
Scone	1	Item	42	12	148	4	19	0.6	1	6	2.0	2.5	1.3
Scone, Whole Wheat	1	Item	42	11	142	5	18	2.7	1	7	2.0	2.6	1.4
Seaweed, Spirulina	1	Ounce	28.4	26	7	2	1			0	0.0	0.0	0.0
Seed, Flax Ground	3	Tbsp	21	1	112	4	6	5.7	0	9	0.8	1.6	6.0
Seed, Lotus, Dried	1	Cup	32	5	106	5	21			1	0.1	0.1	0.4
Seed, Psyllium, Ground	1	Tsp	2.8	0	6	0	2	2.2	0	0	0.0	0.0	0.0
Seed, Pumpkin, Roasted	1	Cup	227	16	1185	75	30	8.9	2	96	18.1	29.7	43.6
Seed, Sesame, Whole	1	Tbsp	9	0	52	2	2	1.1	0	4	0.6	1.7	2.0

Trans (g)	Chol (mg)	Sodium (mg)	Potas (mg)	Calc (mg)	Magn (mg)	Iron (mg)	Zinc (mg)	Vit A (RAE)	Vit D (µg)	Vit E (mg α)	Thiam (mg)	Ribo (mg)	Niacin (mg)	Vit B6 (mg)	Folate (DFE)	Vit B12 (µg)	Vit C (mg)
	0	20	18	3	2	0.2	0.0	1		0.6	0.01	0.02	0.1	0.01	1	0.00	1
	0	1390	52	8	32	0.1	0.0	1		0.0	0.00	0.01	0.4	0.07	9	0.09	0
	0	43	138	3	8	0.2	0.2	2		0.6	0.02	0.04	0.5	0.07	17	0.00	3
	0	258	19	5	4	0.2	0.1			0.0	0.00	0.04	0.2	0.01	4	0.00	0
	2	15	7	5	1	0.0	0.0	8		0.0	0.00	0.01	0.0	0.00	1	0.01	0
	0	124	7	0	0	0.0	0.0	0		0.0	0.00	0.00	0.0	0.01	0	0.00	4
	0	601	470	34	26	1.1	0.7	34		2.6	0.03	0.08	4.9	0.22	14	0.00	4
	1	305	281	38	58	1.8	1.2	13		1.7	0.07	0.08	1.8	0.09	16	0.07	3
	0	437	9	5	1	0.0	0.0	0		0.0	0.00	0.02	0.2	0.00	2	0.07	0
	3	340		0		0.0											0
		589	206	10	13	0.5	0.7	0			0.15	0.11	1.5	0.19	22		10
	28	444	181	128	7	0.2	0.6	25			0.02	0.15	0.2	0.02	1	0.11	0
	22	608	534	32	27	2.1	1.8	30		2.9	0.04	0.12	2.6	0.22	12	0.62	10
0.0	0	190		0		0.0			0								0
0.0	0	290		10		0.2			0							0.00	1
	0	233	69	3	3	0.2	0.0	5	0	0.3	0.00	0.01	0.2	0.01	0	0.00	1
0.0	0	520		10		0.2			0							0.00	1
0.0	0	460		10		0.2										0.00	1
	0	98	8	5	1	0.2	0.0	0	0		0.00	0.01	0.1	0.04		0.00	0
	0	1005	38	4	7	0.4	0.1	0		0.0	0.01	0.03	0.7	0.04	3	0.00	0
	8	192	10	6	1	0.2	0.1	20		1.0	0.00	0.00	0.0	0.08	2	0.06	0
0.0	0	690	41	5	11	0.3	0.0	0		0.0	0.01	0.01	0.2	0.02	4	0.00	0
	0	401	111	6	4	0.2	0.0	10	0	0.6	0.03	0.02	0.5	0.05	3	0.00	5
	0	27	905	34	46	1.9	0.6	41		5.1	0.17	0.15	2.8	0.39	22	0.00	32
	0	277	233	8	12	0.5	0.1	29		1.4	0.04	0.07	0.8	0.08	6	0.00	8
	0	341	249	8	13	0.5	0.2	26		0.7	0.04	0.08	0.7	0.12	9	0.00	8
	0	288	225	10	12	2.1	0.2	30			0.05	0.04	0.8	0.11	9	0.00	5
0.0	0	56	45	6	1	0.3	0.0	0		0.0	0.00	0.01	0.0	0.00	0	0.00	1
	0	1560	401	71	31	3.5	0.4	2		0.2	0.05	0.05	0.3	0.30	57	0.00	35
	34	193	11	2	2	1.8	0.4	0	0	0.0	0.02	0.04	0.3	0.01	1	0.28	0
	101	869	207	84	12	4.0	2.3	0	0		0.08	0.14	1.6	0.18	5	1.34	0
	0	650		20		1.4											0
	25	420	58	23	4	0.6	0.6	64	0		0.07	0.05	0.8	0.04	2	0.49	0
0.1	48	425	167	7	10	0.8	1.2	7		0.3	0.17	0.11	3.5	0.19	2	0.67	0
0.2	42	426	174	78	7	0.5	0.9	11		0.3	0.12	0.09	2.3	0.08	1	0.40	0
	39	850	191	17	11	0.7	1.6	0		0.1	0.40	0.15	2.6	0.20	3	0.92	1
0.2	52	377	169	12	12	0.8	2.2	7		0.1	0.05	0.14	3.2	0.18	3	0.70	0
	30	526	112	12	14	5.4	1.2	24	0		0.04	0.10	2.1	0.22	5	0.24	17
	30	526	112	12	14	5.4	1.2	24	0		0.04	0.10	2.1	0.22	5	0.24	17
	0	5	83	22	6	0.4	0.1	15		0.2	0.02	0.02	0.2	0.02	19	0.00	6
	28	216	155	20	27	0.4	0.5	11			0.02	0.05	0.7	0.07	23	0.61	1
	27	359	238	20	46	0.2	0.8	32		0.2	0.01	0.05	0.8	0.12	10	1.13	2
	49	277	49	79	7	1.4	0.3	65		0.4	0.15	0.16	1.2	0.02	49	0.13	0
	50	284	114	84	32	1.2	0.8	66		0.6	0.09	0.10	1.3	0.08	11	0.13	0
	0	28	36	3	5	0.8	0.1	1			0.06	0.10	0.3	0.01	3	0.00	0
	0	6	171	54	82	1.2	0.9	0		0.1	0.35	0.03	0.6	0.10	18	0.00	0
	0	2	438	52	67	1.1	0.3	1			0.20	0.05	0.5	0.20	33	0.00	0
	0	3	0	8	0	0.0	0.0		0	0.0	0.00	0.00	0.0	0.00	0	0.00	0
	0	41	1830	98	1212	33.9	16.9	43		0.0	0.48	0.72	4.0	0.20	129	0.00	4
	0	1	42	88	32	1.3	0.7			0.0	0.07	0.02	0.4	0.07	9	0.00	0

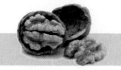

Nutrient Composition of Foods

Food Name	Qty	Measure	Wt (g)	H₂0 (g)	Energy (kcal)	Protein (g)	Carb (g)	Fiber (g)	Total Sugars (g)	Fat (g)	Sat (g)	Mono (g)	Poly (g)
Seed, Sunflower Kernels, Dry Roasted	1/4	Cup	32	0	186	6	8	3.6	1	16	1.7	3.0	10.5
Seed, Sunflower Kernels, Dry Roasted, Salted	1/4	Cup	32	0	186	6	8	2.9	1	16	1.7	3.0	10.5
Shallots	1	Tbsp	10	8	7	0	2		0	0	0.0	0.0	0.0
Shark, Battered, Fried	3	Ounce	85	51	194	16	5	0.0		12	2.7	5.0	3.1
Shrimp Creole w/o Rice	1	Cup	246	183	305	36	11	1.2	3	13	2.4	5.0	4.0
Shrimp Gumbo	1	Cup	244	207	166	9	18	2.4	5	7	1.3	2.9	2.0
Shrimp, Breaded, Fried	3	Ounce	85	45	206	18	10	0.3		10	1.8	3.2	4.3
Shrimp, Mixed Species, Canned	3	Ounce	85	65	85	17	0	0.0	0	1	0.2	0.1	0.6
Shrimp, Cooked	3	Ounce	85	66	84	18	0	0.0	0	1	0.2	0.2	0.4
Skipjack Tuna, Cooked	3	Ounce	85	53	112	24	0	0.0		1	0.4	0.2	0.3
SLIM FAST Bar, Breakfast & Lunch Dutch Chocolate	1	Item	34		140	5	20	2.0	12	5	3.0		
SLIM FAST Bar, Breakfast & Lunch Peanut Butter Flavored	1	Item	34		150	5	19	2.0	14	6	2.5		
SLIM FAST Bar, Chewy Chocolate Nougat Snack Bar	1	Item	28		120	1	22	0.0	20	4	2.0		
SLIM FAST Bar, Classic Chewy Granola Chocolate Chip Meal	1	Item	56		220	8	35	1.0	16	6	3.5		
SLIM FAST Bar, Classic Chewy Granola Mixed Berry Meal	1	Item	56		220	8	35	0.5	19	5	3.5		
SLIM FAST Bar, OPTIMA Tropical Orange	10 1/2	Fl Oz	315		190	12	22	5.0	15	5	0.0	4.0	1.0
SLIM FAST Bar, SLIM FAST Classic Chewy Granola	1	Item	56		220	8	35	1.0	15	6	3.5		
Smelt, Rainbow Cooked	3	Ounce	85	62	105	19	0	0.0		3	0.5	0.7	1.0
Snack Mix, CHEX Cheddar	2/3	Cup	30		130	2	22	0.5	3	4	0.5		
Snack Mix, CHEX Mix	2	Ounce	57	2	242	6	37	3.2		10	3.2		
Snack Mix, Oriental, Rice Based	1	Ounce	28.4	1	143	5	15	3.7	1	7	1.1	2.8	3.0
Snail or Escargot, Cooked	3	Ounce	85	61	116	17	2	0.0	0	4	2.0	0.9	0.4
Snapper, Cooked	3	Ounce	85	60	109	22	0	0.0		1	0.3	0.3	0.5
Sockeye Salmon w/ Bones	2	Ounce	56.7	38	94	13	0	0.0	0	4	0.9	1.1	1.2
Soda, Club	8	Fl Oz	236.8	237	0	0	0	0.0	0	0	0.0	0.0	0.0
Soda, COCA-COLA Classic	8	Fl Oz	240	213	97	0	27	0.0	27	0	0.0	0.0	0.0
Soda, Cola	8	Fl Oz	245.6	222	91	0	23	0.0	22	0			
Soda, Cola, Decaffeinated	8	Fl Oz	248	222	102	0	26	0.0	26	0	0.0	0.0	0.0
Soda, Cream Soda	8	Fl Oz	247.2	214	126	0	33	0.0	33	0	0.0	0.0	0.0
Soda, Fruit Flavored	12	Fl Oz	372	333	149	0	39	0.0	38	0	0.0	0.0	0.0
Soda, Fruit Flavored, Sugar Free, Caffeine Free	12	Fl Oz	355	354	0	0	0	0.0	0	0	0.0	0.0	0.0
Soda, Ginger Ale	8	Fl Oz	244	223	83	0	21	0.0	21	0	0.0	0.0	0.0
Soda, Grape	8	Fl Oz	248	220	107	0	28	0.0	26	0	0.0	0.0	0.0
Soda, Lemon Lime	8	Fl Oz	245.6	221	98	0	25	0.0	22	0			
Soda, MELLO YELLO	8	Fl Oz	240		118	0	32	0.0	32	0		0.0	0.0
Soda, MOUNTAIN DEW	12	Fl Oz	360	314	170	0	46	0.0	46	0	0.0	0.0	0.0
Soda, Root Beer	8	Fl Oz	246.4	220	101	0	26	0.0	26	0	0.0	0.0	0.0
Soda, SURGE	8	Fl Oz	240		116	0	31	0.0	28	0	0.0	0.0	0.0
Sorghum	2	Tbsp	24	2	81	3	18	1.5	16	1	0.1	0.2	0.3
Souffle, Cheese	1	Cup	95	64	194	9	6	0.1	3	15	5.8	5.6	2.3
Souffle, Spinach, Prepared	1	Cup	136	96	233	11	8	1.0	3	18	8.3	4.1	0.8
Soup, Beef Noodle	1	Cup	244	224	83	5	9	0.7	2	3	1.1	1.2	0.5
Soup, Beef Vegetable	1	Cup	239	206	143	12	12	1.9	3	5	2.1	2.3	0.3
Soup, Black Bean	1	Cup	247	216	116	6	20	4.4	3	2	0.4	0.5	0.5
Soup, Broccoli Cheese	1	Item	304.7	252	265	6	23	5.5	6	16	4.9	6.1	5.2
Soup, Cauliflower	1	Cup	256.1	238	69	3	11			2	0.3	0.7	0.6
Soup, Cheese	1	Cup	251	207	231	9	16	1.0		15	9.1	4.1	0.5

Trans (g)	Chol (mg)	Sodium (mg)	Potas (mg)	Calc (mg)	Magn (mg)	Iron (mg)	Zinc (mg)	Vit A (RAE)	Vit D (µg)	Vit E (mg α)	Thiam (mg)	Ribo (mg)	Niacin (mg)	Vit B6 (mg)	Folate (DFE)	Vit B12 (µg)	Vit C (mg)
	0	1	272	22	41	1.2	1.7			8.4	0.03	0.08	2.3	0.26	76	0.00	0
	0	131	272	22	41	1.2	1.7			8.4	0.03	0.08	2.3	0.26	76	0.00	0
	0	1	33	4	2	0.1	0.0	6			0.01	0.00	0.0	0.04	3		1
	50	104	132	43	37	0.9	0.4	46			0.06	0.08	2.4	0.26	19	1.03	0
	256	465	541	123	76	5.4	2.1	135		2.9	0.13	0.14	5.1	0.28	25	1.67	18
	51	442	461	105	49	2.9	0.9	81		1.9	0.19	0.13	2.5	0.19	102	0.29	18
	151	293	191	57	34	1.1	1.2	48			0.11	0.12	2.6	0.08	20	1.59	1
	214	661	68	123	28	1.8	1.7	0		0.9	0.01	0.01	0.5	0.01	8	0.63	3
	166	191	155	33	29	2.6	1.3	58		1.2	0.03	0.03	2.2	0.11	3	1.27	2
	51	40	444	31	37	1.4	0.9	15			0.03	0.10	16.0	0.83	9	1.86	1
	5	80	150	100	16	4.5	3.8		2		0.38	0.43	5.0	0.40		1.50	15
	5	65	125	100	16	4.5	3.8		2		0.38	0.43	5.0	0.40		1.50	15
	3	70		200		2.7			2		0.23	0.26	3.0	0.30		0.90	6
	3	280	400	300	140	2.7	2.3	150	4		0.23	0.60	7.0	0.70		2.10	21
	3	264	400	300	140	2.7	2.3		4		0.23	0.60	7.0	0.70		2.10	21
0.0	5	70	500	350	140	2.7	2.3		3		0.53	0.60	7.0	0.70		2.10	60
	3	320	400	300	140	2.7	2.3		4		0.23	0.60	7.0	0.70		2.10	21
	77	65	316	65	32	1.0	1.8	14			0.01	0.12	1.5	0.14	4	3.38	0
	0	370	75	20		0.4		0			0.09	0.07	0.8				0
	0	580	153	20	36	14.1	1.2	4			0.89	0.28	9.6	0.89	48	7.07	27
	0	117	93	15	33	0.7	0.8	0		1.6	0.09	0.04	0.9	0.02	11	0.00	0
	59	91	394	11	258	3.6	1.0	48		5.2	0.01	0.10	1.4	0.13	6	0.49	0
	40	48	444	34	31	0.2	0.4	30			0.05	0.00	0.3	0.39	5	2.98	1
	25	204	163	125	18	0.4	0.6	22		1.2	0.02	0.12	4.3	0.07	2	3.12	0
0.0	0	50	5	12	2	0.0	0.2	0		0.0	0.00	0.00	0.0	0.00	0	0.00	0
0.0	0	33	0					0	0								0
	0	10	5	5	0	0.3	0.0	0		0.0	0.00	0.00	0.0	0.00	0	0.00	0
0.0	0	10	7	5	0	0.0	0.0	0		0.0	0.00	0.00	0.0	0.00	0	0.00	0
0.0	0	30	2	12	2	0.1	0.2	0		0.0	0.00	0.00	0.0	0.00	0	0.00	0
0.0	0	41	4	7	4	0.3	0.2	0	0	0.0	0.00	0.00	0.0	0.00	0	0.00	0
0.0	0	21	7	14	4	0.1	0.0	0	0	0.0	0.00	0.00	0.0	0.00	0	0.00	0
0.0	0	17	2	7	2	0.4	0.1	0		0.0	0.00	0.00	0.0	0.00	0	0.00	0
0.0	0	37	2	7	2	0.2	0.2	0			0.00	0.00	0.0	0.00	0	0.00	0
	0	22	2	5	2	0.3	0.1	0		0.0	0.00	0.00	0.0	0.00	0	0.00	0
0.0	0	33	20					0	0								0
0.0	0	70	0						0								
0.0	0	32	2	12	2	0.1	0.2	0			0.00	0.00	0.0	0.00	0	0.00	0
0.0	0	27	35					0	0								0
	0	1	84	7		1.1		0			0.06	0.03	0.7			0.00	0
	134	307	124	178	13	0.8	1.0	162		0.8	0.06	0.28	0.3	0.06	22	0.42	0
0.3	160	770	318	224	41	1.6	1.2	325		1.3	0.11	0.36	0.7	0.13	105	0.53	10
	5	952	100	15	5	1.1	1.5	7		0.7	0.07	0.06	1.1	0.04	29	0.20	0
	22	784	674	36	33	1.7	2.1	65		0.4	0.13	0.26	3.2	0.32	24	0.65	11
	0	1198	274	44	42	2.1	1.4	25		0.2	0.08	0.05	0.5	0.09	25	0.02	1
	12	2082	631	125	40	0.9	0.8	201		2.2	0.06	0.12	0.8	0.20	122	0.06	6
	0	843	105	10	3	0.5	0.3				0.08	0.08	0.5	0.03	3	0.18	3
	48	1019	341	289	20	0.8	0.7	359			0.06	0.33	0.5	0.08	10	0.43	1

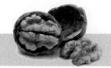

Nutrient Composition of Foods

Food Name	Qty	Measure	Wt (g)	H₂0 (g)	Energy (kcal)	Protein (g)	Carb (g)	Fiber (g)	Total Sugars (g)	Fat (g)	Sat (g)	Mono (g)	Poly (g)
Soup, Cheese, STOUFFER'S	8	Ounce	226.8	136	280	9	14	4.8	10	21	6.4	7.2	4.8
Soup, Chicken Alfredo w/ Pasta HEALTHY CHOICE	1	Cup	236		110	6	20	1.0	0	2	0.5	0.0	0.0
Soup, Chicken and Dumpling HEALTHY CHOICE	1	Cup	251		130	8	22	7.0	0	2	0.5		
Soup, Chicken Fiesta HEALTHY CHOICE	1	Cup	225		100	6	17	3.0	0	2	0.5		
Soup, Chicken Gumbo	1	Cup	244	229	56	3	8	2.0	2	1	0.3	0.7	0.3
Soup, Chicken Mushroom	1	Cup	244	220	132	4	9	0.2		9	2.4	4.0	2.3
Soup, Chicken Noodle	1	Cup	241	211	128	18	7	1.0	1	3	0.7	0.8	0.7
Soup, Chicken or Turkey Vegetable	1	Cup	239	208	136	13	12	1.4	6	4	1.0	1.4	0.9
Soup, Chicken Rice	1/2	Cup	123	108	60	4	7	0.6	0	2	0.5	0.9	0.4
Soup, Chicken Vegetable w/ Rice	1	Cup	242	199	182	12	25	2.9	4	3	0.9	1.4	0.7
Soup, Chicken Vegetable, Condensed, Canned	1/2	Cup	123	105	75	4	9	0.9	2	3	0.8	1.3	0.6
Soup, Chicken Vegetable	1	Cup	241	223	75	4	9	1.0	1	3	0.8	1.3	0.6
Soup, Chili Beef Soup	1	Cup	250	212	170	7	21	9.5	7	7	3.4	2.8	0.3
Soup, Chunky Bean w/ Ham	1	Cup	243	191	231	13	27	11.2		9	3.3	3.8	0.9
Soup, Chunky Beef	1	Cup	240	200	170	12	20	1.4	2	5	2.5	2.1	0.2
Soup, Chunky Chicken Mushroom Chowder	1	Cup	240	202	192	7	17	3.4		11	2.8	2.0	4.2
Soup, Chunky Chicken Noodle w/ Meatballs, Canned	1	Cup	248	225	99	8	8			4	1.1	1.6	0.7
Soup, Chunky Chicken Noodle	1	Cup	240	202	175	13	17	3.8	2	6	1.4	2.7	1.5
Soup, Chunky Chicken Rice	1	Cup	251	218	133	13	14	1.0	2	3	1.0	1.5	0.7
Soup, Chunky Chicken Vegetable	1	Cup	240	200	166	12	19			5	1.4	2.2	1.0
Soup, Chunky Chicken	1	Cup	251	211	178	13	17	1.5	2	7	2.0	3.0	1.4
Soup, Chunky Manhattan Clam Chowder	1	Cup	240	206	134	7	19	2.9	4	3	2.1	1.0	0.1
Soup, Chunky Minestrone	1	Cup	240	208	127	5	21	5.8	5	3	1.5	0.9	0.3
Soup, Chunky Potato Ham	1	Cup	240	205	192	6	13	1.4		12	3.9	5.9	0.8
Soup, Chunky Split Pea w/ Ham	1	Cup	240	194	185	11	27	4.1	5	4	1.6	1.6	0.6
Soup, Chunky Turkey	1	Cup	236	204	135	10	14			4	1.2	1.8	1.1
Soup, Chunky Vegetable	1	Cup	240	210	122	4	19	1.2	4	4	0.6	1.6	1.4
Soup, Cream of Asparagus, Prepared w/ Milk	1	Cup	248	213	161	6	16	0.7		8	3.3	2.1	2.2
Soup, Cream of Asparagus, Prepared w/ Water	1	Cup	244	224	85	2	11	0.5		4	1.0	1.0	1.9
Soup, Cream of Onion, Prepared w/ Milk	1	Cup	248	210	186	7	18	0.7		9	4.0	3.3	1.6
Soup, Cream of Onion, Prepared w/ Water	1	Cup	244	221	107	3	13	1.0		5	1.5	2.1	1.5
Soup, Cream of Potato, Prepared w/ Milk	1	Cup	248	215	149	6	17	0.5		6	3.8	1.7	0.6
Soup, Cream of Potato, Prepared w/ Water	1	Cup	244	226	73	2	11	0.5		2	1.2	0.6	0.4
Soup, Cream of Vegetable	1	Cup	260	237	107	2	12	0.5	0	6	1.4	2.5	1.5
Soup, Egg Drop	1	Cup	244	229	73	8	1	0.0	0	4	1.1	1.5	0.6
Soup, Green Pea, Condensed, Prepared w/ Milk	1	Cup	254	198	239	13	32	2.8	4	7	4.0	2.2	0.5

Trans (g)	Chol (mg)	Sodium (mg)	Potas (mg)	Calc (mg)	Magn (mg)	Iron (mg)	Zinc (mg)	Vit A (RAE)	Vit D (μg)	Vit E (mg α)	Thiam (mg)	Ribo (mg)	Niacin (mg)	Vit B6 (mg)	Folate (DFE)	Vit B12 (μg)	Vit C (mg)
	32	1055	240	272		0.0					0.08	0.24	0.0				0
	3	480	570	60		0.7		0									0
	20	480		40		1.1											1
	5	480	40		0.7												4
	5	954	76	24	5	0.9	0.4	7		0.4	0.02	0.05	0.7	0.06	5	0.02	5
	10	942	154	29	10	0.9	1.0	56			0.02	0.11	1.6	0.05	0	0.05	0
	60	798	284	24	29	1.1	1.4	113		0.3	0.11	0.15	6.7	0.27	27	0.22	1
	33	413	500	31	31	1.3	1.1	105		0.5	0.12	0.19	5.4	0.36	33	0.12	19
	6	818	101	17	0	0.8	0.3	22		0.1	0.02	0.02	1.1	0.02	1	0.16	0
	24	378	670	31	36	1.5	1.1	143		0.4	0.16	0.22	4.9	0.44	36	0.05	18
	9	948	155	17	6	0.9	0.4	134		0.3	0.04	0.06	1.2	0.05	5	0.12	1
	10	945	154	17	7	0.9	0.4	101		0.4	0.04	0.06	1.2	0.05	5	0.12	1
	13	1035	525	43	30	2.1	1.4	75		1.5	0.06	0.08	1.1	0.16	18	0.33	4
	22	972	425	78	46	3.2	1.1	197			0.15	0.15	1.7	0.12	29	0.07	4
	14	866	336	31	5	2.3	2.6	130		0.7	0.06	0.15	2.7	0.13	14	0.62	7
	14	814				1.2		0									5
	10	1039	154	30	10	1.7	0.5	117			0.12	0.12	2.5	0.05	35	0.25	8
	19	850	108	24	10	1.4	1.0	67		0.3	0.07	0.17	4.3	0.05	62	0.31	0
	13	929	113	35	10	2.0	1.0	306		0.6	0.03	0.10	4.3	0.05	5	0.33	4
	17	1068	367	26	10	1.5	2.2	300			0.04	0.17	3.3	0.10	12	0.24	6
	30	889	176	25	8	1.7	1.0	68		0.3	0.09	0.17	4.4	0.05	5	0.25	1
	14	1001	384	67	19	2.6	1.7	168		1.6	0.06	0.06	1.8	0.26	10	7.92	12
	5	864	612	60	14	1.8	1.4	214		1.6	0.06	0.12	1.2	0.24	67	0.00	5
	22	874				1.7		0									
	7	965	305	34	38	2.1	3.1	245		0.5	0.12	0.09	2.5	0.22	5	0.24	7
	9	923	361	50	24	1.9	2.1	359			0.04	0.11	3.6	0.31	12	2.12	6
	0	1010	396	55	7	1.6	3.1	290		1.3	0.07	0.06	1.2	0.19	17	0.00	6
	22	1042	360	174	20	0.9	0.9	62			0.10	0.28	0.9	0.06	30	0.50	4
	5	981	173	29	5	0.8	0.9	37			0.05	0.08	0.8	0.01	22	0.05	3
	32	1004	310	179	22	0.7	0.6	52			0.10	0.27	0.6	0.07	22	0.50	2
	15	927	120	34	5	0.6	0.1	15			0.05	0.08	0.5	0.02	7	0.05	1
	22	1061	322	166	17	0.5	0.7	52			0.08	0.24	0.6	0.09	10	0.50	1
	5	1000	137	20	2	0.5	0.6	71			0.03	0.04	0.5	0.04	2	0.05	0
	0	1170	96	31	10	0.5	0.3			0.4	1.22	0.11	0.5	0.03	8	0.13	4
	102	730	220	22	5	0.8	0.5	41		0.3	0.03	0.19	3.0	0.05	15	0.49	0
	18	970	376	173	56	2.0	1.8	66			0.15	0.27	1.3	0.10	8	0.43	3

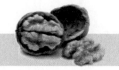

Nutrient Composition of Foods

Food Name	Qty	Measure	Wt (g)	H₂0 (g)	Energy (kcal)	Protein (g)	Carb (g)	Fiber (g)	Total Sugars (g)	Fat (g)	Sat (g)	Mono (g)	Poly (g)
Soup, Green Pea, Condensed, Prepared w/ Water	1	Cup	250	209	165	9	27	5.0	8	3	1.4	1.0	0.4
Soup, Gumbo, Zesty HEALTHY CHOICE	1	Cup	244		100	6	16	4.0	3	2	1.0		
Soup, Hot & Sour	1	Cup	244	210	161	15	5	0.5	2	8	2.7	3.4	1.1
Soup, Lobster Bisque	1	Cup	248	199	248	20	13	0.2	10	13	4.0	5.2	2.8
Soup, Lobster Gumbo	1	Cup	244	205	173	9	20	2.7	6	7	1.3	3.1	2.0
Soup, Meatball	1	Cup	237	206	171	10	9	1.4	3	11	3.8	4.4	0.9
Soup, Minestrone	1	Cup	241	220	82	4	11	1.0		3	0.6	0.7	1.1
Soup, Onion	1	Cup	241	224	58	4	8	1.0	3	2	0.3	0.7	0.7
Soup, PROGRESSO Lentil	1	Cup	241		180	11	31	7.0	2	2	0.0		
Soup, Shark Fin	1	Cup	216	195	99	7	8	0.0		4	1.1	1.3	0.7
Soup, Soybean (Miso)	1	Cup	240	219	84	6	8	1.9	2	3	0.6	1.1	1.4
Soup, Split Pea w/ Ham	1/2	Cup	134	88	190	10	28	2.3		4	1.8	1.8	0.6
Soup, Stockpot, Canned	1	Cup	247	224	99	5	11			4	0.9	1.0	1.8
Soup, Tomato Beef Noodle	1	Cup	244	211	139	4	21	1.5	1	4	1.6	1.7	0.7
Soup, Tomato Bisque	1	Cup	251	205	198	6	29	0.5		7	3.1	1.9	1.2
Soup, Tomato	1	Cup	248	210	161	6	22	2.7	15	6	2.9	1.6	1.1
Soup, Tomato Rice	1	Cup	247	218	119	2	22	1.5	7	3	0.5	0.6	1.4
Soup, Tomato Vegetable	1	Cup	253	237	56	2	10	0.5	2	1	0.4	0.3	0.1
Soup, Tortilla	1	Cup	240	195	238	10	19	1.2	4	14	4.2	5.1	3.5
Soup, Turkey Noodle	1	Cup	244	227	68	4	9	0.7		2	0.6	0.8	0.5
Soup, Turkey Vegetable	1	Cup	241	224	72	3	9	0.5		3	0.9	1.3	0.7
Soup, Vegetable Beef	1	Cup	241	195	229	16	17	2.9	3	11	4.4	4.8	0.6
Sour Cream	2	Tbsp	24	17	51	1	1	0.0	0	5	3.1	1.5	0.2
Sour Cream, Light	2	Tbsp	24	19	33	1	2	0.0	0	3	1.6	0.7	0.1
Sour Cream, Reduced Fat	2	Tbsp	30	21	54	2	2	0.0	0	4	2.6	1.2	0.2
Sour Red Cherries, Canned in Water	1	Cup	244	219	88	2	22	2.7	19	0	0.1	0.1	0.1
Sour Red Cherries, Unsweetened, Frozen	1	Cup	155	135	71	1	17	2.5	14	1	0.2	0.2	0.2
Sourdock, Young Leaves	3	Ounce	85	76	36	2	6			1			
Soursop or Guanabana	1/2	Cup	112.5	91	74	1	19	3.7	15	0	0.1	0.1	0.1
Soy Beverage, SOY DREAM Chocolate Enriched	8	Fl Oz	240		210	7	37	1.0	24	4	0.5		
Soy Beverage, SOY DREAM Vanilla Enriched	8	Fl Oz	240		150	7	22	0.0	13	4	0.5		
Soy Milk	8	Fl Oz	240	211	125	11	12	3.1	1	5	0.6	0.9	1.8
Soy Milk, Calcium Fortified	8	Fl Oz	245	223	98	7	8		1	4	0.5	0.6	1.5
Soy Sauce, KIKKOMAN Lite	1	Tbsp	15		10	1	1	0.0	0	0	0.0	0.0	0.0
Soy Sauce, (Shoyu)	1	Tbsp	18	13	10	1	1	0.1	0	0	0.0	0.0	0.0
Soybeans, Boiled	1/2	Cup	86	54	149	14	9	5.2	3	8	1.1	1.7	4.4
Soybeans, Dry	1/4	Cup	46.5	4	193	17	14	4.3	3	9	1.3	2.0	5.2
Soybeans, Green	1/3	Cup	85.4	58	126	11	9	3.6	6	6	0.7	1.1	2.7
Soybeans, Roasted, Salted	1/2	Cup	86	2	405	30	29	15.2	4	22	3.2	4.8	12.3
Soybeans, Sprouted	1	Cup	70	48	85	9	7	0.8		5	0.7	1.1	2.6
Soybeans, Sprouted, Steamed	1	Cup	94	75	76	8	6	0.8	0	4	0.6	0.9	2.4
Soyburger	1	Item	70	41	125	13	9	3.2	1	4	0.5	0.8	1.6
Soymilk, WESTSOY Lite Plain	8	Fl Oz	240		90	4	15	2.0	11	2	0.0	0.5	1.0
Soymilk, WESTSOY Lite Vanilla	8	Fl Oz	240		110	4	19	2.0	15	2	0.0	0.5	1.0
Soymilk, WESTSOY Non Fat	8	Fl Oz	240		70	6	10	0.5	9	0	0.0	0.0	0.0
Soymilk, WESTSOY Non Fat Vanilla	8	Fl Oz	240		80	6	12	0.5	10	0	0.0	0.0	0.0
Soymilk, WESTSOY Plus Plain	8	Fl Oz	240		130	7	17	3.0	12	3	0.5	0.5	2.0
Soymilk, WESTSOY Plus Vanilla	8	Fl Oz	240		130	7	19	3.0	14	3	0.5	0.5	2.0

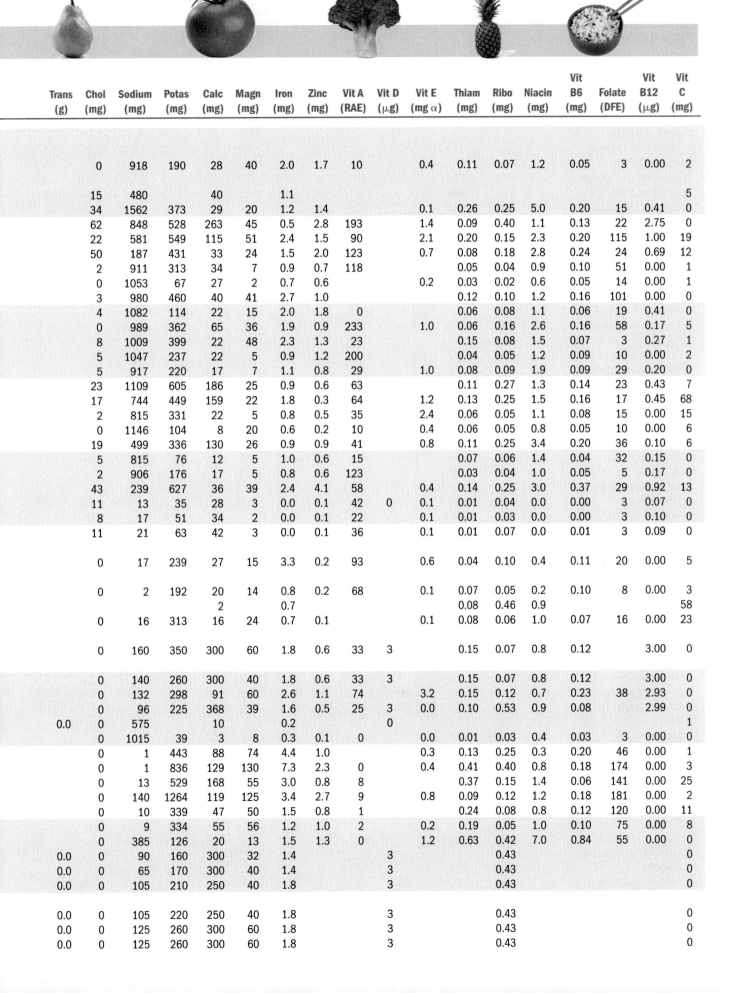

Trans (g)	Chol (mg)	Sodium (mg)	Potas (mg)	Calc (mg)	Magn (mg)	Iron (mg)	Zinc (mg)	Vit A (RAE)	Vit D (μg)	Vit E (mg α)	Thiam (mg)	Ribo (mg)	Niacin (mg)	Vit B6 (mg)	Folate (DFE)	Vit B12 (μg)	Vit C (mg)
	0	918	190	28	40	2.0	1.7	10		0.4	0.11	0.07	1.2	0.05	3	0.00	2
	15	480		40		1.1											5
	34	1562	373	29	20	1.2	1.4			0.1	0.26	0.25	5.0	0.20	15	0.41	0
	62	848	528	263	45	0.5	2.8	193		1.4	0.09	0.40	1.1	0.13	22	2.75	0
	22	581	549	115	51	2.4	1.5	90		2.1	0.20	0.15	2.3	0.20	115	1.00	19
	50	187	431	33	24	1.5	2.0	123		0.7	0.08	0.18	2.8	0.24	24	0.69	12
	2	911	313	34	7	0.9	0.7	118			0.05	0.04	0.9	0.10	51	0.00	1
	0	1053	67	27	2	0.7	0.6			0.2	0.03	0.02	0.6	0.05	14	0.00	1
	3	980	460	40	41	2.7	1.0				0.12	0.10	1.2	0.16	101	0.00	0
	4	1082	114	22	15	2.0	1.8	0			0.06	0.08	1.1	0.06	19	0.41	0
	0	989	362	65	36	1.9	0.9	233		1.0	0.06	0.16	2.6	0.16	58	0.17	5
	8	1009	399	22	48	2.3	1.3	23			0.15	0.08	1.5	0.07	3	0.27	1
	5	1047	237	22	5	0.9	1.2	200			0.04	0.05	1.2	0.09	10	0.00	2
	5	917	220	17	7	1.1	0.8	29		1.0	0.08	0.09	1.9	0.09	29	0.20	0
	23	1109	605	186	25	0.9	0.6	63			0.11	0.27	1.3	0.14	23	0.43	7
	17	744	449	159	22	1.8	0.3	64		1.2	0.13	0.25	1.5	0.16	17	0.45	68
	2	815	331	22	5	0.8	0.5	35		2.4	0.06	0.05	1.1	0.08	15	0.00	15
	0	1146	104	8	20	0.6	0.2	10		0.4	0.06	0.05	0.8	0.05	10	0.00	6
	19	499	336	130	26	0.9	0.9	41		0.8	0.11	0.25	3.4	0.20	36	0.10	6
	5	815	76	12	5	1.0	0.6	15			0.07	0.06	1.4	0.04	32	0.15	0
	2	906	176	17	5	0.8	0.6	123			0.03	0.04	1.0	0.05	5	0.17	0
	43	239	627	36	39	2.4	4.1	58		0.4	0.14	0.25	3.0	0.37	29	0.92	13
	11	13	35	28	3	0.0	0.1	42	0	0.1	0.01	0.04	0.0	0.00	3	0.07	0
	8	17	51	34	2	0.0	0.1	22		0.1	0.01	0.03	0.0	0.00	3	0.10	0
	11	21	63	42	3	0.0	0.1	36		0.1	0.01	0.07	0.0	0.01	3	0.09	0
	0	17	239	27	15	3.3	0.2	93		0.6	0.04	0.10	0.4	0.11	20	0.00	5
	0	2	192	20	14	0.8	0.2	68		0.1	0.07	0.05	0.2	0.10	8	0.00	3
				2		0.7					0.08	0.46	0.9				58
	0	16	313	16	24	0.7	0.1			0.1	0.08	0.06	1.0	0.07	16	0.00	23
	0	160	350	300	60	1.8	0.6	33	3		0.15	0.07	0.8	0.12		3.00	0
	0	140	260	300	40	1.8	0.6	33	3		0.15	0.07	0.8	0.12		3.00	0
	0	132	298	91	60	2.6	1.1	74		3.2	0.15	0.12	0.7	0.23	38	2.93	0
	0	96	225	368	39	1.6	0.5	25	3	0.0	0.10	0.53	0.9	0.08		2.99	0
0.0	0	575		10		0.2			0								1
	0	1015	39	3	8	0.3	0.1	0		0.0	0.01	0.03	0.4	0.03	3	0.00	0
	0	1	443	88	74	4.4	1.0			0.3	0.13	0.25	0.3	0.20	46	0.00	1
	0	1	836	129	130	7.3	2.3	0		0.4	0.41	0.40	0.8	0.18	174	0.00	3
	0	13	529	168	55	3.0	0.8	8			0.37	0.15	1.4	0.06	141	0.00	25
	0	140	1264	119	125	3.4	2.7	9		0.8	0.09	0.12	1.2	0.18	181	0.00	2
	0	10	339	47	50	1.5	0.8	1			0.24	0.08	0.8	0.12	120	0.00	11
	0	9	334	55	56	1.2	1.0	2		0.2	0.19	0.05	1.0	0.10	75	0.00	8
	0	385	126	20	13	1.5	1.3	0		1.2	0.63	0.42	7.0	0.84	55	0.00	0
0.0	0	90	160	300	32	1.4			3			0.43					0
0.0	0	65	170	300	40	1.4			3			0.43					0
0.0	0	105	210	250	40	1.8			3			0.43					0
0.0	0	105	220	250	40	1.8			3			0.43					0
0.0	0	125	260	300	60	1.8			3			0.43					0
0.0	0	125	260	300	60	1.8			3			0.43					0

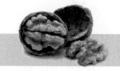

Nutrient Composition of Foods

Food Name	Qty	Measure	Wt (g)	H₂0 (g)	Energy (kcal)	Protein (g)	Carb (g)	Fiber (g)	Total Sugars (g)	Fat (g)	Sat (g)	Mono (g)	Poly (g)
Soymilk, WESTSOY													
Unsweetened Almond	1	Cup	240		90	9	5	4.0	1	5	0.5	1.0	2.5
Soymilk, WESTSOY													
Unsweetened Chocolate	8	Fl Oz	240		100	9	6	5.0	1	5	0.5	1.0	2.5
Spaghetti w/ Meat Sauce	1	Cup	248	174	350	17	41	3.7	7	13	3.8	5.2	2.4
Spaghetti w/ Meatballs	3	Ounce	85	67	91	4	9			4	1.7	1.9	0.3
Spaghetti w/ Tomato Sauce	1	Cup	248	188	250	8	47	4.2	7	3	0.5	1.1	1.2
Spaghetti, Enriched, Cooked	1	Cup	140	87	221	8	43	2.5	1	1	0.2	0.2	0.4
Spaghetti, Spinach, Cooked	1	Cup	140	95	182	6	37	3.2	2	1	0.1	0.1	0.4
Spaghetti, Whole Wheat, Cooked	1	Cup	140	94	174	7	37	6.3	1	1	0.1	0.1	0.3
SPAGHETTIO'S Pasta w/ Sliced Franks	1	Cup	252		230	9	27	5.0	9	10	5.0		
SPAGHETTIO'S RAVIOLIOS Beef Ravioli in Meat Sauce	1	Cup	252		290	12	39	3.0	11	10	4.0		
SPAGHETTIO'S Spaghetti Pasta in Tomato & Cheese Sauce	1	Cup	252		210	7	40	2.0	14	2	1.0		
SPAGHETTIO'S Spaghetti w/ Meatballs in Tomato	1	Cup	252		240	11	32	3.0	11	8	3.5		
Spinach, Boiled w/ Salt	1/2	Cup	90	82	21	3	3	2.2	0	0	0.0	0.0	0.1
Spinach, Canned, Drained	1/3	Cup	70.6	65	16	2	2	1.7	0	0	0.1	0.0	0.1
Spinach, Chopped	3	Cup	90	82	21	3	3	2.0	0	0	0.1	0.0	0.1
Spinach, Chopped, Boiled	1/2	Cup	90	82	21	3	3	2.2	0	0	0.0	0.0	0.1
Spinach, Frozen	1/2	Cup	78	70	24	3	3	2.4	1	1	0.2	0.0	0.1
Spot, Cooked, Dry Heat	3	Ounce	85	59	134	20	0	0.0		5	1.6	1.5	1.2
Spread, Cheese, Cream Cheese Base	1	Ounce	28.4	17	84	2	1	0.0	1	8	5.1	2.3	0.3
Spread, HELLMANN'S/BEST FOODS Sandwich	1	Tbsp	15		60	0	3	0.0	2	5	0.5		
Squash, Acorn, Baked w/ Salt	1/2	Cup	102.5	85	57	1	15	4.5		0	0.0	0.0	0.1
Squash, Butternut, Baked	1/2	Cup	102.5	90	41	1	11		2	0	0.0	0.0	0.0
Squash, Hubbard, Baked	2/3	Cup	136.6	116	68	3	15			1	0.2	0.1	0.4
Squash, Scallop Summer	3/4	Cup	97.5	92	18	1	4			0	0.0	0.0	0.1
Squash, Spaghetti Boiled	1/2	Cup	77.5	72	21	1	5	1.1	2	0	0.0	0.0	0.1
Squash, Summer, All Varieties	3/4	Cup	85	80	14	1	3	0.9	2	0	0.0	0.0	0.1
Squash, Summer, All Varieties, Boiled w/ Salt, Drained	1/2	Cup	90	84	18	1	4	1.3	2	0	0.1	0.0	0.1
Squash, Zucchini Summer	1	Cup	113	107	18	1	4	1.2	2	0	0.0	0.0	0.1
Squid, Mixed Species, Fried	3	Ounce	85	55	149	15	7	0.0		6	1.6	2.3	1.8
Squid, Mixed Species, Raw	4	Ounce	113	89	104	18	3	0.0	0	2	0.4	0.1	0.6
Squid, Steamed or Boiled	3	Ounce	85	63	89	15	3	0.0	0	1	0.4	0.1	0.5
STARBUCKS Classic Coffee Ice Cream	1/2	Cup	99		230	5	26	0.0	24	12	7.0		
STARBUCKS Espresso, Single Shot	1	Fl Oz	30		5	0	1	0.0	0	0	0.0	0.0	0.0
STARBUCKS FRAPPUCCINO Coffee Drink	9 1/2	Fl Oz	281		190	7	35	0.0	30	4	2.5		
STARBUCKS Tall Nonfat Latte	12	Fl Oz	360	335	120	12	18	0.0	16	0	0.0	0.0	0.0
STARBUCKS Tall Strawberries & Creme FRAPPUCCINO	12	Fl Oz	360		330	10	65	0.0	59	4	1.0		
STARBUCKS Tall TAZO Chai Black Tea	12	Fl Oz	360		210	6	36	0.0	34	5	3.5		
Starfruit or Carambola	1	Item	91	83	28	1	6	2.5	4	0	0.0	0.0	0.2
Stew, Beef w/ Tomato	1	Cup	244	185	268	30	17	2.2	3	9	3.0	3.2	1.1
Stew, Beef w/ Gravy	1	Cup	252	206	199	15	22	3.5	3	5	1.4	1.9	1.4
Strawberries	1	Cup	144	131	46	1	11	2.9	7	0	0.0	0.1	0.2
Strawberries, Canned in Heavy Syrup	1	Cup	254	191	234	1	60	4.3	55	1	0.0	0.1	0.3

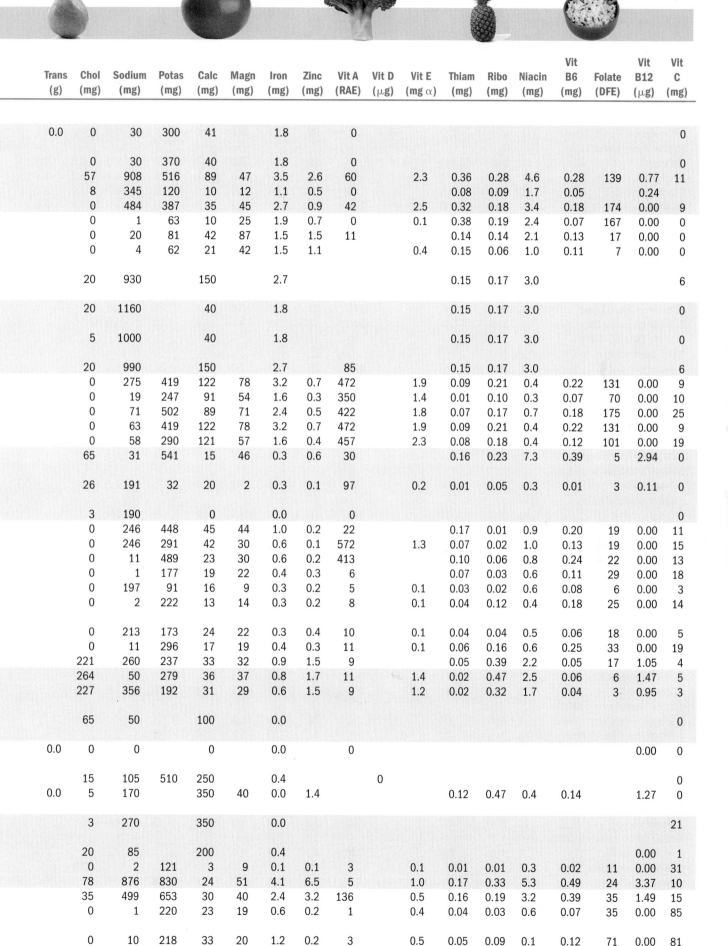

Trans (g)	Chol (mg)	Sodium (mg)	Potas (mg)	Calc (mg)	Magn (mg)	Iron (mg)	Zinc (mg)	Vit A (RAE)	Vit D (µg)	Vit E (mg α)	Thiam (mg)	Ribo (mg)	Niacin (mg)	Vit B6 (mg)	Folate (DFE)	Vit B12 (µg)	Vit C (mg)
0.0	0	30	300	41		1.8		0									0
	0	30	370	40		1.8		0									0
	57	908	516	89	47	3.5	2.6	60		2.3	0.36	0.28	4.6	0.28	139	0.77	11
	8	345	120	10	12	1.1	0.5	0			0.08	0.09	1.7	0.05		0.24	
	0	484	387	35	45	2.7	0.9	42		2.5	0.32	0.18	3.4	0.18	174	0.00	9
	0	1	63	10	25	1.9	0.7	0		0.1	0.38	0.19	2.4	0.07	167	0.00	0
	0	20	81	42	87	1.5	1.5	11			0.14	0.14	2.1	0.13	17	0.00	0
	0	4	62	21	42	1.5	1.1			0.4	0.15	0.06	1.0	0.11	7	0.00	0
	20	930		150		2.7					0.15	0.17	3.0				6
	20	1160		40		1.8					0.15	0.17	3.0				0
	5	1000		40		1.8					0.15	0.17	3.0				0
	20	990		150		2.7		85			0.15	0.17	3.0				6
	0	275	419	122	78	3.2	0.7	472		1.9	0.09	0.21	0.4	0.22	131	0.00	9
	0	19	247	91	54	1.6	0.3	350		1.4	0.01	0.10	0.3	0.07	70	0.00	10
	0	71	502	89	71	2.4	0.5	422		1.8	0.07	0.17	0.7	0.18	175	0.00	25
	0	63	419	122	78	3.2	0.7	472		1.9	0.09	0.21	0.4	0.22	131	0.00	9
	0	58	290	121	57	1.6	0.4	457		2.3	0.08	0.18	0.4	0.12	101	0.00	19
	65	31	541	15	46	0.3	0.6	30			0.16	0.23	7.3	0.39	5	2.94	0
	26	191	32	20	2	0.3	0.1	97		0.2	0.01	0.05	0.3	0.01	3	0.11	0
	3	190		0		0.0		0									0
	0	246	448	45	44	1.0	0.2	22			0.17	0.01	0.9	0.20	19	0.00	11
	0	246	291	42	30	0.6	0.1	572		1.3	0.07	0.02	1.0	0.13	19	0.00	15
	0	11	489	23	30	0.6	0.2	413			0.10	0.06	0.8	0.24	22	0.00	13
	0	1	177	19	22	0.4	0.3	6			0.07	0.03	0.6	0.11	29	0.00	18
	0	197	91	16	9	0.3	0.2	5		0.1	0.03	0.02	0.6	0.08	6	0.00	3
	0	2	222	13	14	0.3	0.2	8		0.1	0.04	0.12	0.4	0.18	25	0.00	14
	0	213	173	24	22	0.3	0.4	10		0.1	0.04	0.04	0.5	0.06	18	0.00	5
	0	11	296	17	19	0.4	0.3	11		0.1	0.06	0.16	0.6	0.25	33	0.00	19
	221	260	237	33	32	0.9	1.5	9			0.05	0.39	2.2	0.05	17	1.05	4
	264	50	279	36	37	0.8	1.7	11		1.4	0.02	0.47	2.5	0.06	6	1.47	5
	227	356	192	31	29	0.6	1.5	9		1.2	0.02	0.32	1.7	0.04	3	0.95	3
	65	50		100		0.0											0
0.0	0	0		0		0.0		0								0.00	0
	15	105	510	250		0.4			0								0
0.0	5	170		350	40	0.0	1.4				0.12	0.47	0.4	0.14		1.27	0
	3	270		350		0.0											21
	20	85		200		0.4										0.00	1
	0	2	121	3	9	0.1	0.1	3		0.1	0.01	0.01	0.3	0.02	11	0.00	31
	78	876	830	24	51	4.1	6.5	5		1.0	0.17	0.33	5.3	0.49	24	3.37	10
	35	499	653	30	40	2.4	3.2	136		0.5	0.16	0.19	3.2	0.39	35	1.49	15
	0	1	220	23	19	0.6	0.2	1		0.4	0.04	0.03	0.6	0.07	35	0.00	85
	0	10	218	33	20	1.2	0.2	3		0.5	0.05	0.09	0.1	0.12	71	0.00	81

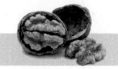

Nutrient Composition of Foods

Food Name	Qty	Measure	Wt (g)	H₂0 (g)	Energy (kcal)	Protein (g)	Carb (g)	Fiber (g)	Total Sugars (g)	Fat (g)	Sat (g)	Mono (g)	Poly (g)
Strawberries, Sliced, Sweetened, Frozen, Thawed	1/2	Cup	128	93	122	1	33	2.4	31	0	0.0	0.0	0.1
Strawberries, Unsweetened, Frozen	1	Cup	149	134	52	1	14	3.1	7	0	0.0	0.0	0.1
Strudel, Apple	1	Item	71	31	195	2	29	1.6	18	8	1.5	2.3	3.8
Strudel, Cherry	1	Piece	64	25	179	3	29	1.3	18	6	0.9	1.8	3.3
Stuffing Mix, Bread, Prepared	1/2	Cup	100	65	178	3	22	2.9	2	9	1.7	3.8	2.6
Sturgeon, Cooked, Dry Heat	3	Ounce	85	59	115	18	0	0.0	0	4	1.0	2.1	0.8
Sturgeon, Smoked	2	Ounce	57	35	98	18	0	0.0	0	2	0.6	1.3	0.2
SUBWAY Cheese Steak Sandwich, 6 In White Bread	1	Item	243		350	23	45	3.0	9	10	5.0		
SUBWAY Chicken & Bacon Ranch Sandwich, 6 in	1	Serving	297		540	36	47	5.0	7	25	10.0		
SUBWAY Chili Con Carne	10	Fl Oz	310		340	20	35	10.0	7	11	5.0		
SUBWAY Chocolate Chip Cookie	1	Item	45		210	2	30	1.0	18	10	6.0		
SUBWAY CLASSIC ITALIAN B.M.T. Sandwich, 6 In, White Bread	1	Item	236		440	22	45	2.0	8	21	8.5		
SUBWAY Classic Tuna Deli Style Sandwich	1	Item	161		350	14	35	3.0	3	18	5.0		
SUBWAY Classic Tuna Sandwich, 6 In, Wheat Bread	1	Item	250		530	22	45	4.0	7	31	7.0		
SUBWAY CLUB Salad, No Dressing & Croutons	1	Item	412		160	18	15	4.0	7	4	1.5		
SUBWAY CLUB Sandwich, 6 In, White Bread	1	Item	250		310	23	45	2.0	8	6	2.5		
SUBWAY Cream of Broccoli Soup	10	Fl Oz	310		140	6	18	4.0	4	5	2.0		
SUBWAY Double Meat Ham Sandwich	1	Item	281		350	28	50	4.0	9	7	2.5		
SUBWAY Ham Deli Style	1	Item	142		210	11	36	3.0	4	4	1.5		
SUBWAY Honey Mustard Ham Sandwich, 6 In, Wheat Bread	1	Item	245		320	18	54	4.0	14	5	1.5		
SUBWAY Meatball Marinara Sandwich, 6 In, Wheat Bread	1	Item	377		560	24	63	7.0	13	24	11.0		
SUBWAY Minestrone Soup	10	Fl Oz	310		90	4	17	3.0	4	1	0.0		
SUBWAY New England Style Clam Chowder	10	Fl Oz	310		150	5	20	2.0	2	5	1.5		
SUBWAY Oatmeal Raisin Cookie	1	Item	45		200	3	30	1.0	17	8	4.0		
SUBWAY Oven Roasted Chicken Breast, 6 Inch, Wheat Bread	1	Item	238		330	24	48	5.0	9	5	1.5		
SUBWAY Roast Beef Deli Style	1	Item	152		220	13	35	3.0	4	5	2.0		
SUBWAY Roast Beef Sandwich, 6 In, Wheat Bread	1	Item	224		290	19	45	4.0	8	5	2.0		
SUBWAY Roasted Chicken Breast, 6 In, White Bread	1	Item	231		320	23	46	3.0	9	5	2.0		
SUBWAY Roasted Chicken Noodle Soup	10	Fl Oz	310		90	6	12	1.0	2	2	0.5		
SUBWAY Savory Turkey Breast & Ham, 6 In, Wheat	1	Item	234		290	20	47	4.0	8	5	1.5		
SUBWAY Savory Turkey Breast Wrap	1	Serving	184		190	24	18	9.0	2	6	1.0		
SUBWAY Seafood Sensation Sandwich, 6 In, Wheat Bread	1	Item	250		450	16	51	5.0	8	22	6.0		
SUBWAY Vegetable Beef Soup	10	Fl Oz	310		100	5	17	3.0	5	2	0.5		

Trans (g)	Chol (mg)	Sodium (mg)	Potas (mg)	Calc (mg)	Magn (mg)	Iron (mg)	Zinc (mg)	Vit A (RAE)	Vit D (µg)	Vit E (mg α)	Thiam (mg)	Ribo (mg)	Niacin (mg)	Vit B6 (mg)	Folate (DFE)	Vit B12 (µg)	Vit C (mg)
	0	4	125	14	9	0.8	0.1	1		0.3	0.02	0.07	0.5	0.04	19	0.00	53
	0	3	221	24	16	1.1	0.2	3		0.4	0.03	0.06	0.7	0.04	25	0.00	61
	4	191	106	11	6	0.3	0.1	4		1.0	0.03	0.02	0.2	0.03	31	0.16	1
	9	82	99	21	15	0.9	0.3	49		0.3	0.11	0.08	0.9	0.05	28	0.04	3
	0	543	74	32	12	1.1	0.3	118		1.4	0.14	0.11	1.5	0.04	53	0.01	0
	65	59	310	14	38	0.8	0.5	224		0.5	0.07	0.08	8.6	0.20	14	2.13	0
	45	419	215	10	27	0.5	0.3	159		0.3	0.05	0.05	6.3	0.15	11	1.64	0
0.0	35	1070		150		6.3											14
0.5	90	1400		250		4.5											21
0.0	60	1100		60		2.7											0
0.0	15	150		0		1.1											0
0.0	55	1770		150		2.7											17
0.5	30	750		80		0.7											6
0.5	45	1030		100		5.4											21
0.0	35	880		60		3.6											30
0.0	35	1290		60		3.6											14
0.0	10	960		150		0.4											12
0.0	50	2040		60		5.4											18
0.0	10	770		20		0.4											6
0.0	25	1395		60		4.5											18
1.0	45	1610		200		7.2											36
0.0	3	910		40		0.7											0
	10	1400		80		0.7											0
0.0	15	170		20		1.1											0
0.0	45	1020		60		4.5											18
0.0	15	660		40		0.4											6
0.0	20	920		60		6.3											18
0.0	45	1000		60		2.7											14
0.0	20	1130		20		0.4											0
0.0	25	1230		60		4.5											18
0.0	20	1290		100		2.7											6
0.5	25	1150		150		4.5											18
0.0	10	1060		20		0.4											5

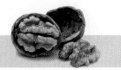

Nutrient Composition of Foods

Food Name	Qty	Measure	Wt (g)	H₂0 (g)	Energy (kcal)	Protein (g)	Carb (g)	Fiber (g)	Total Sugars (g)	Fat (g)	Sat (g)	Mono (g)	Poly (g)
SUBWAY VEGGIE DELITE Salad, No Dressing & Croutons	1	Item	322		60	3	12	4.0	5	1	0.0		
SUBWAY VEGGIE DELITE Sandwich, 6 In, Wheat Bread	1	Item	167		230	9	44	4.0	7	3	1.0		
Succotash w/ Cream Style Corn & Lima Beans, Canned	1/3	Cup	89	69	68	2	16	2.7		0	0.1	0.1	0.2
Sugar, Brown	1	Tsp	3	0	11	0	3	0.0	3	0	0.0	0.0	0.0
Sugar, Maple	1	Piece	28	2	99	0	25	0.0	24	0	0.0	0.0	0.0
Sugar, Powdered	1	Tsp	3	0	10	0	2	0.0	2	0	0.0	0.0	0.0
Sugar, White Granulated	1	Tsp	4	0	16	0	4	0.0	4	0	0.0	0.0	0.0
Sukiyaki	1	Cup	162	126	172	19	6	1.3	4	8	2.9	3.2	0.7
Surimi, Formed	3	Ounce	85	65	84	13	6	0.0	0	1	0.2	0.1	0.4
Sushi w/ Egg in Seaweed	6	Piece	156	117	190	9	20	0.3	5	8	2.2	3.2	1.5
Sushi w/ Vegetables and Fish	6	Piece	156	102	218	8	44	1.7	9	1	0.2	0.1	0.2
Sushi w/ Vegetables in Seaweed	6	Piece	156	110	183	3	41	0.8	7	0	0.1	0.1	0.1
Sushi, No Fish, No Vegetables	5	Piece	130	74	230	4	51	0.8	6	0	0.1	0.1	0.1
Sweetener, Saccharin	1	Serving	1	0	4	0	1	0.0	1	0	0.0	0.0	0.0
Sweetener, SPLENDA Granular	1	Tsp	0.5		0	0	1	0.0	0	0	0.0	0.0	0.0
Sweetener, SPLENDA No Calorie Packet	1	Item	1		0	0	1	0.0	1	0	0.0	0.0	0.0
Sweetener, SUGAR TWIN	1	Item	0.8		3	0	1	0.0	0	0	0.0	0.0	0.0
Sweetener, SUGAR TWIN Liquid	1/4	Tsp	1.3		0	0	0	0.0	0	0	0.0	0.0	0.0
Sweetener, SUGAR TWIN Spoonable Brown Sugar	1	Tsp	0.4		1	0	0	0.0	0	0	0.0	0.0	0.0
Sweetener, SUGAR TWIN	1	Tsp	0.4		1	0	0	0.0	0	0	0.0	0.0	0.0
Sweetener, SUNDROP	12	Fl Oz	360		200	0	50	0.0	50	1			
Sweetener, SWEET N LOW Sugar Substitute, Packet	1	Item	1	0	4	0	1	0.0	1	0	0.0	0.0	0.0
Sweetner, EQUAL Spoonful	1	Tsp	5		0	0	1	0.0	1	0	0.0		
Sweetner, EQUAL Sweetener, Packet Size	1	Item	1		0	0	1	0.0	0	0	0.0	0.0	0.0
Swiss Chard, Boiled, Drained	1	Cup	175	162	35	3	7	3.7	2	0	0.0	0.0	0.0
Swordfish, Broiled or Baked	3	Ounce	85	56	150	20	0	0.0	0	7	1.7	2.9	1.8
Swordfish, Cooked, Dry Heat	3	Ounce	85	58	132	22	0	0.0		4	1.2	1.7	1.0
Syrup, Chocolate	2	Tbsp	37.5	12	105	1	24	1.0	19	0	0.2	0.1	0.0
Syrup, Chocolate Fudge	2	Tbsp	38	8	133	2	24	1.1	13	3	1.5	1.5	0.1
Syrup, Corn, Light	2	Tbsp	22	5	62	0	17	0.0	6	0			
Syrup, Dark Corn Syrup	2	Tbsp	40	9	114	0	31	0.0	11	0	0.0	0.0	0.0
Syrup, Dietetic Syrup	1	Tbsp	15	8	6	0	7	0.5	0	0	0.0	0.0	0.0
Syrup, Grenadine	2	Tbsp	40	11	107	0	29	0.0		0	0.0	0.0	0.0
Syrup, Maple	1/4	Cup	80	26	209	0	54	0.0	48	0	0.0	0.1	0.1
Syrup, Reduced Calorie Pancake	1/4	Cup	60	33	98	0	27	0.0	9	0	0.0	0.0	0.0
Syrup, Sorghum	2	Tbsp	42	10	122	0	31	0.0	31	0	0.0	0.0	0.0
Syrup, Strawberry HERSHEY'S	2	Tbsp	40		100	0	26	0.0	26	0	0.0	0.0	0.0
Tabouli	1	Cup	160	124	198	3	16	3.7	2	15	2.0	10.9	1.6
TACO BELL 7-Layer Burrito	1	Item	283		530	18	66	10.0	6	21	8.0		
TACO BELL Bean Burrito	1	Item	198	109	404	16	55	7.7		14	4.8	5.9	1.7
TACO BELL Beef BURRITO SUPREME	1	Item	248		440	17	51	5.0	5	18	8.0		
TACO BELL Beef CHALUPA SUPREME	1	Item	153		390	14	31	1.0	4	24	10.0		
TACO BELL Beef GORDITA SUPREME	1	Item	153		310	14	30	2.0	7	16	7.0		
TACO BELL Beef Soft Taco	1	Item	99		210	10	21	0.5	2	10	4.0		
TACO BELL Beef SOFT TACO SUPREME	1	Item	134		260	11	23	1.0	3	14	7.0		

Trans (g)	Chol (mg)	Sodium (mg)	Potas (mg)	Calc (mg)	Magn (mg)	Iron (mg)	Zinc (mg)	Vit A (RAE)	Vit D (µg)	Vit E (mg α)	Thiam (mg)	Ribo (mg)	Niacin (mg)	Vit B6 (mg)	Folate (DFE)	Vit B12 (µg)	Vit C (mg)
0.0	0	90		60		1.8											30
0.0	0	520		60		4.5											18
	0	217	162	10	1	0.5	0.4	6			0.02	0.06	0.5	0.11	39	0.00	6
0.0	0	1	10	3	1	0.1	0.0	0	0	0.0	0.00	0.00	0.0	0.00	0	0.00	0
	0	3	77	25	5	0.5	1.7	0		0.0	0.00	0.00	0.0	0.00	0	0.00	0
	0	0	0	0	0	0.0	0.0	0	0	0.0	0.00	0.00	0.0	0.00	0	0.00	0
0.0	0	0	0	0	0	0.0	0.0	0		0.0	0.00	0.00	0.0	0.00	0	0.00	0
	149	663	457	63	47	3.2	3.6	173		0.9	0.13	0.40	3.1	0.36	62	1.62	4
	26	122	95	8	37	0.2	0.3	17		0.5	0.02	0.02	0.2	0.03	2	1.36	0
	214	463	136	45	19	1.8	1.0	106		0.7	0.13	0.28	1.4	0.14	83	0.67	2
	11	340	203	23	25	2.2	0.8	45		0.2	0.27	0.07	2.8	0.15	122	0.31	4
	0	153	97	20	19	1.5	0.7	25		0.1	0.20	0.04	1.9	0.13	119	0.00	2
	0	124	70	18	17	2.4	0.6	0	0	0.1	0.26	0.03	2.4	0.09	155	0.00	0
0.0	0	4	0	0	0	0.0	0.0	0		0.0	0.00	0.00	0.0	0.00	0	0.00	0
0.0	0	0		0		0.0			0		0.00	0.00	0.0			0.00	0
0.0	0	0		0		0.0		0									0
0.0	0	0	0	0		0.0		0									0
0.0	0	0	0	0		0.0		0								0.00	0
0.0	0	0	0	0		0.0		0									0
0.0	0	0	0	0		0.0		0									0
	0	30	7	0		0.0		0	0							0.00	0
0.0	0	0		0	0	0.0	0.0	0	0	0.0	0.00	0.00	0.0	0.00		0.00	0
0.0	0	0		0		0.0											0
0.0	0	0	0	0	0	0.0	0.0	0	0	0.0	0.00	0.00	0.0	0.00		0.00	0
	0	313	961	102	151	4.0	0.6	536		3.3	0.06	0.15	0.6	0.15	16	0.00	32
	40	420	300	4	28	0.8	1.2	64		0.7	0.04	0.10	9.4	0.31	3	1.62	3
	43	98	314	5	29	0.9	1.3	35			0.04	0.10	10.0	0.32	2	1.72	1
	0	27	84	5	24	0.8	0.3	0		0.0	0.00	0.02	0.1	0.00	2	0.00	0
	1	131	171	38	24	0.6	0.3	2		0.9	0.03	0.11	0.1	0.03	2	0.11	0
	0	14	0	3	0	0.0	0.4	0		0.0	0.43	0.00	0.0	0.00	0	0.00	0
0.0	0	62	18	7	3	0.1	0.0	0		0.0	0.00	0.00	0.0	0.00	0	0.00	0
0.0	0	3	0	0	0	0.0	0.0	0		0.0	0.00	0.00	0.0	0.00	0	0.00	0
	0	19	12	3	1		0.0				0.00	0.01	0.0	0.00		0.00	1
	0	7	163	54	11	1.0	3.3	0		0.0	0.00	0.01	0.0	0.00	0	0.00	0
0.0	0	120	2	1	0	0.0	0.0	0		0.0	0.01	0.01	0.0	0.00	0	0.00	0
0.0	0	3	420	63	42	1.6	0.2	0		0.0	0.04	0.07	0.0	0.28	0	0.00	0
0.0	0	10	0	0		0.0		0	0								0
	0	797	250	30	35	1.2	0.5	54		2.4	0.07	0.04	1.1	0.11	30	0.00	26
3.0	25	1350		300		3.6											5
	18	1216	533	232	61	4.6	1.7	6		1.0	0.40	0.30	3.4	0.24	135	0.00	
2.0	40	1330		200		2.7		351									9
3.0	35	600		150		1.4											4
0.5	35	600		150		2.7											4
1.0	25	620		100		1.4		44									0
1.0	35	640		150		1.4		73									4

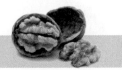

Nutrient Composition of Foods

Food Name	Qty	Measure	Wt (g)	H₂0 (g)	Energy (kcal)	Protein (g)	Carb (g)	Fiber (g)	Total Sugars (g)	Fat (g)	Sat (g)	Mono (g)	Poly (g)
TACO BELL BURRITO SUPREME w/ Beef	1	Item	248	150	469	20	52	7.9		20	7.6	8.1	2.0
TACO BELL BURRITO SUPREME w/ Chicken	1	Item	248	151	444	24	51	6.0		16	5.8	6.3	2.0
TACO BELL Cheese Quesadilla	1	Item	142		490	19	39	3.0	4	28	13.0		
TACO BELL Chicken BURRITO SUPREME	1	Item	248		410	21	50	5.0	5	14	6.0		
TACO BELL Chicken CHALUPA BAJA	1	Serving	153		400	17	30	2.0	4	24	6.0		
TACO BELL Chicken CHALUPA SUPREME	1	Item	153		370	17	30	1.0	4	20	8.0		
TACO BELL Chicken Quesadilla	1	Item	184		540	28	40	3.0	4	30	13.0		
TACO BELL Chili Cheese Burrito	1	Item	156		390	16	40	3.0	3	18	9.0		
TACO BELL Cinnamon Twists	1	Serving	35		160	1	28	0.0	13	5	1.0		
TACO BELL DOUBLE DECKER Taco	1	Item	156		340	14	39	5.0	2	14	5.0		
TACO BELL DOUBLE DECKER TACO SUPREME	1	Item	191		380	15	41	5.0	4	18	8.0		
TACO BELL Green Sauce	1	Serving	28		10	0	2	1.0	1	0	0.0	0.0	0.0
TACO BELL Grilled Chicken Soft Taco	1	Item	99		190	14	19	1.0	2	6	2.5		
TACO BELL Grilled Steak Soft Taco	1	Item	127		280	12	21	1.0	3	17	4.5		
TACO BELL Mexican Pizza	1	Serving	216		550	21	47	5.0	3	31	11.0		
TACO BELL Mexican Rice	1	Serving	131		210	6	23	3.0	1	10	4.0		
TACO BELL MEXIMELT	1	Serving	128		290	15	23	2.0	2	16	8.0		
TACO BELL Nacho Cheese Sauce	1	Serving	28		50	1	3	0.0	1	4	1.0		
TACO BELL Nachos	1	Serving	99		320	5	33	2.0	3	19	4.5		
TACO BELL Pintos 'N Cheese	1	Serving	128		180	10	20	6.0	1	7	3.5		
TACO BELL Red Sauce	1	Serving	28		10	0	2	1.0	0	0	0.0	0.0	0.0
TACO BELL Soft Taco w/ Steak	1	Item	127	72	286	15	22	2.0		15	4.3	5.0	4.4
TACO BELL Steak BURRITO SUPREME	1	Item	248		420	19	50	6.0	5	16	7.0		
TACO BELL Steak CHALUPA SUPREME	1	Item	153		370	15	29	2.0	4	22	8.0		
TACO BELL Taco Salad	1	Item	533	359	906	36	80	16.0		49	15.9	21.2	4.0
TACO TIME MEXI-FRIES, Small	1	Serving	113		266	3	27			17			
TACO TIME TOSTADA DELIGHT Salad w/ Meat	1	Item	276		628	36	48	13.0		33	14.0	82	1004
TACO TIME Veggie Burrito	1	Item	312		491	21	70	10.0		16	6.0		
Taco, Prepared	1	Item	171	100	369	21	27	4.9		21	11.4	6.6	1.0
Taffy	3	Piece	45	2	169	0	41	0.0	30	1	0.9	0.4	0.1
Tamales	3	Ounce	85	58	130	5	15	2.6	1	5	2.0	2.3	0.6
Tamarind	1	Cup	120	38	287	3	75	6.1	69	1	0.3	0.2	0.1
Tangelo	1	Item	95	82	45	1	11	2.3	9	0	0.0	0.0	0.0
Tangerine	2	Item	168	143	89	1	22	3.0	18	1	0.1	0.1	0.1
Tannier Fritters, Puerto Rican	3	Item	60	32	142	5	16	2.4	0	7	1.9	2.2	2.2
Tannier, Cooked	1	Cup	190	112	291	4	69	10.6	1	1	0.1	0.1	0.2
Tapioca, Pearl, Dry	1	Tbsp	9.5	1	34	0	8	0.1	0	0	0.0	0.0	0.0
Taro Leaves, Steamed	1/2	Cup	72.5	67	17	2	3	1.5		0	0.1	0.0	0.1
Taro Root, Cooked	1	Cup	132	84	187	1	46	6.7	1	0	0.0	0.0	0.1
Taro, Cooked w/ Salt	1/2	Cup	66	42	94	0	23	3.4	0	0	0.0	0.0	0.0
TASTEE-FREEZ Banana Split	1	Item	499		780	11	141	8.0	116	23	11.0		
TASTEE-FREEZ Caramel Old Fashion Sundae	1	Item	223		370	5	60	1.0	50	12	8.0		

Trans (g)	Chol (mg)	Sodium (mg)	Potas (mg)	Calc (mg)	Magn (mg)	Iron (mg)	Zinc (mg)	Vit A (RAE)	Vit D (µg)	Vit E (mg α)	Thiam (mg)	Ribo (mg)	Niacin (mg)	Vit B6 (mg)	Folate (DFE)	Vit B12 (µg)	Vit C (mg)
	40	1424	608	231	62	5.6	2.6	10		1.1	0.38	0.37	4.3	0.26	169	1.24	
	52	1399	655	233	69	3.9	1.6	10		1.0	0.43	0.42	9.7	0.31	159	0.82	
2.0	55	1150		500		1.4											0
2.0	45	1270		200		2.7											9
3.0	40	690		100		1.1											4
3.0	45	530		100		1.1											5
2.0	80	1380		500		1.8											2
1.5	40	1080		300		1.8											0
1.5	0	150		0		0.4		0									0
1.5	25	810		150		1.8		44									1
2.0	40	820		150		1.8		74									4
0.0	0	150		0		0.0			0								1
	30	550		100		1.1		15									1
1.0	30	650		100		1.4		29									4
5.0	45	1040		350		3.6											5
1.5	15	740		100		1.8											5
1.0	45	880		250		1.4											2
	0	220		20		0.0											0
5.0	3	530		80		0.7		0									0
1.0	15	700		150		1.1											4
0.0	0	240		0		0.0											4
	39	700	232	149	27	2.8	2.7	1		0.5	0.39	0.25	3.8	0.11	66	1.22	
2.0	35	1260		200		2.7		789									9
3.0	35	520		100		1.4											4
	101	1935	1221	506	144	9.4	6.2	16		2.9	0.80	0.57	8.0	0.55	288	2.13	
		799							0								
	82	1004															
	24	643															
	56	802	474	221	70	2.4	3.9	108			0.15	0.44	3.2	0.24	99	1.04	2
	4	40	2	1	0	0.0	0.0				0.00	0.01	0.0	0.00		0.01	0
	14	363	111	25	19	1.0	1.3	0		0.0	0.04	0.07	1.4	0.12		0.46	1
	0	34	754	89	110	3.4	0.1	2		0.1	0.51	0.18	2.3	0.08	17	0.00	4
	0	0	172	38	10	0.1	0.1	10	0	0.2	0.09	0.04	0.3	0.06	29	0.00	51
	0	3	279	62	20	0.3	0.1	57		0.3	0.10	0.06	0.6	0.13	27	0.00	45
	46	118	366	101	23	0.6	0.5	23		2.0	0.06	0.09	0.3	0.17	13	0.19	2
	0	954	1378	106	82	1.4	0.6	10		6.2	0.21	0.07	1.4	0.65	36	0.00	8
	0	0	1	2	0	0.2	0.0	0		0.0	0.00	0.00	0.0	0.00	0	0.00	0
	0	1	334	62	15	0.9	0.2	154			0.10	0.28	0.9	0.05	35	0.00	26
	0	20	639	24	40	1.0	0.4	5		3.9	0.14	0.04	0.7	0.44	25	0.00	7
	0	166	319	12	20	0.5	0.2	3		1.9	0.07	0.02	0.3	0.22	13	0.00	3
	65	300		300		2.0											16
	55	220		250		0.0											0

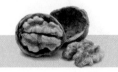

Nutrient Composition of Foods

Food Name	Qty	Measure	Wt (g)	H₂O (g)	Energy (kcal)	Protein (g)	Carb (g)	Fiber (g)	Total Sugars (g)	Fat (g)	Sat (g)	Mono (g)	Poly (g)
TASTEE-FREEZ Chocolate Dipped Ice Cream Cone	1	Item	177		420	5	45	2.0	33	26	22.0		
TASTEE-FREEZ Chocolate Milkshake	12	Fl Oz	397		580	10	97	3.0	81	20	12.0		
TASTEE-FREEZ Chocolate Old Fashion Sundae	1	Item	223		360	5	58	2.0	47	12	8.0		
TASTEE-FREEZ FREEZEE, M&M	1	Item	364		600	11	92	2.0	75	24	14.0		
TASTEE-FREEZ FREEZEE, Oreo	1	Item	364		590	10	92	3.0	70	23	11.0		
TASTEE-FREEZ Ice Cream Cone, Plain	1	Item	149		230	4	36	1.0	26	8	4.0		
Tea, Herbal, Prepared	8	Fl Oz	236.8	236	2	0	0	0.0	0	0	0.0	0.0	0.0
Tea, Prepared	8	Fl Oz	237	236	2	0	1	0.0	0	0	0.0	0.0	0.0
Tempeh	1/2	Cup	83	50	160	15	8			9	1.8	2.5	3.2
Teriyaki Chicken, UNCLE BEN'S RICE BOWL	1	Item	340		400	20	66	3.0	16	4	0.5		
Tetrazzini, Chicken or Turkey	1	Cup	246	177	369	19	28	1.7	2	19	6.8	6.0	5.1
Tilapia, Cooked, Dry Heat	3	Ounce	85	61	109	22	0	0.0	0	2	0.8	0.8	0.5
Tilefish, Cooked, Dry Heat	3	Ounce	85	60	125	21	0	0.0		4	0.7	1.1	1.1
Tofu (Okara)	3	Ounce	85	69	65	3	11		0	1	0.2	0.3	0.6
Tofu, Fried	3	Ounce	85	43	230	15	9	3.3	2	17	2.5	3.8	9.7
Tomato Puree, Canned	1/4	Cup	62.5	55	24	1	6	1.2	3	0	0.0	0.0	0.0
Tomato, Cherry, Fresh	5	Each	85	80	15	1	3	1.0	2	0	0.0	0.0	0.1
Tomato, Crushed, Canned	2	Ounce	56.7	51	18	1	4	1.1	1	0	0.0	0.0	0.1
Tomato, Green	1/2	Cup	90	84	21	1	5	1.0	4	0	0.0	0.0	0.1
Tomato, Red, Stewed, Canned	1	Cup	255	233	66	2	16	2.6	11	0	0.1	0.1	0.2
Tomato, Sun Dried	1/2	Cup	27	4	70	4	15	3.3	10	1	0.1	0.1	0.3
Tomato, Sun Dried in Oil, Drained	1/4	Cup	27.5	15	59	1	6	1.6		4	0.5	2.4	0.6
Tomato, Yellow	2/3	Cup	92.7	88	14	1	3	0.6		0	0.0	0.0	0.1
Topping, COOL WHIP Lite	2	Tbsp	9		20	0	2	0.0	1	1	1.0	0.0	0.0
Topping, COOL WHIP Whipped	2	Tbsp	9		25	0	2	0.0	1	2	1.5	0.0	0.0
Topping, Dessert, Pressurized	2	Tbsp	8	5	21	0	1	0.0	1	2	1.5	0.2	0.0
Topping, Nuts in Syrup	2	Tbsp	41	6	184	2	24	0.9	15	9	0.8	2.0	5.6
Topping, Pineapple	2	Tbsp	42	14	106	0	28	0.2	9	0	0.0	0.0	0.0
Topping, REDDI WHIP Fat Free	100	Gram	100	66	149	3	25	0.4	16	5	2.9	1.3	0.3
Topping, Strawberry	2	Tbsp	42	14	107	0	28	0.3	11	0	0.0	0.0	0.0
Tortilla, Flour	1	Item	32	10	100	3	16	1.0	1	2	0.6	1.2	0.5
Tortillas, Corn	2	Item	52	24	113	3	23	3.3	0	1	0.2	0.4	0.7
Tostada w/ Guacamole	1	Item	131	95	181	6	16	5.5		12	5.0	4.3	1.5
Tostada, Beef & Bean	1	Piece	225	158	333	16	30	12.0		17	11.5	3.5	0.6
Trail Mix	1/4	Cup	37.5	3	173	5	17	2.0		11	2.1	4.7	3.6
Trout, Cooked, Dry Heat	3	Ounce	85	54	162	23	0	0.0		7	1.3	3.5	1.6
Trout, Rainbow, Cooked	3	Ounce	85	57	144	21	0	0.0		6	1.8	1.8	2.0
Trout, Sea, Cooked, Dry Heat	3	Ounce	85	61	113	18	0	0.0		4	1.1	1.0	0.8
Tuna Noodle Casserole	1	Cup	224	146	379	25	33	2.2	4	16	3.7	5.3	5.8
Tuna Salad	1/2	Cup	102.5	65	192	16	10			9	1.6	3.0	4.2
Tuna, Bluefin, Cooked, Dry Heat	3	Ounce	85	50	156	25	0	0.0		5	1.4	1.7	1.6
Tuna, Light, Canned in Oil	3	Ounce	85	51	168	25	0	0.0	0	7	1.3	2.5	2.5
Tuna, Light, Canned in Water	3	Ounce	85	63	99	22	0	0.0	0	1	0.2	0.1	0.3
Tuna, Skipjack, Raw	4	Ounce	113.3	80	117	25	0	0.0		1	0.4	0.2	0.4
Tuna, Yellowfin, Cooked	3	Ounce	85	53	118	25	0	0.0		1	0.3	0.2	0.3
Turkey Breast, Meat and Skin, Roasted	3	Ounce	85	54	161	24	0	0.0		6	1.8	2.1	1.5
Turkey Giblets, Simmered	3	Ounce	85	56	169	18	1	0.0	0	10	3.3	4.2	1.1
Turkey Ham, Extra Lean Sliced	1	Piece	20	14	24	4	0	0.0	0	1	0.3	0.2	0.2

Trans (g)	Chol (mg)	Sodium (mg)	Potas (mg)	Calc (mg)	Magn (mg)	Iron (mg)	Zinc (mg)	Vit A (RAE)	Vit D (µg)	Vit E (mg α)	Thiam (mg)	Ribo (mg)	Niacin (mg)	Vit B6 (mg)	Folate (DFE)	Vit B12 (µg)	Vit C (mg)
	40	180		190		1.0											0
	100	420		490		0.0											0
	55	220		250		0.0											0
	100	360		450		0.0											0
	90	350		450		1.0											0
	40	160		190		0.0											0
0.0	0	2	21	5	2	0.2	0.1	0		0.0	0.02	0.01	0.0	0.00	2	0.00	0
0.0	0	7	88	0	7	0.0	0.0	0		0.0	0.00	0.03	0.0	0.00	12	0.00	0
	0	7	342	92	67	2.2	0.9	0			0.06	0.30	2.2	0.18	20	0.07	0
	25	1450		60		1.1											18
	49	694	197	143	32	2.1	2.0	103		1.1	0.18	0.26	4.9	0.21	93	0.30	6
	48	48	323	12	29	0.6	0.3	0		0.7	0.08	0.06	4.0	0.11	5	1.58	0
	54	50	435	22	28	0.3	0.5	18			0.12	0.16	3.0	0.26	14	2.13	0
	0	8	181	68	22	1.1	0.5	0			0.02	0.02	0.1	0.10	22	0.00	0
	0	14	124	316	51	4.1	1.7	1		0.0	0.14	0.04	0.1	0.08	23	0.00	0
	0	249	274	11	14	1.1	0.2	16		1.2	0.02	0.05	0.9	0.08	7	0.00	7
	0	4	201	9	9	0.2	0.1	36	0	0.5	0.03	0.02	0.5	0.07	13	0.00	11
	0	75	166	19	11	0.7	0.2	20			0.04	0.03	0.7	0.09	7	0.00	5
	0	12	184	12	9	0.5	0.1	29		0.3	0.05	0.04	0.5	0.07	8	0.00	21
	0	564	528	87	31	3.4	0.4	23		2.1	0.12	0.09	1.8	0.04	13	0.00	20
	0	566	925	30	52	2.5	0.5	12		0.0	0.14	0.13	2.4	0.09	18	0.00	11
	0	73	430	13	22	0.7	0.2	18			0.05	0.11	1.0	0.09	6	0.00	28
	0	21	239	10	11	0.5	0.3	0			0.04	0.04	1.1	0.05	28	0.00	8
	0	0	0	0	0	0.0	0.0	0	0		0.00	0.00	0.0	0.00		0.00	0
0.0	0	0	0	0		0.0		0									0
	0	5	2	0	0	0.0	0.0	0		0.1	0.00	0.00	0.0	0.00	0	0.00	0
	0	17	62	14	22	0.4	0.4			0.1	0.07	0.05	0.2	0.07	11	0.00	0
	0	18	18	3	3	0.1	0.0	0		0.0	0.02	0.01	0.0	0.01	1	0.00	1
	16	72	108	108	8	0.0	0.3	49		0.1	0.15	0.62	0.4	0.12	17	1.48	0
	0	9	21	3	2	0.1	0.0	0		0.0	0.00	0.01	0.1	0.01	3	0.00	6
	0	204	50	41	7	1.1	0.2	0		0.1	0.17	0.09	1.1	0.02	54	0.00	0
	0	23	97	42	37	0.6	0.7			0.1	0.05	0.03	0.8	0.11	3	0.00	0
	20	401	326	212	37	0.8	2.0	105			0.07	0.29	1.0	0.13	59	0.50	2
	74	871	491	189	68	2.5	3.2	101			0.09	0.50	2.9	0.25	86	1.13	4
	0	86	257	29	59	1.1	1.2	0			0.17	0.07	1.8	0.11	27	0.00	1
	63	57	394	47	24	1.6	0.7	16			0.36	0.36	4.9	0.20	13	6.37	0
	58	36	375	73	27	0.3	0.4	73			0.20	0.07	7.5	0.34	20	4.23	3
	90	63	372	19	34	0.3	0.5	30			0.06	0.18	2.5	0.39	5	2.94	0
	34	750	249	83	43	2.8	1.6	101		1.5	0.30	0.27	9.3	0.13	81	1.46	4
	13	412	182	17	19	1.0	0.6	25			0.03	0.07	6.9	0.08	8	1.23	2
	42	43	275	9	54	1.1	0.7	644			0.24	0.26	9.0	0.45	2	9.25	0
	15	301	176	11	26	1.2	0.8	20	5	0.7	0.03	0.10	10.5	0.09	4	1.87	0
	26	287	202	9	23	1.3	0.7	14		0.3	0.03	0.06	11.3	0.30	3	2.54	0
	53	42	461	33	39	1.4	0.9	18			0.04	0.11	17.5	0.96	10	2.15	1
	49	40	484	18	54	0.8	0.6	17			0.43	0.05	10.2	0.88	2	0.51	1
	63	54	245	18	23	1.2	1.7	0			0.05	0.11	5.4	0.41	5	0.31	0
0.0	246	54	230	5	15	6.6	2.7	9132		0.1	0.02	1.28	6.0	0.49	285	28.28	12
	13	208	60	1	4	0.3	0.5	0		0.1	0.01	0.05	0.7	0.05	1	0.05	0

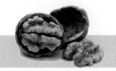

Nutrient Composition of Foods

Food Name	Qty	Measure	Wt (g)	H₂0 (g)	Energy (kcal)	Protein (g)	Carb (g)	Fiber (g)	Total Sugars (g)	Fat (g)	Sat (g)	Mono (g)	Poly (g)
Turkey Leg, Meat and Skin, Roasted	3	Ounce	85	52	177	24	0	0.0	0	8	2.6	2.4	2.3
Turkey Loaf, Breast Meat	1	Slice	28	21	29	5	1	0.1	1	0	0.1	0.2	0.1
Turkey Roll, Light and Dark Meat	2	Slice	56.7	40	84	10	1	0.0	0	4	1.2	1.3	1.0
Turkey Roll, Light Meat	2	Slice	56.7	41	83	11	0	0.0	0	4	1.1	1.4	1.0
Turkey Wing, Meat & Skin, Roasted	3	Ounce	85	51	195	23	0	0.0	0	11	2.9	4.0	2.5
Turkey, Dark Meat, Meat & Skin, Roasted	3	Ounce	85	51	188	23	0	0.0	0	10	3.0	3.1	2.6
Turkey, Ground, Cooked	3	Ounce	85	51	200	23	0	0.0	0	11	2.9	4.2	2.7
Turkey, Light Meat, Meat & Skin, Roasted	3	Ounce	85	53	168	24	0	0.0	0	7	2.0	2.4	1.7
Turkey, Light Meat, Meat Only, Roasted	3	Ounce	85	56	134	25	0	0.0	0	3	0.9	0.5	0.7
Turkey, Meat Only, Roasted	3	Ounce	85	55	145	25	0	0.0	0	4	1.4	0.9	1.2
Turkey, Young Hen, Dark Meat, Roasted	3	Ounce	85	53	163	24	0	0.0	0	7	2.2	1.5	2.0
Turnip Greens, Boiled w/ Salt	1	Cup	144	134	29	2	6	5.0	1	0	0.1	0.0	0.1
Turnips, Boiled w/ Salt, Drained	1/2	Cup	78	73	17	1	4	1.6	2	0	0.0	0.0	0.0
Turnover or Dumpling, Apple	1	Item	82	28	285	3	36	1.1	13	15	2.9	6.5	4.6
Turnover or Dumpling, Lemon	1	Item	78	33	235	3	29	0.6	11	12	2.6	5.4	3.6
Veal Loin, Roasted	3	Ounce	85	52	185	21	0	0.0	0	10	4.5	4.1	0.7
Veal Parmigiana	1	Serving	182	114	362	27	15	1.5	3	21	8.0	7.2	3.9
Veal Shank, Lean, Braised	3	Ounce	85	54	151	27	0	0.0		4	1.0	1.3	0.4
Veal Sirloin, Lean, Roasted	3	Ounce	85	56	143	22	0	0.0		5	2.0	1.9	0.4
Veal, Ground, Broiled	3	Ounce	85	57	146	21	0	0.0	0	6	2.6	2.4	0.5
VITAMINWATER Essential	12	fl oz	355	335	80	0	20	0	19	0	0	0	0
Vegetables, Mixed, Canned	1/2	Cup	122.5	111	44	2	9	4.7		0	0.1	0.0	0.1
Vegetables, Mixed, Frozen	1/2	Cup	72	59	46	2	10	2.9		0	0.1	0.0	0.2
Waffle, Buttermilk, Frozen	2	Item	66	20	206	5	33	1.6	3	6	1.1	3.2	1.5
Waffle, Multi-Bran, Frozen	2	Item	80	34	217	6	29	2.2	3	9	1.4	3.8	3.5
Waffles, KELLOGG'S EGGO Apple Cinnamon	2	Item	70		190	4	30	1.0	6	6	1.5	4.5	1.0
Waffles, QUAKER OATS AUNT JEMIMA Original, Frozen	1	Serving	72	28	197	5	30			6	1.6		
Water Chestnuts, Sliced	2	Tbsp	22		11	0	3	1.1	0	0	0.0	0	3
Water Chestnuts, Whole	2	Item	19		10	0	2	0.9	0	0	0.0	0.0	0.0
Water, Tonic	8	Fl Oz	244	222	83	0	21	0.0	21	0	0.0	0.0	0.0
Watercress	1	Cup	34	32	4	1	0	0.2	0	0	0.0	0.0	0.0
Watermelon	1 3/4	Cup	266	243	80	2	20	1.1	16	0	0.0	0.1	0.1
WEIGHT WATCHERS Chicken Fettuccini Entree	1	Item	283		300	21	39	4.0	4	8	2.0		
WEIGHT WATCHERS Roast Beef w/ Gravy Meal	1	Item	255		220	13	19	3.0	14	7	2.5	25	830
WEIGHT WATCHERS Stuffed Turkey Breast	1	Item	283		270	13	37	5.0	14	7	2.0		
WEIGHT WATCHERS SMART ONES Brownie A La Mode	1	Item	89		190	5	33	2.0	15	4	1.5		
WEIGHT WATCHERS SMART ONES Chocolate Eclair	1	Item	59		150	2	25	1.0	13	4	1.0		
WEIGHT WATCHERS Chocolate Sundae Cone	1	Item	79		130	4	29	4.0	12	3	1.5	3	90
WEIGHT WATCHERS Deluxe Combo Pizza	1	Item	186		380	19	40	2.0	6	9	4.0		
WEIGHT WATCHERS Fudge Brownie Parfait	1	Item	109		260	5	43	1.0	23	3	1.5		

Trans (g)	Chol (mg)	Sodium (mg)	Potas (mg)	Calc (mg)	Magn (mg)	Iron (mg)	Zinc (mg)	Vit A (RAE)	Vit D (μg)	Vit E (mg α)	Thiam (mg)	Ribo (mg)	Niacin (mg)	Vit B6 (mg)	Folate (DFE)	Vit B12 (μg)	Vit C (mg)
	72	65	238	27	20	2.0	3.6	0		0.5	0.05	0.20	3.0	0.28	8	0.31	0
0.0	12	284	85	2	6	0.4	0.4	3		0.0	0.04	0.09	0.0	0.04	1	0.03	2
	31	332	153	18	10	0.8	1.1	0		0.2	0.05	0.16	2.7	0.15	3	0.13	0
	24	277	142	23	9	0.7	0.9	0		0.1	0.05	0.13	4.0	0.18	2	0.14	0
	69	52	226	20	21	1.2	1.8	0		0.1	0.04	0.11	4.9	0.36	5	0.29	0
	76	65	233	28	20	1.9	3.5	0		0.5	0.05	0.20	3.0	0.27	8	0.31	0
	87	91	230	21	20	1.6	2.4	0		0.3	0.05	0.14	4.1	0.33	6	0.28	0
	65	54	242	18	22	1.2	1.7	0		0.1	0.05	0.11	5.3	0.40	5	0.30	0
	59	54	259	16	24	1.1	1.7	0		0.1	0.05	0.11	5.8	0.46	5	0.31	0
	65	60	253	21	22	1.5	2.6	0		0.3	0.05	0.15	4.6	0.39	6	0.31	0
	68	64	248	26	21	2.0	3.7	0			0.05	0.20	3.2	0.29	8	0.31	0
	0	382	292	197	32	1.2	0.2	549		2.7	0.06	0.10	0.6	0.26	170	0.00	39
	0	223	105	17	6	0.2	0.2	0		0.0	0.02	0.02	0.2	0.05	7	0.00	9
	0	265	51	6	7	1.3	0.2	3		0.2	0.17	0.13	1.5	0.02	53	0.00	1
	45	220	32	9	5	1.1	0.2	23		0.3	0.13	0.11	1.1	0.02	46	0.06	2
	88	79	276	16	21	0.7	2.6	0		0.4	0.04	0.24	7.5	0.29	13	1.05	0
	146	790	515	187	42	2.3	3.2	69		2.2	0.17	0.43	8.5	0.40	38	1.18	4
	107	80	263	29	21	1.1	5.8	0			0.04	0.26	8.2	0.23	14	1.39	
	88	72	310	12	23	0.8	3.0	0		0.4	0.05	0.31	7.9	0.29	14	1.27	0
	88	71	287	14	20	0.8	3.3	0		0.1	0.06	0.23	6.8	0.33	9	1.08	0
0	0	0	105	60	0	0			0	0	0	0	12	1.2		3.6	108
	0	274	169	26	18	0.8	0.6	311			0.04	0.05	0.6	0.09	22	0.00	5
	0	34	153	18	17	0.7	0.3	183			0.09	0.06	0.9	0.07	21	0.00	7
	10	482	95	203	16	4.6	0.3	263		0.6	0.35	0.46	5.9	0.69	79	1.91	0
	0	346	144	87	34	2.5	0.7			0.8	0.24	0.25	2.4	0.12	84	0.02	0
	15	370	55	100		3.6					0.30	0.34	4.0	0.40		1.20	0
	12	563				5.2		0									
	0	3		1		0.1		0	0							0.00	0
	0	2		1		0.1		0	0							0.00	0
0.0	0	29	0	2	0	0.0	0.2	0		0.0	0.00	0.00	0.0	0.00	0	0.00	0
	0	14	112	41	7	0.1	0.0	80		0.3	0.03	0.04	0.1	0.04	3	0.00	15
	0	3	298	19	27	0.6	0.3	74		0.1	0.09	0.06	0.5	0.12	8	0.00	22
	70	630	240	200		1.8											2
	25	830		40		1.8											5
	30	720	568	80		1.8											6
	30	190	230	100		1.1											0
	30	170	65	40		0.0		0									0
	3	90		100		0.0											0
	20	850	370	150		3.6											6
	10	200		150		0.7											0

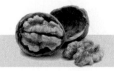

Nutrient Composition of Foods

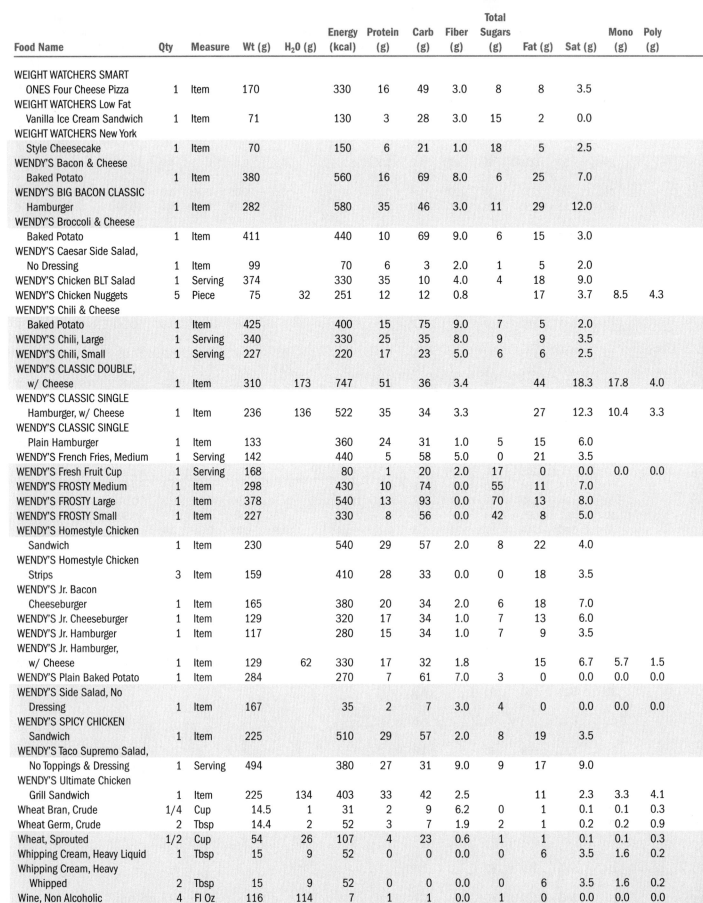

Food Name	Qty	Measure	Wt (g)	H₂0 (g)	Energy (kcal)	Protein (g)	Carb (g)	Fiber (g)	Total Sugars (g)	Fat (g)	Sat (g)	Mono (g)	Poly (g)
WEIGHT WATCHERS SMART ONES Four Cheese Pizza	1	Item	170		330	16	49	3.0	8	8	3.5		
WEIGHT WATCHERS Low Fat Vanilla Ice Cream Sandwich	1	Item	71		130	3	28	3.0	15	2	0.0		
WEIGHT WATCHERS New York Style Cheesecake	1	Item	70		150	6	21	1.0	18	5	2.5		
WENDY'S Bacon & Cheese Baked Potato	1	Item	380		560	16	69	8.0	6	25	7.0		
WENDY'S BIG BACON CLASSIC Hamburger	1	Item	282		580	35	46	3.0	11	29	12.0		
WENDY'S Broccoli & Cheese Baked Potato	1	Item	411		440	10	69	9.0	6	15	3.0		
WENDY'S Caesar Side Salad, No Dressing	1	Item	99		70	6	3	2.0	1	5	2.0		
WENDY'S Chicken BLT Salad	1	Serving	374		330	35	10	4.0	4	18	9.0		
WENDY'S Chicken Nuggets	5	Piece	75	32	251	12	12	0.8		17	3.7	8.5	4.3
WENDY'S Chili & Cheese Baked Potato	1	Item	425		400	15	75	9.0	7	5	2.0		
WENDY'S Chili, Large	1	Serving	340		330	25	35	8.0	9	9	3.5		
WENDY'S Chili, Small	1	Serving	227		220	17	23	5.0	6	6	2.5		
WENDY'S CLASSIC DOUBLE, w/ Cheese	1	Item	310	173	747	51	36	3.4		44	18.3	17.8	4.0
WENDY'S CLASSIC SINGLE Hamburger, w/ Cheese	1	Item	236	136	522	35	34	3.3		27	12.3	10.4	3.3
WENDY'S CLASSIC SINGLE Plain Hamburger	1	Item	133		360	24	31	1.0	5	15	6.0		
WENDY'S French Fries, Medium	1	Serving	142		440	5	58	5.0	0	21	3.5		
WENDY'S Fresh Fruit Cup	1	Serving	168		80	1	20	2.0	17	0	0.0	0.0	0.0
WENDY'S FROSTY Medium	1	Item	298		430	10	74	0.0	55	11	7.0		
WENDY'S FROSTY Large	1	Item	378		540	13	93	0.0	70	13	8.0		
WENDY'S FROSTY Small	1	Item	227		330	8	56	0.0	42	8	5.0		
WENDY'S Homestyle Chicken Sandwich	1	Item	230		540	29	57	2.0	8	22	4.0		
WENDY'S Homestyle Chicken Strips	3	Item	159		410	28	33	0.0	0	18	3.5		
WENDY'S Jr. Bacon Cheeseburger	1	Item	165		380	20	34	2.0	6	18	7.0		
WENDY'S Jr. Cheeseburger	1	Item	129		320	17	34	1.0	7	13	6.0		
WENDY'S Jr. Hamburger	1	Item	117		280	15	34	1.0	7	9	3.5		
WENDY'S Jr. Hamburger, w/ Cheese	1	Item	129	62	330	17	32	1.8		15	6.7	5.7	1.5
WENDY'S Plain Baked Potato	1	Item	284		270	7	61	7.0	3	0	0.0	0.0	0.0
WENDY'S Side Salad, No Dressing	1	Item	167		35	2	7	3.0	4	0	0.0	0.0	0.0
WENDY'S SPICY CHICKEN Sandwich	1	Item	225		510	29	57	2.0	8	19	3.5		
WENDY'S Taco Supremo Salad, No Toppings & Dressing	1	Serving	494		380	27	31	9.0	9	17	9.0		
WENDY'S Ultimate Chicken Grill Sandwich	1	Item	225	134	403	33	42	2.5		11	2.3	3.3	4.1
Wheat Bran, Crude	1/4	Cup	14.5	1	31	2	9	6.2	0	1	0.1	0.1	0.3
Wheat Germ, Crude	2	Tbsp	14.4	2	52	3	7	1.9	2	1	0.2	0.2	0.9
Wheat, Sprouted	1/2	Cup	54	26	107	4	23	0.6	1	1	0.1	0.1	0.3
Whipping Cream, Heavy Liquid	1	Tbsp	15	9	52	0	0	0.0	0	6	3.5	1.6	0.2
Whipping Cream, Heavy Whipped	2	Tbsp	15	9	52	0	0	0.0	0	6	3.5	1.6	0.2
Wine, Non Alcoholic	4	Fl Oz	116	114	7	1	1	0.0	1	0	0.0	0.0	0.0

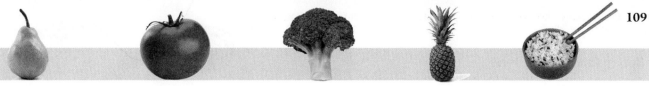

Trans (g)	Chol (mg)	Sodium (mg)	Potas (mg)	Calc (mg)	Magn (mg)	Iron (mg)	Zinc (mg)	Vit A (RAE)	Vit D (µg)	Vit E (mg α)	Thiam (mg)	Ribo (mg)	Niacin (mg)	Vit B6 (mg)	Folate (DFE)	Vit B12 (µg)	Vit C (mg)
	15	720		250		1.4											4
	0	140		100		0.0											0
	15	140	190	80		0.0	0										0
0.0	40	850		150		3.6		109									36
1.5	95	1390		150		5.4			1								15
0.0	10	540	1400	200		3.6		337									66
0.0	15	150		100		1.1											21
0.0	105	840		300		1.8											36
2.4	38	509	177	18	18	0.6	0.5	0			0.06	0.09	4.5	0.19		0.25	1
0.0	20	740		200		3.6											36
0.5	55	1170		100		3.6		100									4
0.0	35	780		80		2.7		75									2
	158	1308	663	180	59	9.1	9.5	0			0.75	0.78	10.9	0.59		5.95	2
0.9	90	1123	441	177	45	5.5	6.1	0			0.61	0.60	7.5	0.25		3.63	1
1.0	65	580		40		4.5	0		0								0
5.0	0	430		10		1.1											6
0.0	0	20		10		0.4											54
0.0	45	200	770	400		3.6											0
0.5	55	250		500		4.5											0
0.0	35	150	590	300		2.7											0
1.5	55	1320		40		3.6											9
3.0	60	1470		0		1.1		0									0
0.5	55	810		100		3.6			0								9
0.5	40	810		100		3.6		60	0								1
0.5	30	600		20		3.6			0								1
0.6	46	851	230	119	28	3.6	2.8	0			0.47	0.22	4.0	1.23		1.68	1
0.0	0	25	1190	60		2.7		0	0							0.00	36
0.0	0	20	350	40		0.7		350									18
1.5	55	1480	518	40		3.6											9
0.5	65	1000		350		3.6											27
	90	961	497	56	54	3.5	1.3	0			0.88	0.59	9.4	0.32		0.74	2
	0	0	171	11	89	1.5	1.1			0.2	0.08	0.08	2.0	0.19	11	0.00	0
	0	2	128	6	34	0.9	1.8	0			0.27	0.07	1.0	0.19	40	0.00	0
	0	9	91	15	44	1.2	0.9	0			0.12	0.08	1.7	0.14	21	0.00	1
	21	6	11	10	1	0.0	0.0	62	0	0.2	0.00	0.02	0.0	0.00	1	0.03	
	21	6	11	10	1	0.0	0.0	62	0	0.2	0.00	0.02	0.0	0.00	1	0.03	0
0.0	0	8	102	10	12	0.5	0.1	0	0	0.0	0.00	0.01	0.1	0.02	1	0.00	0

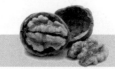

Nutrient Composition of Foods

Food Name	Qty	Measure	Wt (g)	H₂0 (g)	Energy (kcal)	Protein (g)	Carb (g)	Fiber (g)	Total Sugars (g)	Fat (g)	Sat (g)	Mono (g)	Poly (g)
Wine, Red Table	5	Fl Oz	147	127	125	0	4	0.0	1	0	0.0	0.0	0.0
Wine, White	4	Fl Oz	118	102	98	0	3	0.0	1	0	0.0	0.0	0.0
Wonton Wrappers	7	Item	56	16	163	5	32	1.0		1	0.1	0.1	0.3
Wonton, Meat, Fried	7	Item	133	59	378	20	33	1.6	1	18	5.8	8.2	2.0
Yambean or Jicama	2/3	Cup	86.7	78	33	1	8	4.2	2	0	0.0	0.0	0.0
Yams, Baked or Boiled, Drained	1/2	Cup	68	48	79	1	19	2.7	0	0	0.0	0.0	0.0
Yeast, Baker's, Active	1	Tsp	4	0	12	2	2	0.8	0	0	0.0	0.1	0.0
Yogurt, Chocolate Frozen	1	Cup	174	124	221	5	38	2.3	37	6	4.0	1.7	0.2
Yogurt, Frozen, Fruit Varieties	1/2	Cup	113	80	144	3	24	0.0	24	4	2.6	1.1	0.1
Yogurt, Frozen, Vanilla Soft Serve	1/2	Cup	72	47	117	3	17	0.0	17	4	2.5	1.1	0.2
Yogurt, Fruit Lowfat, Sweetened w/ Low Calorie Sweetener	1	Cup	245	182	257	12	46	0.0	7	3	2.2	0.9	0.1
Yogurt, Fruit Variety Nonfat	1	Cup	245	185	230	11	47	0.0	47	0	0.3	0.1	0.0
Yogurt, Low Fat Fruit	1	Cup	245	182	250	11	47	0.0	47	3	1.7	0.7	0.1
Yogurt, Non Fat Chocolate	1	Cup	227	162	254	8	53	2.7	34	0	0.0	0.0	0.0
Yogurt, Non Fat Fruit w/ Low Calorie Sweetener	1	Cup	241	208	123	11	19	1.2	17	0	0.2	0.1	0.0
Yogurt, Plain w/ Whole Milk	1	Cup	245	215	149	9	11	0.0	11	8	5.1	2.2	0.2
Yogurt, Plain, Non Fat	1	Cup	245	209	137	14	19	0.0	19	0	0.3	0.1	0.0
Yogurt, Tofu	1	Cup	262	203	246	9	42	0.5	3	5	0.7	1.0	2.7

Trans (g)	Chol (mg)	Sodium (mg)	Potas (mg)	Calc (mg)	Magn (mg)	Iron (mg)	Zinc (mg)	Vit A (RAE)	Vit D (μg)	Vit E (mg α)	Thiam (mg)	Ribo (mg)	Niacin (mg)	Vit B6 (mg)	Folate (DFE)	Vit B12 (μg)	Vit C (mg)
0.0	0	6	187	12	18	0.7	0.2	0			0.01	0.05	0.3	0.08	1	0.00	0
0.0	0	6	84	11	12	0.3	0.1	0			0.01	0.02	0.1	0.06	1	0.00	0
	5	320	46	26	11	1.9	0.4	2			0.29	0.21	3.0	0.02	75	0.01	0
	138	774	355	32	28	2.9	2.2	32		0.6	0.60	0.41	4.3	0.28	85	0.49	1
	0	3	130	10	10	0.5	0.1	1		0.4	0.02	0.03	0.2	0.04	10	0.00	18
	0	5	456	10	12	0.4	0.1	4		0.3	0.06	0.02	0.4	0.16	11	0.00	8
	0	2	80	3	4	0.7	0.3	0		0.0	0.09	0.22	1.6	0.06	94	0.00	0
	23	110	407	174	44	0.8	0.5	68		0.2	0.07	0.31	0.2	0.07	21	0.12	12
	15	71	176	113	11	0.5	0.3	55		0.1	0.05	0.20	0.1	0.05	5	0.08	1
	1	63	152	103	10	0.2	0.3	42		0.1	0.03	0.16	0.2	0.06	4	0.21	1
	15	142	475	372	39	0.2	2.0	321		0.1	0.10	0.44	0.3	0.11	25	1.27	2
	5	142	475	372	37	0.2	1.8	5		0.1	0.10	0.44	0.2	0.10	22	1.15	2
	10	142	478	372	37	0.2	1.8	25		0.0	0.09	0.44	0.2	0.10	22	1.15	2
0.0	2	306	770	200	91	1.0	2.6	0		0.0	0.11	0.49	0.5	0.11	27	1.14	0
	5	140	549	369	41	0.6	1.8	5		0.2	0.10	0.44	0.5	0.11	31	1.11	27
	32	113	380	296	29	0.1	1.4	66		0.1	0.07	0.35	0.2	0.08	17	0.91	1
	5	189	625	488	47	0.2	2.4	5		0.0	0.12	0.57	0.3	0.13	29	1.50	2
	0	92	123	309	105	2.8	0.8	5		0.8	0.16	0.05	0.6	0.05	16	0.00	7